AF546765

Angelika Kirchmaier

Xund und kinderleicht

Das Kochbuch für Groß und Klein

Mit Fotos von Kary Wilhelm

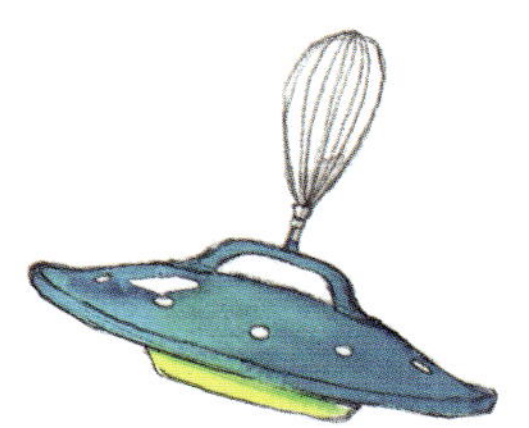

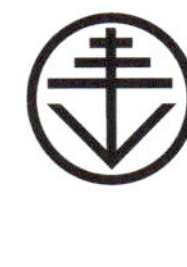

Vorwort

In ein paar Jahren könnte so eine Art 3D-Drucker auch in der Küche angekommen sein. Der richtet dann alle Zutaten laut Rezept her, mixt sie entsprechend zusammen, schiebt das Ganze in den Herd, bringt es, gut portioniert und zeitgerecht, vielleicht noch auf den Tisch und reinigt anschließend alle Werkzeuge. Das ist keine allzu visionäre Vorstellung, die Vorstufen dazu gibt's bereits.
Wozu also ein Kochbuch – noch dazu für Kinder, die „wischen" lernen, bevor sie ganze Sätze sagen können? Die Antwort fällt mir gar nicht leicht, denn vermutlich gibt es unzählige Menschen, die die eben skizzierte Essensproduktion geradezu aufregend finden.
Die erste Antwort, die ich gehört habe: „Was sollen die Kinder dann am Muttertag machen?", war schon mal ein netter Ansatz.

Ich glaube, dass Kochen mehr als nur die Zubereitung von Essen ist. Kochen ist etwas „Urmenschliches", eine kulturelle Errungenschaft. Kochen verbindet uns mit den Menschen, die davon kosten (und es hoffentlich genießen). Kochen ist ein Weg zur Seele mit allen Sinnen: Riechen, Schmecken, Sehen, Spüren und auch Hören – ein ganzheitlicher Akt, der den ganzen Menschen anspricht. Und so nebenbei gesagt: Wer schon mal eine große Einladung gemacht hat, weiß, dass eine gute Köchin oder ein guter Koch auch gut im Organisieren sein muss.
Für mich ist Kochen eine Fähigkeit wie Rechnen und Schreiben (auch da will der digitale Bruder vieles für uns erledigen). Bei aller Bequemlichkeit: Diese Fähigkeiten dürfen wir uns von einem seelenlosen Algorithmus nicht abnehmen lassen. Zu viel von dem, was uns ausmacht, würde verloren gehen.
Ich erinnere mich noch gut an das erste Rezept, das ich auswendig wusste: Es waren die Angaben für Palatschinken, die hab ich heute noch im Kopf. Und ich erinnere mich noch an die Freude und den Stolz, diese zubereiten zu können.
Wie vieles lernt man Kochen am besten in ganz jungen Jahren, deshalb ist auch ein Kochbuch für Kinder ein wertvolles Geschenk. Und Angelika Kirchmaier, selbst Mutter von zwei Kindern, weiß, wie man Kinder für eine gesunde Küche gewinnt.

Christoph Rohrbacher
Ehemaliger Programmchef ORF Radio Tirol

Liebe Eltern
Liebe Kids

Als Mama von zwei Kindern wollte ich schon immer ein Kochbuch für Familien schreiben. Kochen verbindet und macht einfach Spaß. Jeder kann seiner Kreativität freien Lauf lassen und das Beste daran: Es kommt immer etwas anderes dabei heraus, auch wenn man ein und dasselbe Rezept verwendet.

Sie finden in diesem Buch viele Gerichte, die Kindern bekannt sind, die aber oft in einer deftigen oder besonders zuckerreichen Form angeboten werden. Etwas umgewandelt schmecken sie Ihnen und den Kids (hoffentlich) trotzdem und verwöhnen den Körper zusätzlich mit gesunden Inhaltsstoffen.

Damit bei der Zubereitung alles schnell bei der Hand ist, gibt es eine Liste mit den erforderlichen Werkzeugen.

Die Anleitung zur Zubereitung ist zweigeteilt. Einmal finden Sie eine Kurzzusammenfassung für Erwachsene und einmal eine Schritt-für-Schritt-Anleitung für Kinder.

Für die Zubereitung empfiehlt es sich, den Nachwuchs anfangs zu unterstützen. Mit etwas Übung können viele der Gerichte dann auch selbständig von den Kindern gekocht werden. Achten Sie aber immer auf die Sicherheit. Bei den Rezepten gibt es dazu immer wieder hilfreiche Tipps.

Oft stellt sich die Frage nach der Jause. Viele der Gerichte aus diesem Buch eignen sich wunderbar als Schuljause. Gut verpackt in einer Jausendose und zusätzlich in einen Tiefkühlbeutel gesteckt, läuft in der Schultasche nichts aus. Wird der Beutel immer wieder verwendet, freut sich die Natur.

Da weltweit rund ein Drittel aller produzierten Lebensmittel im Müll landen, ist es mir besonders wichtig, einen Hinweis zur Lagerung und zur Haltbarkeit anzufügen. Es handelt sich bei den Angaben um die Mindesthaltbarkeit, eine längere Haltbarkeit ist bei guter Lagerung fast immer möglich.

So hoffe ich, dass dieses Buch ein besonderes Plätzchen in Ihrer Familienküche findet und Sie es gerne zur Hand nehmen.

Mit ganz lieben Grüßen
Ihre **Angelika Kirchmaier**

Inhalt

Frühstück und Jause

Suppen

Nudeln

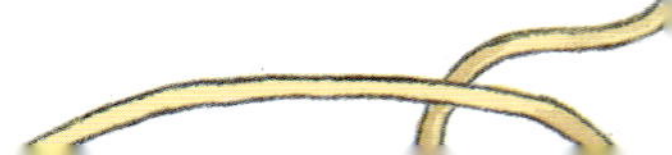

Pikante Köstlichkeiten

Süßes

Bäckereien

Wissenswertes zur Verwendung dieses Buches

Portionsgrößen

Die Portionsgrößen entsprechen jener einer erwachsenen Person. Da es naturgemäß Menschen gibt, die Riesenportionen vertilgen, aber auch jene, die bereits mit Miniportionen satt sind, richten sich die Angaben nach den für Erwachsene empfohlenen Verzehrsmengen.

Rezepte für die ganze Familie und Rezepte für den kleinen Hunger

Sie finden bei den Rezepten Portionsangaben, meistens bezogen auf eine Portion. Die Mengen können beliebig vervielfacht oder auch halbiert werden.

Warum keine Angabe in Kinderportionen?

Eltern wissen, dass der Appetit der Kinder je nach Alter und Geschlecht deutlich voneinander abweichen kann. Ein z. B. dreijähriges Mädchen isst im Normalfall deutlich weniger als ein z. B. 10-jähriger Junge, der gerade mitten im Wachstum steckt.

So vervielfältigen Sie die Mengen:

Ist in einem Rezept eine **Kochflüssigkeit** angegeben, so reduziert sich die Flüssigkeitsmenge mit jeder Portion um ca. 20 g, da verhältnismäßig weniger verdunstet.

Auch die **Fettmenge**, die man zum Braten benötigt, reduziert sich, wenn man mehrere Portionen gleichzeitig zubereitet. Wenn für eine Portion z. B. 10 g nötig sind, dann genügen für 2 Portionen meistens 8 g pro Portion, für 3 Portionen ca. 7 g und ab jeder weiteren Portion ca. 5 g, teilweise sogar noch weniger.

Flüssigkeitsmenge

Die angegebenen Flüssigkeitsmengen können nur einen Richtwert darstellen. Zum Beispiel bindet jedes Vollkornmehl anders, Topfen ist unterschiedlich wässrig, die Töpfe verschieden groß, damit verdunstet unterschiedlich viel Flüssigkeit, und der eine kocht die Flüssigkeit etwas länger, der andere kürzer.

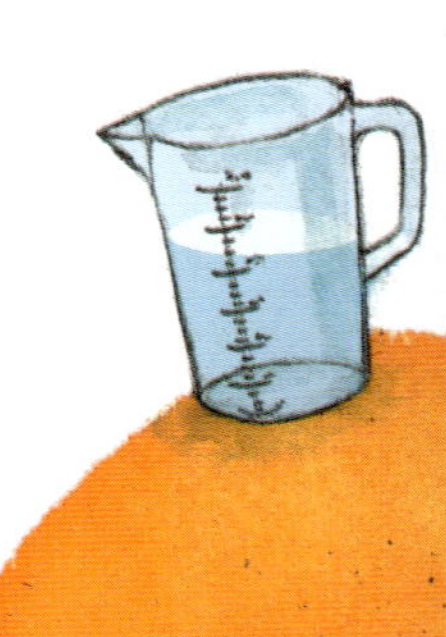

Zubereitungszeit

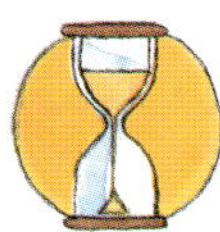

Sie finden in diesem Buch einerseits Gerichte, die innerhalb von maximal einer halben Stunde auf dem Tisch stehen, andererseits Gerichte, für deren Vorbereitung nur wenige Handgriffe nötig sind und die dann nahezu ohne weiteres Zutun fertig garen. Diese Gerichte sind besonders dann praktisch, wenn Sie dazwischen noch das ein oder andere erledigen möchten und nicht die Zeit haben, ständig den Herd zu beaufsichtigen.

Die Zubereitungszeit wird **inklusive** der Garzeit angegeben. Es kann sich bei der Zubereitungszeit immer nur um einen Richtwert handeln. Während ein geübter Koch die Speise schon auf den Tisch stellt, sucht ein ungeübter oft noch die Zutaten und das Geschirr in der Küche. Insgesamt benötigen Sie als einigermaßen versierter Koch für die Vorbereitung nicht mehr als ca. 15 Minuten. Kinder können auch schon mal 30 Minuten für die Vorbereitung brauchen. Dazu kommt die Garzeit. Diese hängt vom Geschirr, dem Ofen und der Qualität des Herds ab und beträgt bei den meisten Gerichten maximal 30 Minuten.

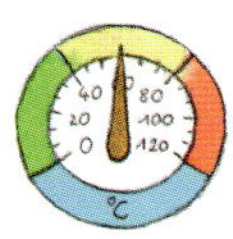

Die **Kerntemperatur** messen Sie mit einem Bratenthermometer, indem Sie mit dem Bratenthermometer in die Mitte des Garguts stechen. Bratenthermometer gibt es im Handel um rund 10 Euro. Teurere Thermometer bringen keinen Vorteil.

Welche Zutaten?

Ein Gericht kann nur so gesund sein wie die Rohzutaten, die Sie dafür verwenden. Regionale und saisonale Bioware ist für Kindergerichte besonders zu empfehlen.

Achtung! Gekauftes Tiefkühlobst ist immer wieder mit Keimen kontaminiert. In Deutschland erkrankten zum Beispiel 2012 11.000 Kinder und Jugendliche an Noroviren, weil sie verseuchte Tiefkühlerdbeeren aus China verspeisten. Verwenden Sie daher Tiefkühlobst aus dem Handel niemals roh, sondern erhitzen Sie es vor Verwendung oder mischen Sie es Gerichten zu, die erhitzt werden.

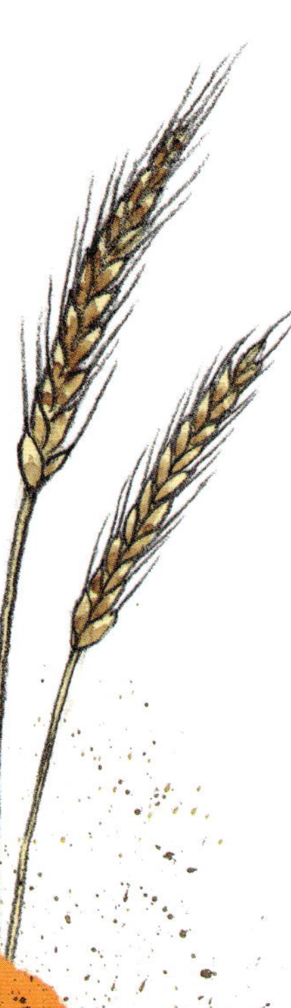

Weizen, Dinkel, Emmer, Indigoweizen, Einkorn oder Kamut? Welche Weizensorte ist am Gesündesten? Nicht die Sorte ist entscheidend, sondern die Anbaubedingungen und das Saatkorn. Mein Tipp! Entscheiden Sie sich für Bio-Vollkorngetreide aus der Region unabhängig von der Sorte. D. h. lieber ein heimischer Bio-Vollkornweizen als ein Dinkel aus herkömmlichem Anbau vom anderen Ende der Welt. Im Buch wird der Einfachheit halber immer nur Weizen als Sorte angeführt, Sie können aber natürlich auch jede andere Weizensorte verwenden.

Gewürze

Als Einsteigergewürz ist Kräutersalz sehr praktisch. Es vereint Salz und Kräuter. Bevorzugen Sie Kräutersalz mit einem möglichst hohen Kräuteranteil. Wer schon etwas mehr Würzerfahrung mitbringt, kann natürlich jedes Gericht nach Lust und Laune würzen. Scharfe Gewürze werden nicht angeführt. Wer es aber gerne scharf mag, kann natürlich entsprechend nachwürzen, z. B. mit Pfeffer und Chili.

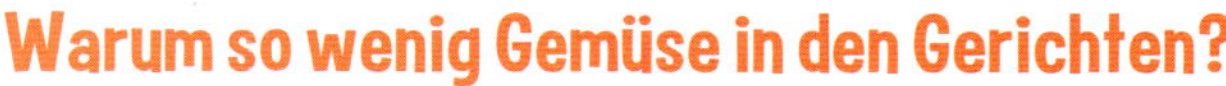

Warum so wenig Gemüse in den Gerichten?

Viele Kinder mögen kein gekochtes Gemüse, rohes aber sehr wohl. Bevor man die Kids mit gekochtem Gemüse quält, probieren Sie es mit rohem, z. B. in Form geschnittener Karotten, Gurken oder den Armbändern von Seite 138 (vgl. Seite 71) Wenn die Kinder hungrig sind, also beispielsweise vor dem Essen, dann gelingt es viel leichter, ihnen rohes Gemüse schmackhaft zu machen. Wenn Ihre Kinder gekochtes Gemüse lieben, dann können Sie klein geschnittenes oder geraspeltes Gemüse in jedes Gericht mischen.

Warum gibt es keine Angabe, dass Obst und Gemüse vor der Zubereitung gewaschen werden soll?

Aus Platzgründen wurde auf diese Angabe verzichtet. Es genügt, wenn man den Kindern einmal erklärt, dass es sinnvoll ist, Obst und Gemüse vor Verwendung zu waschen.

Tipp: Spendieren Sie Ihren Kindern eine Gemüsebürste, mit dieser lassen sich Kartoffeln, stärker verschmutzte Gemüsesorten, z. B. Sellerie, aber auch Äpfel mit einer Schmutzschicht auf der Schale, einfacher reinigen.

Warum werden die Zutaten oft mit der Küchenwaage abgemessen?

Die Waage ist eine gute Übung im spielerischen Umgang mit Zahlen. Die Waage bereitet auch auf das Kochen für später vor, denn viele Rezeptangaben erfolgen nach Gewicht. Dazu kommt, dass Löffelmaße für Kinder oft schwer umzusetzen sind. Allein die Menge auf den Löffel zu bringen, ist oft schon eine Kunst. Es werden daher im Buch Löffelmengen nur dann angegeben, wenn es kein Problem darstellt, dass etwas mehr von der Zutat in das Gericht rutscht.

Mein Tipp! Verwenden Sie eine Waage mit abnehmbarem Glasteller. Auf diese können Sie auch einmal einen heißen Topf stellen und eine weitere Zutat in der richtigen Menge hinzugeben. Diese Waagen kosten im Handel um die 30 Euro. Teurere Waagen bringen keinen Vorteil. Achten Sie beim Kauf darauf, dass die Waage auf 1 g genau und bis zu 5 kg messen kann, sonst wird es beim Aufstellen eines Topfes bald einmal schwierig. Am besten eine Waage mit gängigen Batterien wählen, dann wird das Wiegen nicht zum teuren Vergnügen.

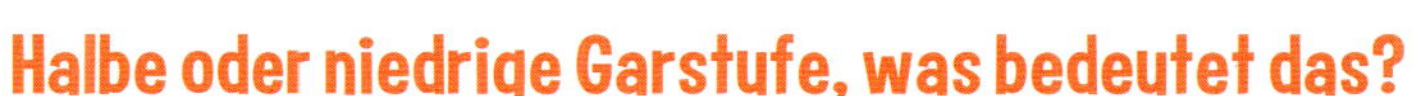

Halbe oder niedrige Garstufe, was bedeutet das?

Halbe Garstufe: Die Hälfte von dem, was der Herd hergibt. Wenn es am Herd z. B. 8 Stufen gibt, dann ist die Garstufe 4 gemeint.

Niedrige Garstufe: Ca. ein Viertel von der maximalen Leistung der Kochplatte. Bei 8 Stufen bedeutet dies Stufe 2 oder 3.

Warum wird bei jedem Ofengericht ein Backblech druntergeschoben?

Wenn etwas ausläuft, dann ist nicht der gesamte Backofenboden verschmutzt, sondern nur das Backblech, und dieses lässt sich meistens einfacher reinigen.

Warum wird immer eine Tüte für die Jause empfohlen?

Wer kennt das nicht? Das Kind packt die Jause in die Jausendose, isst nicht alles auf und verschließt die Dose nicht ordentlich. Damit verteilt sich der Rest der Jause in der Schultasche. Damit das nicht passiert, kann man die Jause in eine Tüte packen, z. B. in einen großen Tiefkühlbeutel mit Zipp-Verschluss. Der Tiefkühlbeutel lässt sich immer wieder verwenden.

Warum gibt es manchmal Unterschiede in der Zubereitung zwischen der Kinder- und der Erwachsenenvariante?

Manche Handgriffe fallen Kindern leichter, wenn sie etwas anders an die Sache herangehen als wir Erwachsenen. Daher gibt es manchmal Unterschiede in der Zubereitung. Geübte Kinder können natürlich die Erwachsenenversion wählen.

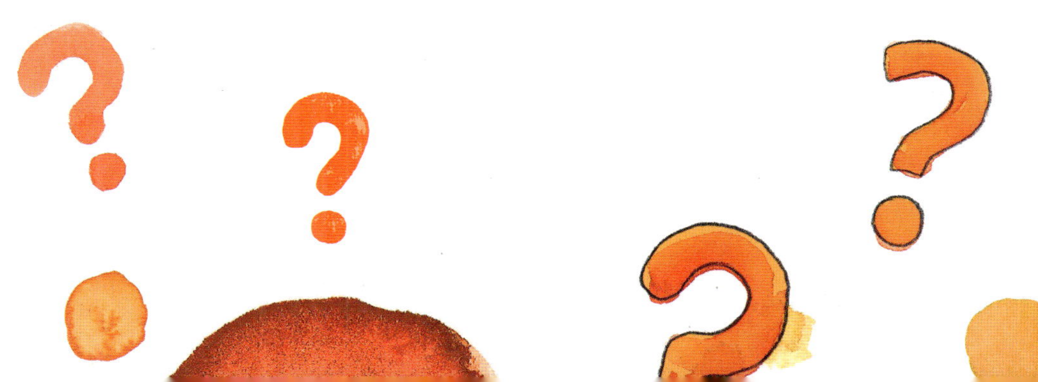

Arbeitssicherheit und Umweltschutz

Arbeitssicherheit

Die Sicherheit der Kinder steht an erster Stelle. Unterstützen Sie daher Ihre Kinder bei der Zubereitung der Speisen und weisen Sie auf Gefahrenquellen hin.
Ein paar Beispiele:

- Ein Pfannen- oder Topfstiel sollte nie über den Rand der Arbeitsplatte bzw. des Herds hinausragen, weil man an diesem leicht hängenbleiben kann.
- Der Stiel soll auch nicht auf eine andere heiße Herdplatte ragen, weil man sich sonst beim Anfassen die Finger verbrennt.
- Helfen Sie Ihren Kindern beim Einschieben und Herausnehmen aus dem Backofen und erklären Sie ihnen, wo sie sich hinstellen sollen, damit sie sich nicht durch die aus dem Ofen austretende heiße Luft verbrennen.
- Heiße Flüssigkeiten niemals in Reichweite von Kindern stehen lassen. Wenn die Flüssigkeit umfällt, können sich die Kinder schwere Verbrennungen zuziehen.
- Lange Haare zusammenbinden, größere Ohrringe, Ketten, Ringe und Armbänder abnehmen, da sonst vor allem für Kinder die Gefahr besteht, in einem Küchengerät (z. B. Mixer) hängen zu bleiben.
- Wenn etwas auf den Boden fällt, sofort aufheben und den Boden gründlich säubern. Fettreiches lässt sich nur mit heißem Wasser und Spülmittel so entfernen, dass keine Rutschbahn übrigbleibt.

Gegenstände mit scharfer Klinge und beschichtete Pfannen

Beim **Hantieren mit spitzen Gegenständen, z. B. Messern,** immer Patschen anziehen, die vorne geschlossen sind. Sollte einmal etwas hinunterfallen, dann bleibt es nicht im Fuß, sondern im Schuh stecken.

Messer, Raspeln, Kastenhobel, Kartoffelschäler etc., d. h. alle Gegenstände mit einer scharfen Klinge unmittelbar nach Verwendung mit Wasser spülen. Auf keinen Fall Lebensmittelreste antrocknen lassen, sonst wird es danach sehr mühsam, den Schmutz wieder herunter zu bekommen! Niemals im Geschirrspüler reinigen, sonst werden sie stumpf.

Scharfe, spitze Gegenstände (z. B. **Messer, Fleischgabel**) nicht in das Abwaschwasser legen, es besteht Verletzungsgefahr.

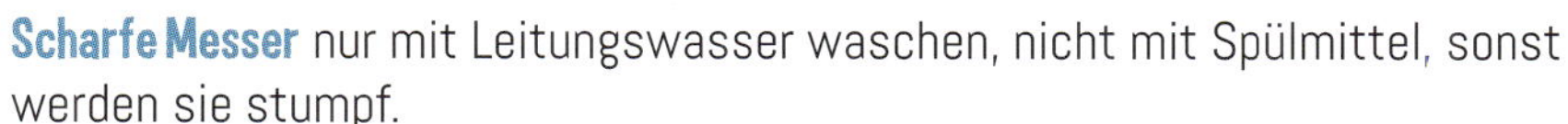

Scharfe Messer nur mit Leitungswasser waschen, nicht mit Spülmittel, sonst werden sie stumpf.

Keine **Messer**, außer Besteckmesser, in den Geschirrspüler geben, man kann sich beim Herausnehmen verletzen. Auch andere spitze Gegenstände sollten nicht in den Geschirrspüler.

Für **beschichtete Pfannen und Töpfe** nur beschichtetes Küchenbesteck verwenden, sonst wird die Pfanne zerkratzt und ist damit unbrauchbar, weil sich giftige Stoffe aus der Schicht darunter lösen können. Beschichtetes nur mit einem weichen Tuch reinigen, niemals mit einem groben Gegenstand, z. B. einem Drahtschwamm. Falls der Schmutz sehr fest sitzt, weichen Sie die Pfanne für ein paar Stunden ein. Nützt das immer noch nichts, dann hilft nur noch Wasser einfüllen und aufkochen.

Umweltschutz

Rund ein Drittel aller weltweit produzierten Lebensmittel landet im Müll. Plastik überschwemmt uns. Beim Kochen können die Kinder spielerisch den Umgang mit Lebensmitteln lernen. Wie man was und wie lange lagern kann und wie man Verderb erkennt, erfahren Sie zum Beispiel in meinem Ratgeber „Nicht alles ist Mist", erschienen im Tyrolia Verlag.

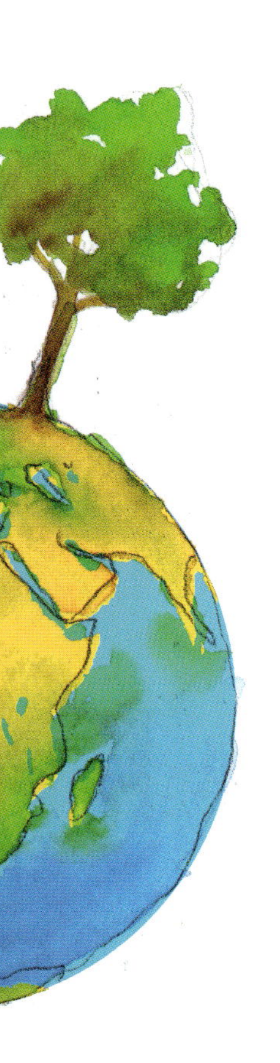

Kinder lernen den sorgsamen Umgang mit Lebensmitteln sehr schnell. Zum Beispiel haben Sie Spaß daran, die Teigreste mit der Teigkarte herauszuholen: Verwertung bis auf den letzten Tropfen. Bleibt einmal etwas über, so halten die Gerichte im Kühlschrank meist mehrere Tage. Zudecken nicht vergessen, sonst trocknen diese sehr rasch aus.

Mehrwegartikel von hoher Qualität halten besonders lange und schonen damit die Umwelt. Wir haben uns daher bei der Zubereitung und dem Servieren der Speisen für zwei hervorragende Hersteller entschieden. Zum einen als Kochgeschirr Riess-Emaille und als Speisegeschirr Porzellan von Villeroy & Boch.

Riess-Emaille werden mit einer Oberfläche aus Glas versehen. Somit ist das Geschirr absolut geschmacksneutral und für Nickelallergiker wunderbar einsetzbar. Emaille besteht aus einem Eisenkern, der mit silikatischem Glas bei 850 °C verschmolzen wird. Damit ist es besonders kratz- und schnittfest und lässt sich gut im Geschirrspüler reinigen. Da nur Naturstoffe verwendet werden, können kaputte Stücke zu 100 % im Altmetall recycelt werden.

Beim Porzellan von Villeroy & Boch handelt es sich ebenfalls um hochwertiges Material, das in Deutschland produziert wird. Das Unternehmen legt Wert auf eine hohe Qualität und Langlebigkeit seiner Produkte. Im Vergleich zu Geschirr aus Kunststoff muss man sich bei Porzellan von Villeroy & Boch keine Sorgen machen, dass ungünstige Inhaltsstoffe auf die Speisen übertragen werden.

Xunde Kinderküche – eine Einführung für Erwachsene

Was ist für Kinder aus Mitteleuropa gesund?

Eine einfache Faustregel hilft. Als Maß dient die Hand des Kindes.

Täglich

- Mindestens 3 Kinderhände voll **Vollkorn,** z. B. Vollkornbrot, Haferflocken, Vollkornnudeln, Hirse etc. oder **Kartoffeln** oder **Hülsenfrüchte,** z. B. eine Handvoll Bohnensalat (insgesamt ca. 200–500 g/Tag, bei vermehrter Aktivität mehr)
  Grobes Vollkorn vertragen viele Kinder nicht oder nur schlecht. Muss auch nicht sein. Fein vermahlenes Vollkorn ist genauso gesund.

  Warum? Für das Gehirn, zum besseren Lernen, für die Muskeln und für einen perfekten Stuhlgang

- 5 bis 6 Kinderhände voll **Obst** und **Gemüse** (altersabhängig ca. 400 bis 900 g/Tag)

  Warum? Als Unterstützung für sehr viele Körpervorgänge, zur Immunabwehr, zur Flüssigkeitsversorgung und für einen perfekten Stuhlgang.

- 3 Portionen **Milchprodukte**, das können z. B. 3 Scheiben Käse sein oder 1 Becher Joghurt, 1 Glas Milch und 1 Scheibe Käse etc. (gesamt ca. 300–700 g/Tag)

  Warum? Mineralien- und Knochenpower:
  Achtung! Kinder, deren Vorfahren nicht aus dem mitteleuropäischen Raum stammen, vertragen Milch oft kaum bis gar nicht. Fragen Sie in diesem Fall am besten bei einem Diätologen nach, ob und in welchem Ausmaß Milchprodukte für Ihr Kind sinnvoll sind.

- **Wasser,** und zwar so viel, dass der Harn tagsüber immer hell ist. In der Früh darf der Harn bernsteinfarben sein.

  Warum? Für eine gute Konzentrationsfähigkeit, zur Unterstützung aller Körpervorgänge, zur Weiterleitung der Energie, für einen perfekten Stuhlgang, als Ausscheidungshilfe etc.

- ca. 2–4 Löffel **Öl** (20–40 g/Tag), eine Handvoll **Nüsse** oder **Saaten**, z. B. Kürbiskerne oder Sonnenblumenkerne

  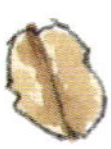

  Warum? Liefert lebensnotwendige Fettsäuren, die für viele Organe und Körperfunktionen wichtig sind, z. B. für das Gehirn, aber auch für die Schutzschichten der Nerven.

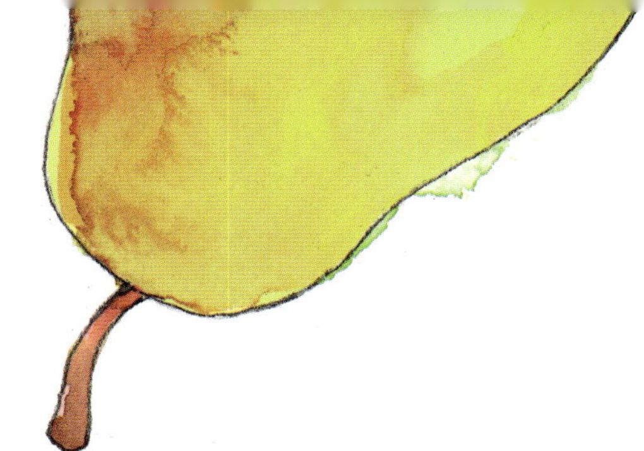

Wöchentlich

- 2–3 handtellergroße und -dicke Stücke **Fleisch**.
  Achtung! Nicht zu verwechseln mit der wesentlich größeren Handfläche! Ein Schnitzel kann bald einmal den Wochenbedarf abdecken. Zum Fleisch zählen auch alle Fleischprodukte, wie z. B. Wurst, Leberkäse oder Würstchen. Fleischprodukte sind aufgrund der erforderlichen Zusatzstoffe nicht so empfehlenswert wie Fleisch (kleine Kinder ca. 200 g, Jugendliche bis zu 400 g/Woche).

  Warum? Um eine gute Versorgung mit Eisen, Vitamin B12 und Eiweiß zu gewährleisten.
  Zu viel Fleisch kann zu erhöhten Blutfetten führen, Gicht, Rheuma und Übergewicht fördern.

- 1 bis 2 handtellergroße Stücke **Fisch,** so dick wie der Handteller (je nach Alter 60–130 g/Woche)

  Warum? Meeresfisch versorgt uns mit Jod und gesunden Omega-3-Fettsäuren. Wichtig ist dabei, hochwertigen Fisch einzukaufen. Der Jodbedarf lässt sich alternativ auch über Jodsalz decken und die Omega-3-Fettsäuren stecken u. a. in Produkten von Almtieren bzw. in Nüssen und Saaten.

- **Eier**
  Bis zu 3 Eier pro Woche, für kleine Kinder genügen 1–2 Eier

  Warum? Eier sind eine gute Eiweißquelle. Zu viele Eier können zu erhöhten Blutfettwerten führen und Übergewicht fördern.

Daten angelehnt an die Untersuchungen des Forschungsinstitut für Kinderernährung:
DOI https://doi.org/10.1055/s-0043-116499

Kinder auf Diät? Lebensmittel vorsorglich weglassen?

Seit über 20 Jahren berate und behandle ich Kinder im Bereich der Ernährungsmedizin. In den letzten Jahren häufte sich ein Muster, das leider zu Lasten der Kindergesundheit geht. Das Weglassen von Lebensmitteln und das Annehmen von Trends steigt stetig an, mit allen negativen Folgen für die Entwicklung des Kindes. Daher meine Warnung: Setzen Sie Ihr Kind niemals auf Diät, außer es wird nach einer eingehenden Untersuchung festgestellt, dass Ihr Kind zwingend eine Diät einhalten muss. So dürfen z. B. bei einer Erdnussallergie keine Erdnüsse verzehrt werden.

Wenn Sie den Verdacht haben, dass Ihr Kind etwas nicht vertragen könnte, z. B. Gluten oder Laktose, dann lassen Sie immer zuerst eine Diagnostik bei einem Kinderarzt durchführen, denn wenn Sie vorher schon Diät halten, können etliche Erkrankungen nicht mehr oder nur noch erschwert nachgewiesen werden. Eine Zöliakiediagnostik ist z. B. unter Einhaltung einer glutenfreien Diät unmöglich.

Bedenken Sie: Wenn Sie dem kindlichen Körper nur aus einem Verdacht heraus etwas entziehen, bildet sich oft die Fähigkeit zurück, dieses Lebensmittel dann tatsächlich verdauen zu können. Wenn Sie z. B. Ihrem Kind keine Milchprodukte geben, dann wird es über kurz oder lang laktoseintolerant werden, d. h. keine Milchprodukte mehr vertragen, da sich das Enzym abbaut.

Lassen Sie mich das anhand eines einfachen Beispiels erklären. Wenn Sie das Bein Ihres Kindes in Gips legen, weil sie es damit vor einem Knochenbruch schützen möchten, wird die Muskulatur des Beins von Tag zu Tag schwächer werden. Wenn Sie den Gips abnehmen, wird Ihr Kind zum einen eine Schonhaltung einnehmen, dies kann zu einer Fehlentwicklung des Beins führen, und zum anderen läuft es Gefahr, dass es sich das Bein bricht, weil Sie es mit dem vorsorglichen Gips geschwächt haben. Stellen Sie sich vor, Sie legen den Gips für ein Jahr an. Genauso verhält es sich mit einer gut gemeinten, aber falschen Diät. Man schadet damit dem kindlichen Körper mehr, als man ihm nützt. Daher immer zuerst eine saubere Diagnostik durchführen lassen und erst dann die Ernährungstherapie festlegen, sofern diese überhaupt nötig ist.

In Bezug auf Trends gilt ein Leitsatz: Je mehr ein Trend beworben wird, desto weniger steckt oft dahinter. Trends dienen dazu, die Kassen klingeln zu lassen. Die Gesundheit spielt hier nur eine Nebenrolle.

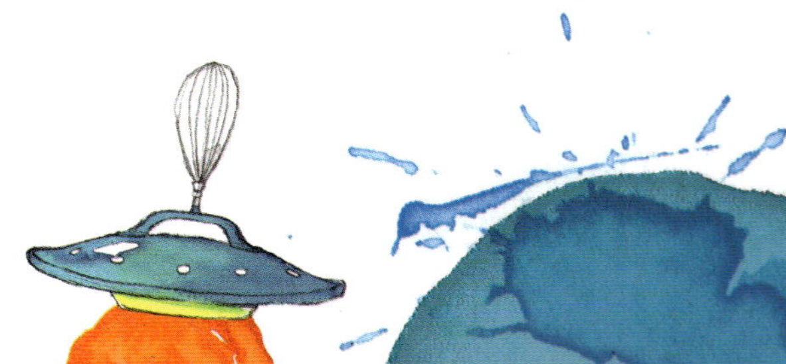

Ihr Kind verträgt bestimmte Lebensmittel tatsächlich nicht?

Dann sprechen Sie am besten mit Ihrem Diätologen, welche Ersatzprodukte sinnvoll sind. Bei Fragen können Sie sich auch gerne an mich wenden: **www.angelika-kirchmaier.at**

Blogs, Influencer, Kinderratgeber?

Bedenken Sie, dass für das Schreiben eines Blogs, eines Buches oder eines Beitrags keinerlei Ausbildung nötig ist. Der Kaminkehrer z. B. kann also legal ein Buch zur gesunden Kinderernährung verfassen. Würden Sie zum Kaminkehrer gehen, wenn Sie ein Kind gebären, und umgekehrt, würden Sie zu einem Diätologen gehen, wenn Sie Ihren Kamin kehren lassen wollen? Seien Sie also sehr vorsichtig und überprüfen Sie am besten immer die fachliche Qualifikation des Verfassers. In Österreich können Sie das zum Beispiel sehr rasch über eine Abfrage im Gesundheitsberuferegister erfahren. Dort sind nur Experten mit entsprechender fachlicher Qualifikation eingetragen, Pseudoexperten wird ein Eintrag verwehrt.

Link zum Register: https://gbr-public.ehealth.gv.at

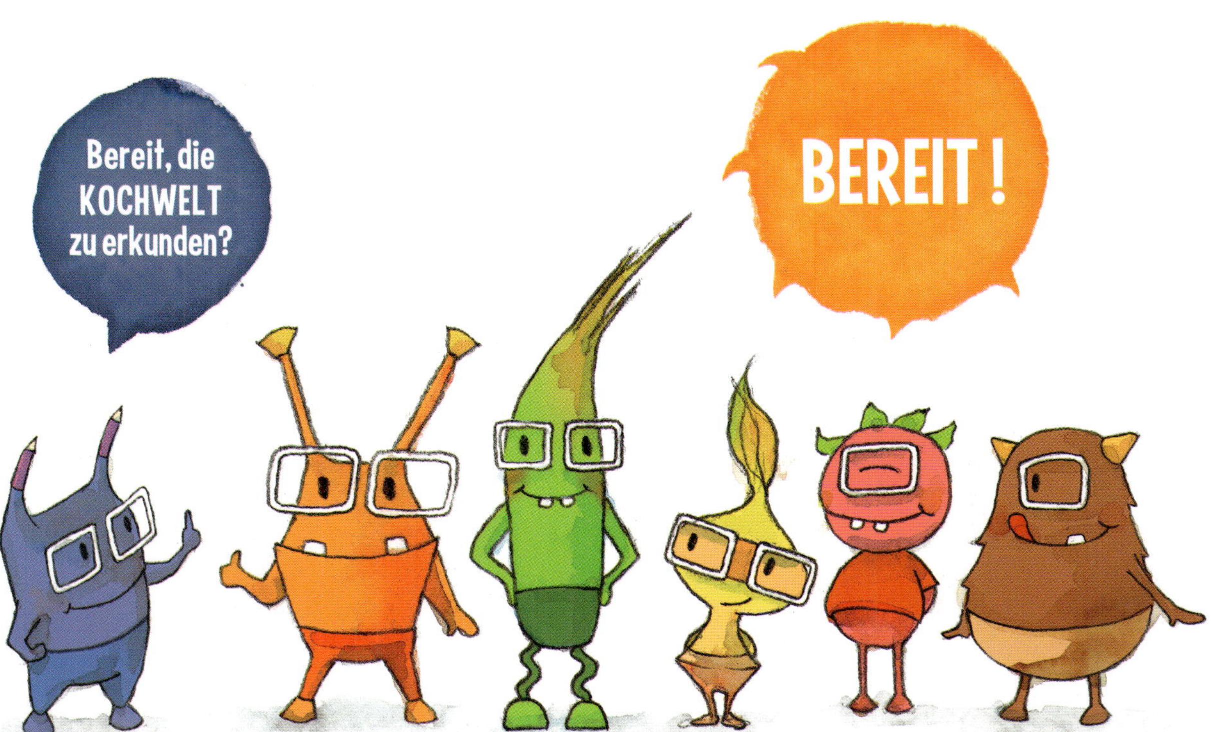

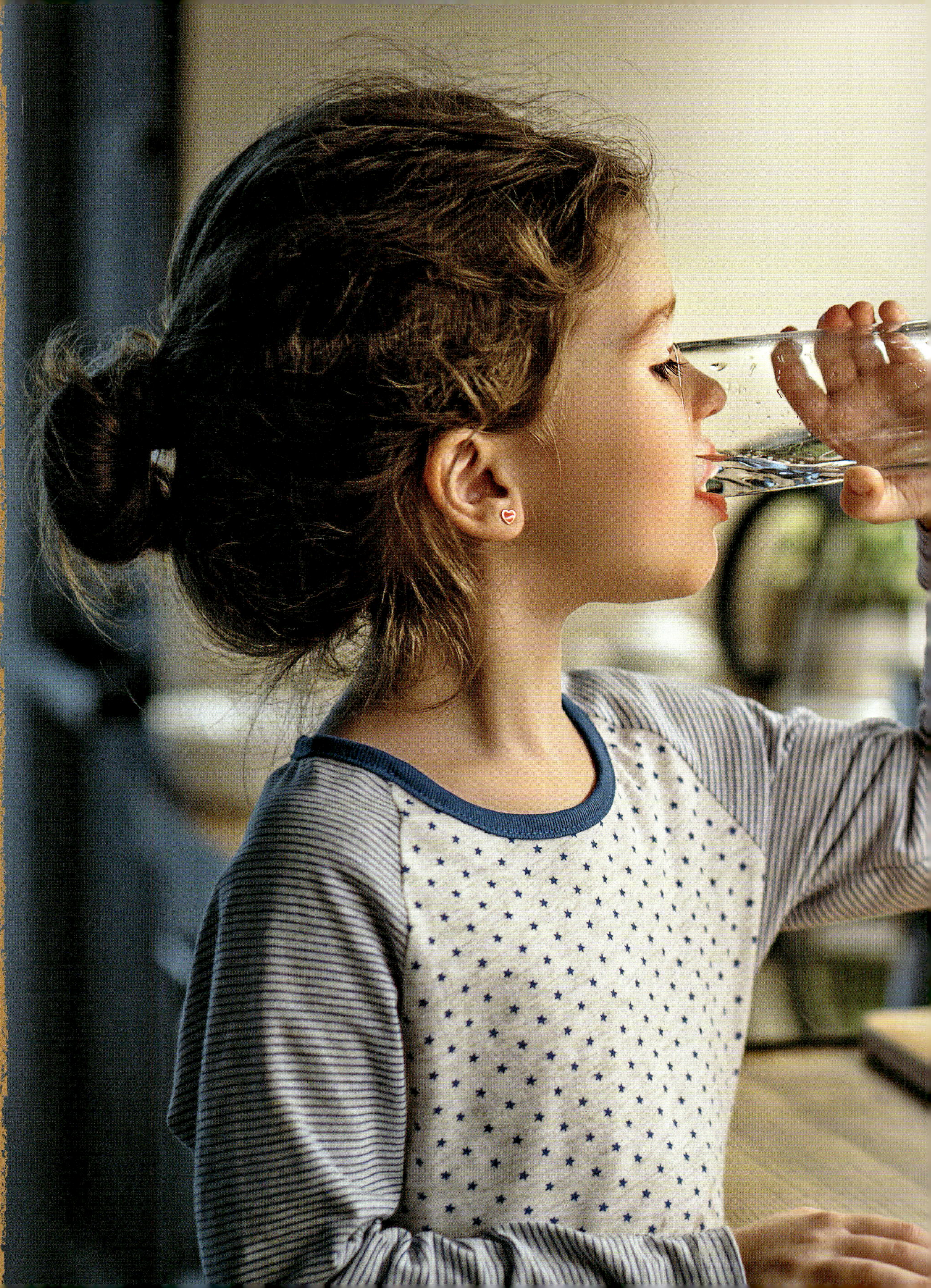

Frühstück und Jause

Hast du gewusst, dass du mit einem gesunden Frühstück und einer gesunden Jause viel leichter lernen kannst? Dein Gehirn holt sich aus dem Frühstück und der Jause Energie, um damit zu arbeiten.
Dein Gehirn ist allerdings wählerisch, nicht alles macht dich sofort fit fürs Lernen. In diesem Kapitel findest du ein paar Vorschläge, die dich beim Lernen unterstützen. Wenn du zum Frühstück und tagsüber immer wieder Wasser trinkst, dann kommt die Energie besonders schnell dorthin, wo du sie zum Lernen brauchst.

Du hast in der Früh keinen Hunger? Dann ist meistens dein Abendessen daran schuld. Fällt dieses zu üppig aus oder isst du zu spät, so muss dein Magen die ganze Nacht über arbeiten und will in der Früh seine Pause.

Hast du gewusst, dass ...

... Porridge ursprünglich aus Schottland stammt? Der Haferbrei kam in armen Arbeiterfamilien nicht nur in der Früh, sondern manchmal auch zu Mittag und am Abend auf den Tisch. Allerdings soll Porridge am Abend nicht mehr gegessen werden, denn es liefert so viel Energie, dass du in der Nacht nicht mehr so gut schläfst und dich im Bett herumwälzt, weil dein Körper die Energie wieder loswerden will. Übrigens gilt das auch für alle anderen Müslis.

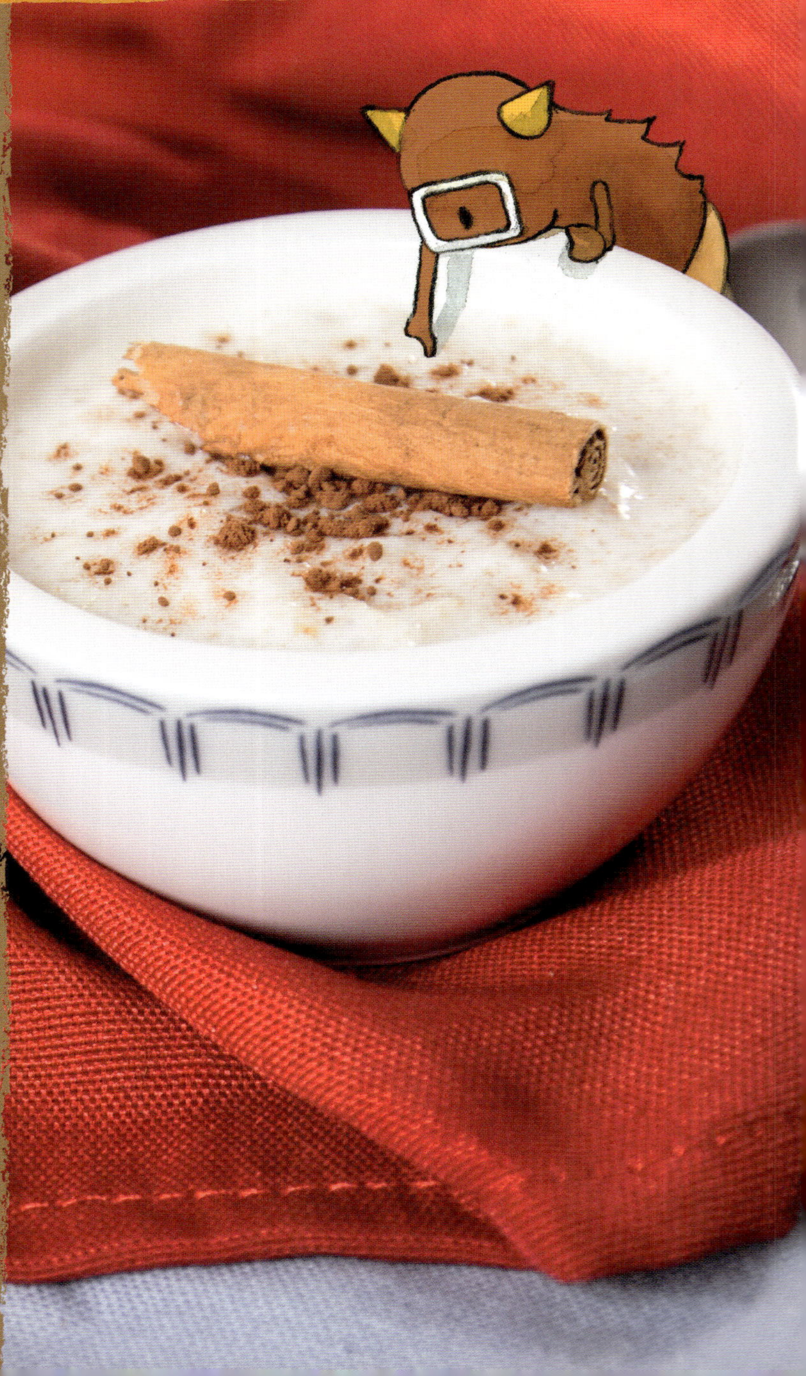

1 Portion, die Menge kann beliebig vervielfacht werden

Zutaten

1 große Tasse Milch (250 g)
ca. 4 gehäufte Esslöffel Haferflocken (50 g)
ca. 1 gehäufter Esslöffel Vollkorngrieß (15 g)

Werkzeug

Topf mit Deckel
Schneebesen
große Tasse
Esslöffel

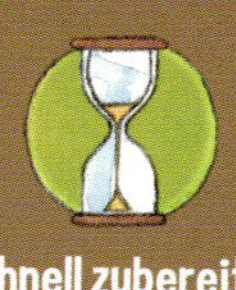

schnell zubereitet

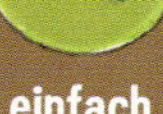

einfach

Porridge

Zubereitung

1 Bereite alle Zutaten und das Geschirr vor.
Gieß die Milch in den Topf.
Schalte den Herd auf die höchste Stufe ein.
Warte, bis die Milch zu kochen beginnt. Das dauert zuerst ewig und dann geht es sehr schnell!

2 Wenn die Milch kocht (das siehst du daran, dass sie zu blubbern beginnt und am Topfrand hochmarschiert), dann nimm den Topf ganz schnell vom Herd.
Schütte die Haferflocken und den Grieß in den Topf und rühr mit dem Schneebesen kräftig um.

3 Stell den Topf noch einmal auf den Herd und rühr ganz kräftig, bis es leicht zu blubbern beginnt.
Nimm den Topf vom Herd, deck dein Porridge zu und lass es 5 Minuten ziehen.

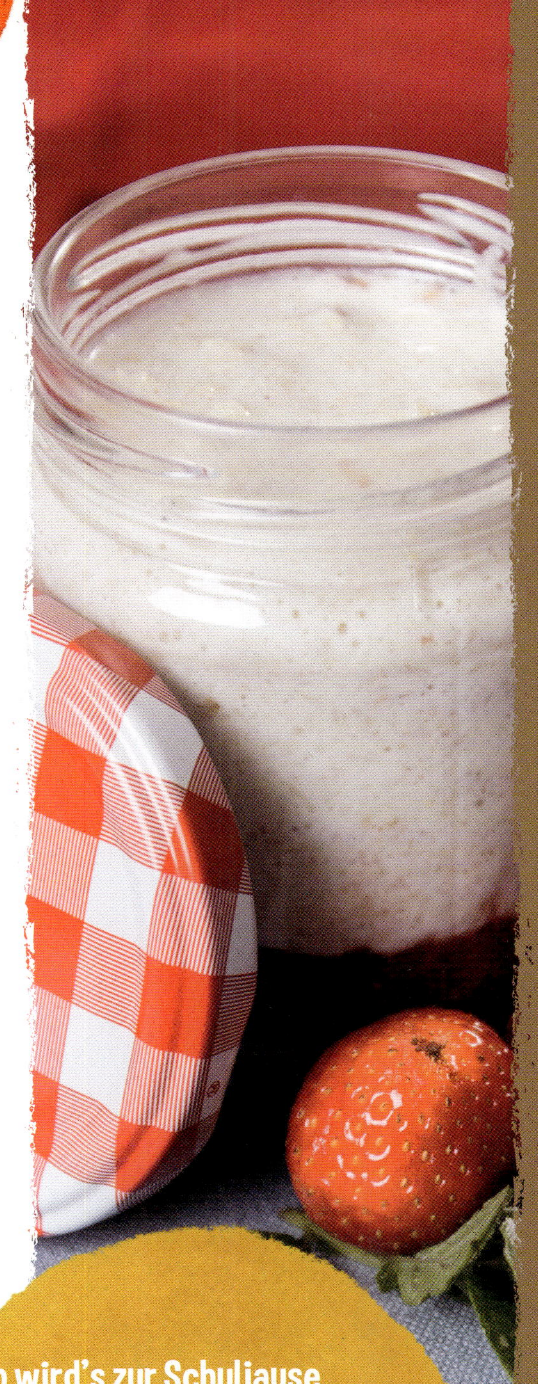

Anleitung für Erwachsene

Milch aufkochen, restliche Zutaten unterrühren, vom Herd nehmen und zugedeckt 5 Minuten ziehen lassen.

Tipps

- Das Porridge lässt sich mit Milch oder Joghurt verflüssigen und mit feinen Haferflocken verfestigen.
- Das Porridge kann mit vielen Zutaten verfeinert werden, z. B. mit Marmelade, Obst (frisch oder gefroren), Kakaopulver, Kokosflocken, Rosinen oder Nüssen.

So wird's zur Schuljause

Das Porridge in ein Marmeladenglas füllen und mitsamt einem Löffel in eine Tüte stecken. So läuft in der Schultasche nichts aus. Die Tüte lässt sich immer wieder verwenden.

Aufbewahrung und Haltbarkeit:

Das Porridge ist im Kühlschrank ca. 3 Tage haltbar.

Hast du gewusst, dass ...

... Kakaobohnen auf Bäumen wachsen? Insgesamt stecken in einer Frucht bis zu 80 Bohnen. Die rohen Bohnen schmecken scharf und sehr bitter, weshalb man sie vorher gären und rösten muss. Pro Jahr werden auf der Erde knapp 5 Millionen Tonnen Kakaobohnen geerntet, das entspricht in etwa dem Gewicht von 50.000 Blauwalen oder 500 Pariser Eiffeltürmen.

1 Portion, die Menge kann beliebig vervielfacht werden

Zutaten

1 große Tasse Milch (250 g)
1 Teelöffel Kakaopulver
ca. 4 gehäufte Esslöffel kleinblättrige Haferflocken (ca. 50 g)
ca. 2 gehäufte Teelöffel Vollkorngrieß (ca. 10 g)

Werkzeug

Topf mit Deckel
große Tasse
Schneebesen
Teelöffel
Esslöffel

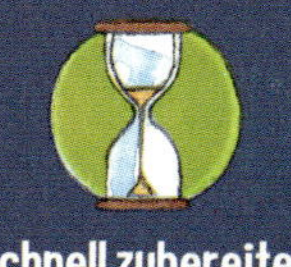
schnell zubereitet

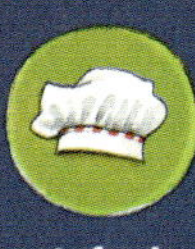
einfach

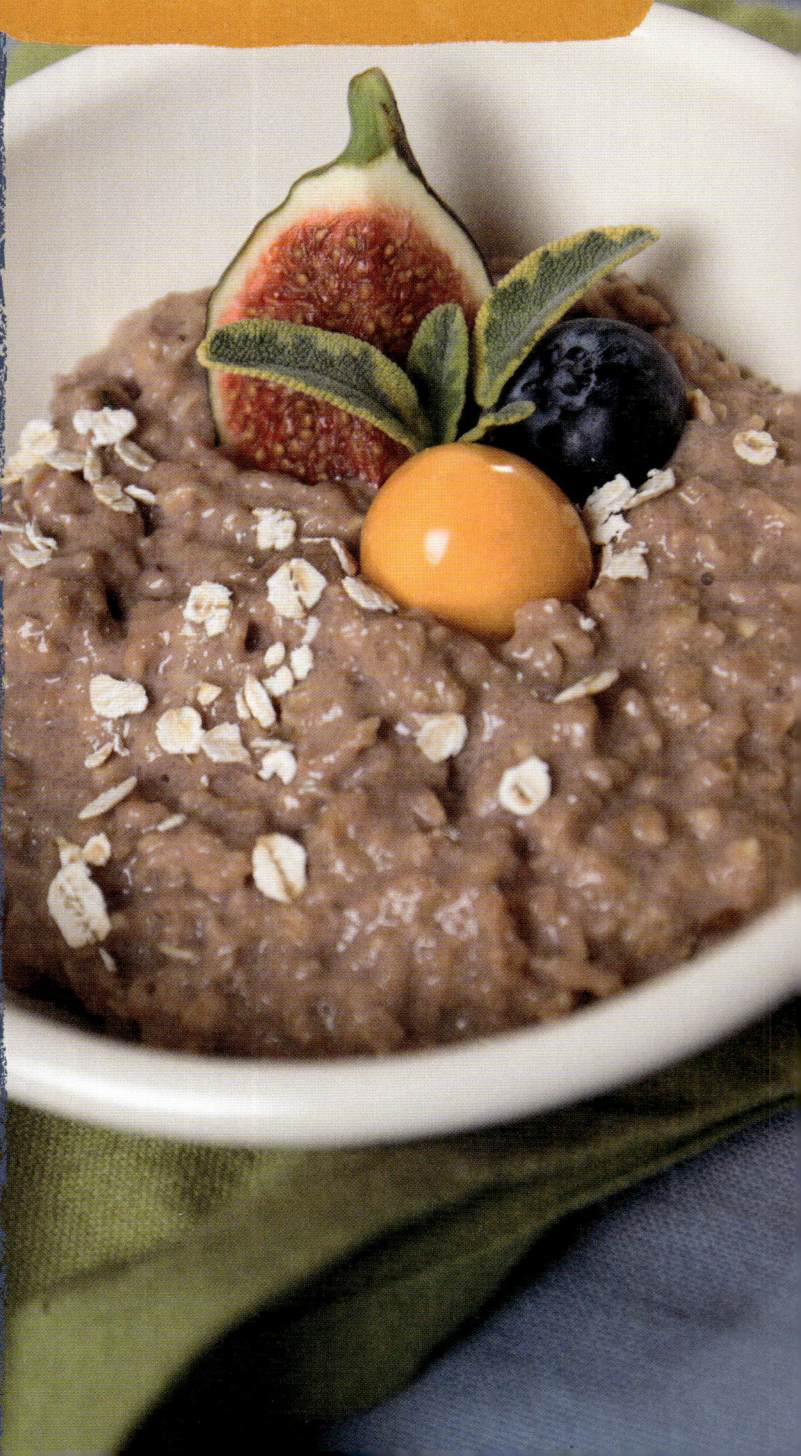

Schoki-Flocki

Zubereitung

1 Bereite alle Zutaten und das Geschirr vor.
Gieß die Milch in den Topf und streue das Kakaopulver dazu.
Schalte den Herd auf die höchste Stufe ein.
Warte, bis die Milch zu kochen beginnt. Das dauert zuerst ewig und dann geht es sehr schnell!

2 Wenn die Milch kocht (das siehst du daran, dass sie zu blubbern beginnt und am Topfrand hochmarschiert), dann nimm den Topf ganz schnell vom Herd.
Schütte die Haferflocken und den Grieß in den Topf und rühr mit dem Schneebesen kräftig um.

3 Stell den Topf noch einmal auf den Herd und rühre kräftig, bis es ganz leicht zu blubbern beginnt.
Nimm den Topf vom Herd, decke dein Schoki-Flocki zu und lass es 5 Minuten chillen.

Anleitung für Erwachsene

Milch und Kakao aufkochen, restliche Zutaten unterrühren, vom Herd nehmen und zugedeckt 5 Minuten ziehen lassen.

Tipps!

- Das Schoki-Flocki lässt sich mit Milch verflüssigen und mit feinen Haferflocken verfestigen.
- Das Schoki-Flocki kann mit vielen Zutaten verfeinert werden, z. B. mit Marmelade, Obst (frisch oder gefroren), Kakaopulver, Kokosflocken, Rosinen oder Nüssen.

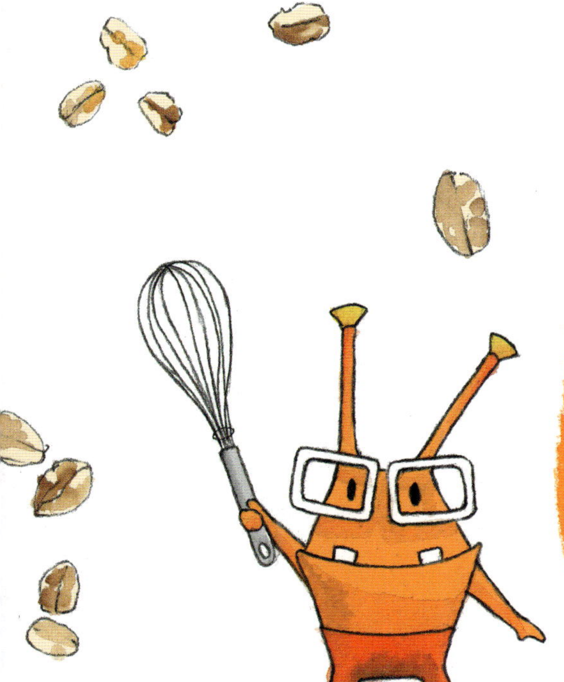

So wird's zur Schuljause

Das Schoki-Flocki in ein Marmeladenglas füllen, fest verschrauben und mitsamt einem Löffel in eine Tüte stecken. So läuft in der Schultasche nichts aus. Die Tüte lässt sich immer wieder verwenden.

Aufbewahrung und Haltbarkeit:

Das Schoki-Flocki ist im Kühlschrank ca. 3 Tage haltbar.

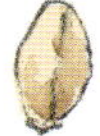

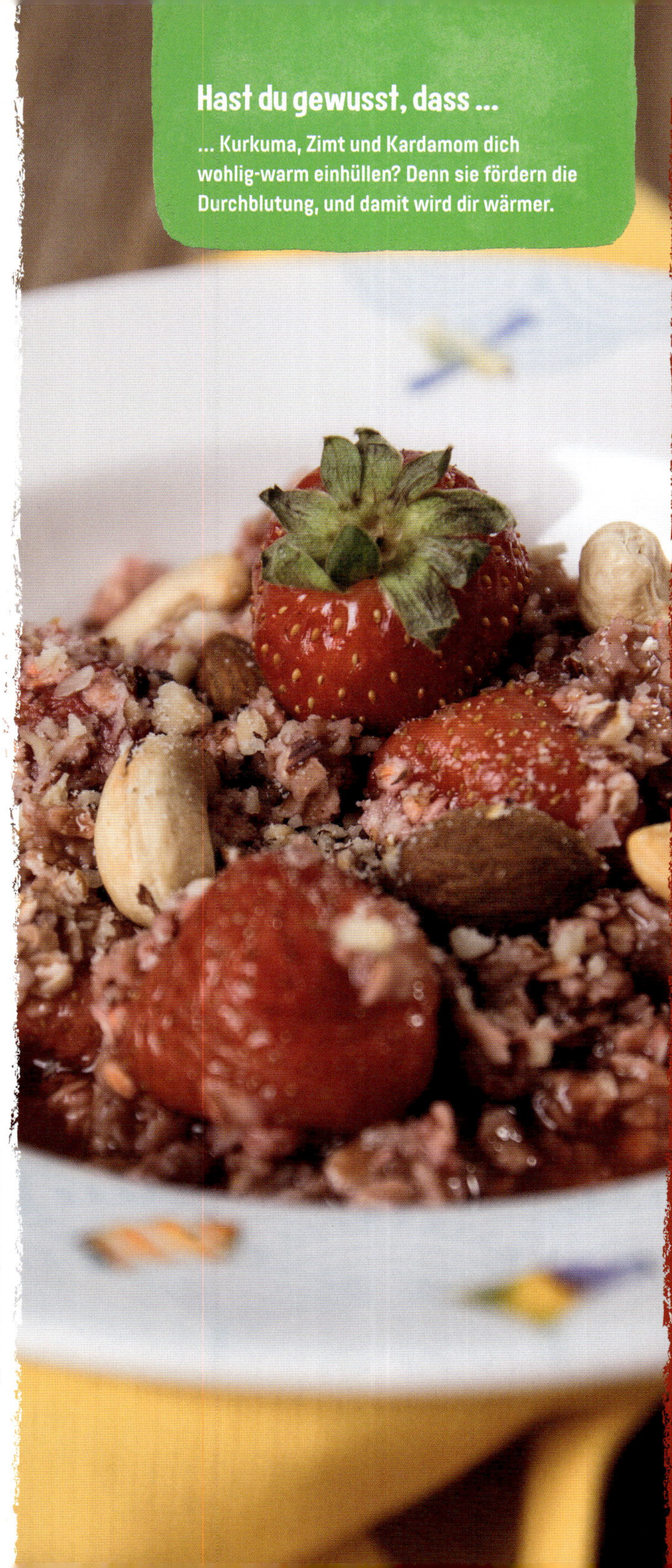

Hast du gewusst, dass …

… Kurkuma, Zimt und Kardamom dich wohlig-warm einhüllen? Denn sie fördern die Durchblutung, und damit wird dir wärmer.

1 Portion, die Menge kann beliebig vervielfacht werden

Zutaten

100 g Wasser (gut bodenbedeckt)
2 gut gehäufte Messerspitzen Zimt – gemahlen (ca. 1 g)
2 gut gehäufte Messerspitzen Kakao (ca. 1 g)
1 gut gehäufte Messerspitze Kurkuma (ca. ½ g)
1 gut gehäufte Messerspitze Kardamom – gemahlen (ca. ½ g)
knapp 2 Handvoll Obst, kann auch Tiefkühlobst sein (ca. 150 g)
ca. 4 gehäufte Esslöffel Haferflocken (ca. 50 g)

Naturjoghurt – so viel, wie du magst (z. B. ½ Becher)
Marmelade – so viel, wie du magst (z. B. 1 Löffel)

Werkzeug

Topf mit Deckel
Esslöffel
evtl. Messer und Schneidbrett zum Obstschneiden
Müslischale

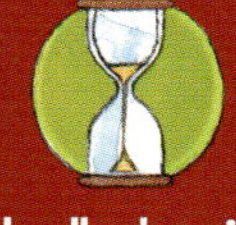

schnell zubereitet

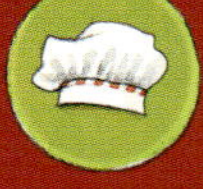

einfach

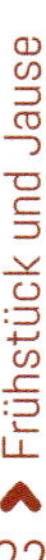

Reinikus

Zubereitung

1 Bereite alle Zutaten und das Geschirr vor.
Gieß das Wasser in den Topf und streue die Gewürze dazu.
Schalte den Herd auf die höchste Stufe ein.
Warte, bis das Wasser zu kochen beginnt. Das dauert zuerst ewig und dann geht es sehr schnell!

2 Wenn das Wasser kocht, nimm den Topf vom Herd und gib das Obst und die Haferflocken hinein.

3 Stell den Topf noch einmal auf den Herd und rühr mit einem Löffel so lange, bis es ganz kräftig zu blubbern beginnt.

4 Nimm den Topf vom Herd und füll dein Müsli in eine Müslischale oder in einen Teller. Jetzt kannst du noch Joghurt und Marmelade untermischen.

Anleitung für Erwachsene

Wasser und Gewürze in den Topf geben und zugedeckt aufkochen lassen. Obst und Flocken hinzufügen und unter Rühren noch einmal aufkochen. Vom Herd nehmen, in eine Müslischale füllen und die restlichen Zutaten untermischen.

Tipps !

- Wenn das Obst weich sein soll, lass es ein paar Minuten kochen.
- Der Reinikus kann mit Trockenfrüchten, Kokosflocken oder Nüssen verfeinert werden.

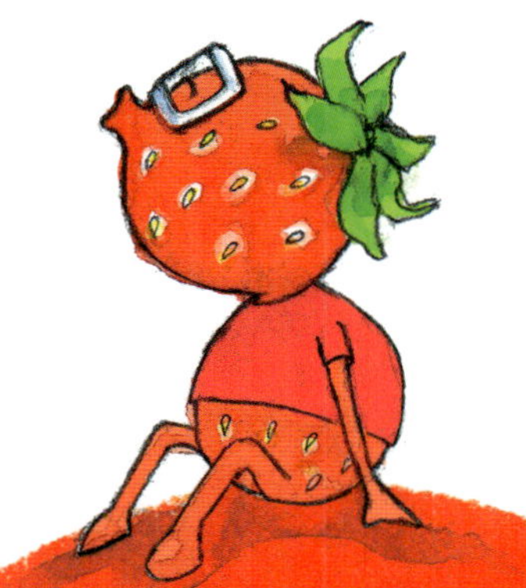

So wird's zur Schuljause

Deinen Reinikus in ein Marmeladenglas füllen, fest verschrauben und mitsamt einem Löffel in eine Tüte stecken. So läuft in der Schultasche nichts aus. Die Tüte lässt sich immer wieder verwenden.

Aufbewahrung und Haltbarkeit:

Der Reinikus ist im Kühlschrank ca. 3 Tage haltbar.

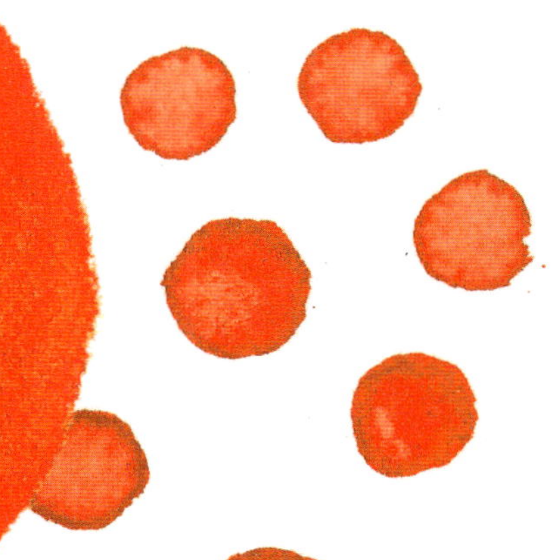

1 Portion, die Menge kann beliebig vervielfacht werden

Zutaten

Buttermilch oder Joghurt (ca. ½ Pkg. Buttermilch oder 1 kleiner Becher Joghurt, ca. 250 g)
Marmelade, frische Früchte oder tiefgekühlte und dann aufgekochte Früchte (ca. 150 g)
Haferflocken (ca. 4 Esslöffel)
eventuell Nüsse
evtl. Milch oder Wasser, falls das Müsli zu fest ist, oder Flocken, falls es zu flüssig wird

Werkzeug

Löffel
evtl. Messer und Schneidbrett zum Obstschneiden
Schraubverschlussglas, z. B. ein leeres Marmeladenglas. Das Glas soll so groß sein, dass du satt bist, wenn du den Inhalt aufisst.

schnell zubereitet

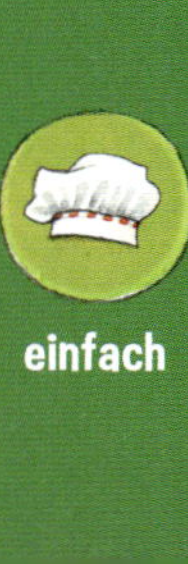

einfach

Müsli im Glas

Zubereitung

1 Bereite alle Zutaten und das Geschirr vor.
Nimm das Schraubverschlussglas und öffne es.
Füll das Glas mindestens bis zur Hälfte mit Buttermilch oder Joghurt voll.

2 Nun kannst du so viel Marmelade, Obst, Haferflocken und Nüsse in dein Glas geben, bis es voll ist.
Schraub das Glas gut zu.

3 Jetzt gibt es zwei Möglichkeiten:
Sofort essen: Du schüttelst ganz kräftig, öffnest das Glas vorsichtig und isst dein Müsli sofort auf.

Zum nächsten Frühstück essen: Du stellst das Glas in den Kühlschrank und isst es am nächsten Tag zum Frühstück. Damit das Müsli in der Früh nicht so kalt ist, kannst du ein klein wenig heiße Milch oder heißes Wasser in dein Müsli mischen. Schüttle erst unmittelbar vor dem Essen, sonst bilden sich unangenehm schmeckende Flocken im Müsli.

Anleitung für Erwachsene

Füllen Sie das Glas bis zur Hälfte mit Buttermilch oder Joghurt an. Der Rest wird mit Obst oder Marmelade, Haferflocken und eventuell Nüssen aufgefüllt. Über Nacht im Kühlschrank ziehen lassen und dann schütteln oder gleich schütteln und sofort genießen. Ist das Müsli zu fest, noch etwas Wasser oder Milch untermischen.

Achtung !

> Ausländische Tiefkühlware enthält immer wieder Keime. Kochen Sie dieses Obst daher vor Verwendung einmal auf.

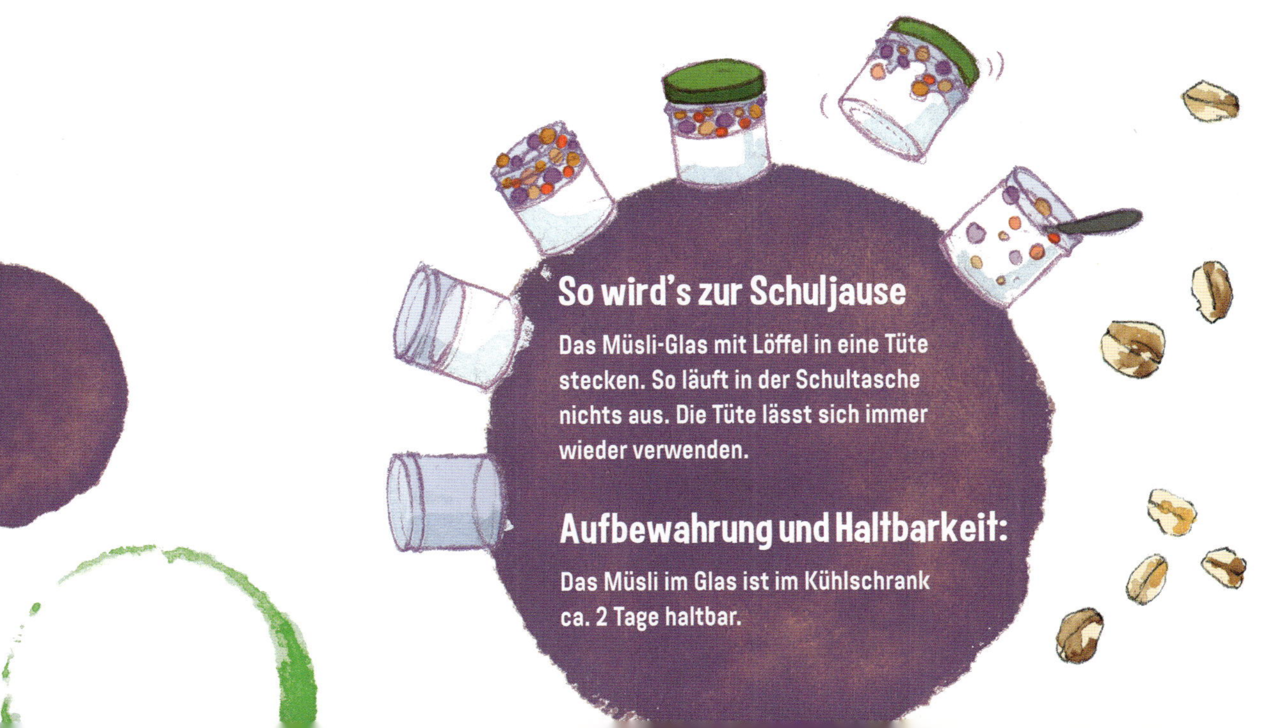

So wird's zur Schuljause

Das Müsli-Glas mit Löffel in eine Tüte stecken. So läuft in der Schultasche nichts aus. Die Tüte lässt sich immer wieder verwenden.

Aufbewahrung und Haltbarkeit:

Das Müsli im Glas ist im Kühlschrank ca. 2 Tage haltbar.

Selbstgemachte Frühstücks- und Schuljausenbrötchen

6–8 Brötchen oder 1 Brot

Zutaten

500 g Bio-Weizenvollkornmehl, ersatzweise Bio-Dinkelvollkornmehl
1 Esslöffel gemahlenes Brotgewürz
½ Würfel frische Hefe bzw. Germ (ca. 20 g)
ca. 250 g lauwarmes Wasser
8 g Salz
eventuell Saaten oder Flocken zum Bestreuen

Werkzeug

Backofen
Backblech mit Backpapier ausgekleidet
Küchenwaage
Rührgerät mit Schüssel und Knethacken
Gabel
Teigkarte
Esslöffel
eine kleine Schüssel – gefüllt mit Wasser
Backpinsel zum Bestreichen der Brote
Ofenhandschuhe

braucht viel Zeit

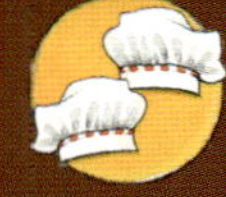
mittelschwer

Aufbewahrung und Haltbarkeit:

Die Brötchen und Brotscheiben lassen sich wunderbar tiefkühlen. Dazu einfach eine Tiefkühlbox oder einen Tiefkühlbeutel nehmen und die Brote hineinstecken. Die Brote sind im Tiefkühler ca. 3 Monate haltbar. Wichtig ist nur, dass die Brote gut verpackt werden, z. B. in einer Tiefkühlbox, sonst trocknen sie aus und es bildet sich Gefrierbrand. Dieser ist zwar nicht gefährlich, aber das Brot schmeckt trocken. Wenn du das Brot am Abend vor dem Schlafengehen aus dem Tiefkühler nimmst, hast du in der Früh oder zur Schuljause immer frisches Brot. Das Brot wird knuspriger, wenn du es im Toaster aufbäckst.

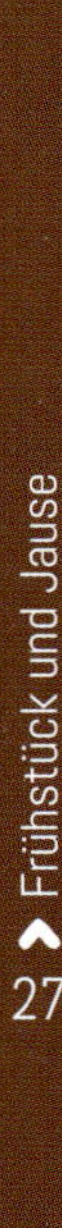

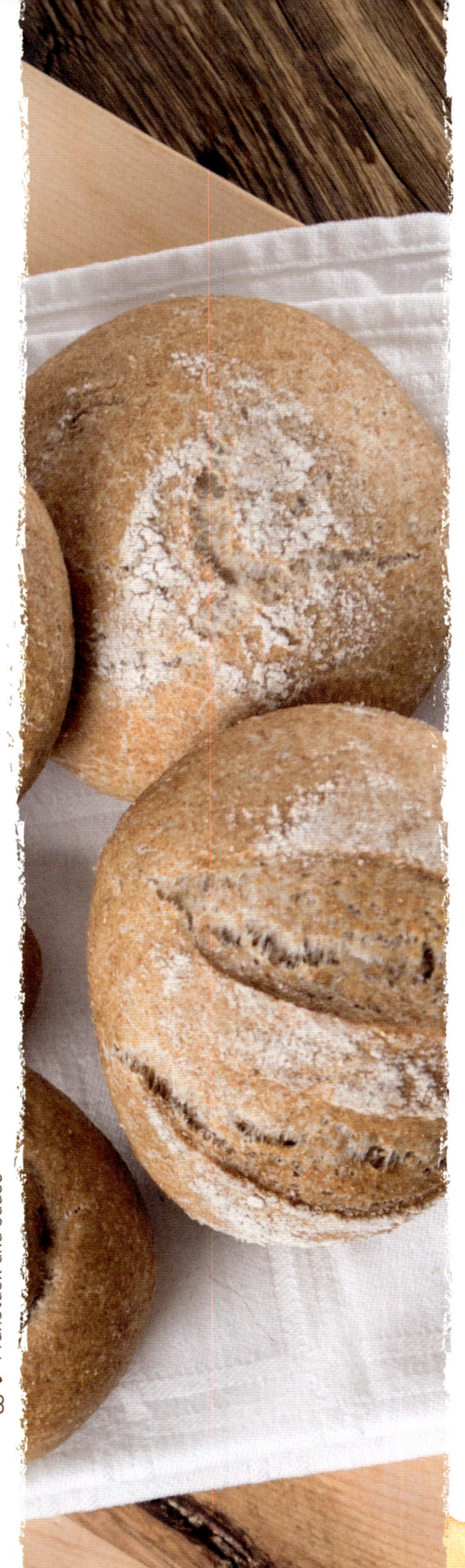

Selbstgemachte Frühstücks- und Schuljausenbrötchen

Zubereitung

1 Nimm eine Rührschüssel und stell sie auf die eingeschaltete Waage.
Nun drückst du die TARA-Taste, damit die Waage „0" anzeigt.

2 Wiege 8 g Salz in die Schüssel. Falls du zu viel Salz erwischst, dann hol es einfach wieder aus der Schüssel raus. Stell die Waage wieder auf TARA, sodass sie „0" anzeigt.

3 Nun kannst du die 500 g Mehl abwiegen und danach das Brotgewürz hinzufügen.
Nimm eine Gabel und vermische alles gut miteinander.
Bröckle die Hefe mit deiner Hand über das Mehl, es sollen ganz kleine Hefestückchen sein.
Zum Schluss kommt das lauwarme Wasser in deine Schüssel.

4 Jetzt muss der Teig mit einer Küchenmaschine oder einem Mixer geknetet werden. Lass dir am besten von einem Erwachsenen helfen.
Wenn sich aus dem Teig ein weicher, aber nicht mehr klebriger Klumpen bildet, dann ist der Teig fertig geknetet.

5 Nimm die Schüssel und stell sie in den kalten Backofen.
Schließ die Backofentür und lass den Teig 1 Stunde ruhen.
Der Teig braucht jetzt Erholung vom Kneten.
Nach einer Stunde ist der Teig ganz schön in die Höhe gewandert.

6 Streue eine halbe Handvoll Mehl auf die Arbeitsfläche.
Jetzt nimmst du am besten eine Teigkarte und holst den Teig aus der Schüssel. Lass den Teig einfach auf das Mehl purzeln.

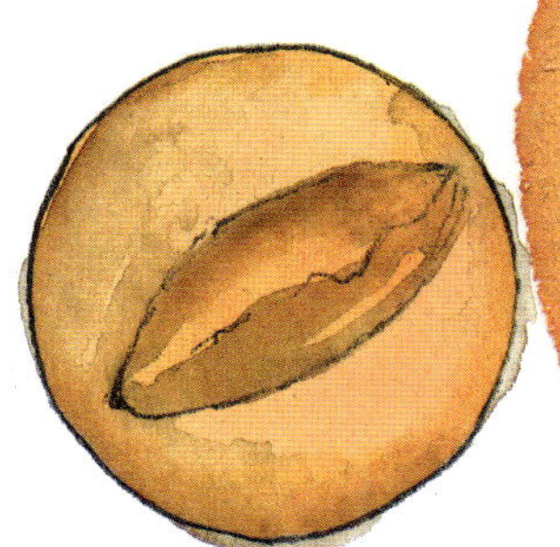

Hast du gewusst, dass ...

... fast auf der ganzen Welt Brot gegessen wird? Brot zählt also an ganz vielen Orten dieser Erde zu den Grund-Nahrungsmitteln. Je nach Land unterscheiden sich die Brote, in manchen Ländern gibt es zum Beispiel nur ganz flache Fladenbrote.

7 Nun kannst du vom Teig mit der Teigkarte Stücke abschneiden, die ca. so groß sind wie deine Faust.
Forme aus dem Teig beliebige Figuren, z. B. Kugeln, Stäbchen oder Schnecken.

8 Setz die Teigfiguren auf das mit Backpapier ausgekleidete Backblech.
Tauch den Pinsel ins Wasser und bestreich die Figuren damit.

9 Schieb das Blech auf die unterste Einschubleiste in den kalten Backofen.
Schalte den Backofen auf 180 °C Heißluft oder 200 °C Unter-/Oberhitze ein. Deine Brote sollten jetzt ca. 25 bis 40 Minuten gebacken werden, bis sie schön braun und rundherum knusprig sind.

10 Wenn deine Brote fertig gebacken sind, lass die Backofentür von einem Erwachsenen öffnen, denn es kommt aus dem Ofen ganz schön viel heiße Luft heraus, die dein Gesicht verbrennen kann. Lass die heißen Brote von einem Erwachsenen herausnehmen und auf ein Gitter legen.
Nur noch abkühlen lassen und schon kannst du deine Brote verputzen.

! Tipps

› Der Teig kann mit bis zu 100 g Saaten, z. B. Sonnenblumenkernen, Flocken, Nüssen, geriebenen Karotten oder Oliven, verfeinert werden.

› Vollkornteig soll besser weicher als zu fest sein, sonst wird das Brot schnell hart. Ist der Teig zu weich und lässt sich nicht formen, mischst du noch Mehl unter, ist der Teig zu fest, Wasser. Jedes Vollkornmehl reagiert unterschiedlich, so dass eine exakte Angabe der Flüssigkeitsmenge nicht möglich ist.

Anleitung für Erwachsene

Salz, Mehl und Gewürze in eine Rührschüssel geben, die Hefe drüberstreuen. So viel lauwarmes Wasser untermischen, bis ein geschmeidiger, gut knetbarer Teig entsteht. Die Schüssel in den kalten Backofen stellen und 1 Stunde rasten lassen.

Brötchen formen, auf ein mit Backpapier ausgekleidetes Backblech setzen, mit Wasser und evtl. Ei bestreichen und evtl. mit Saaten oder Flocken bestreuen. Das Blech auf die unterste Einschubleiste des Backofens schieben und den Backofen auf 180 °C Heißluft oder 200 °C Unter-/Oberhitze vorheizen. Die Brötchen 25 bis 40 Minuten backen, je nach Größe der Brötchen. Die Brötchen sind fertig gebacken, wenn sie beim Klopfen auf die Unterseite hohl klingen.

Anstatt Brötchen können Sie auch ein Brot formen. Die Backdauer verlängert sich dabei auf ca. 1 Stunde.

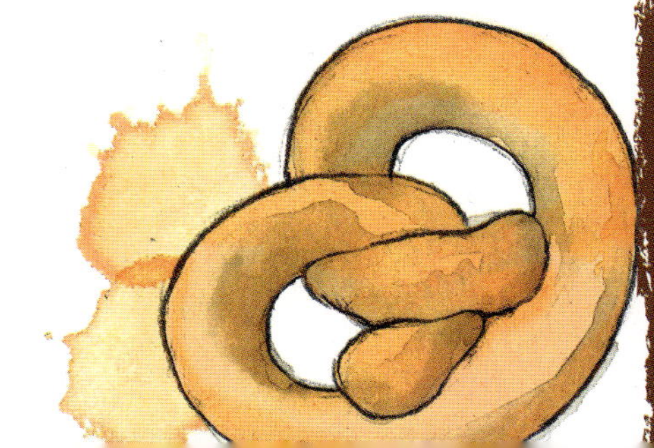

So wird's zur Schuljause

Den Kakao in eine Glasflasche füllen und in eine Tüte stecken. Diese lässt sich immer wieder verwenden. Vor Verwendung gut schütteln, denn der Kakao setzt sich unten ab.

Aufbewahrung und Haltbarkeit:

Die Schokomilch ist im Kühlschrank 2 Tage haltbar.

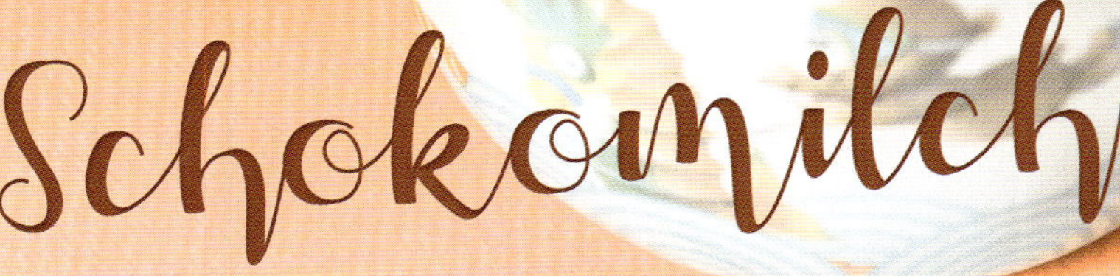

Schokomilch

Zubereitung

1 Gieß die Milch in den Topf, streu das Kakaopulver dazu, und wenn du magst, auch Zimt oder Vanille. Verrühr alles mit dem Schneebesen. Lass die Milch unter Rühren aufkochen.

2 Sobald die Milch kocht, nimmst du den Topf vom Herd und gießt deine Schokomilch wieder in die Tasse zurück. Wenn dir deine Schokomilch zu wenig süß schmeckt, kannst du noch ganz wenig Honig oder Zucker untermischen, aber meistens schmeckt sie auch so.

Anleitung für Erwachsene

Milch und Kakao in einen Topf geben und unter Rühren aufkochen. Evtl. nach dem Kochen süßen.

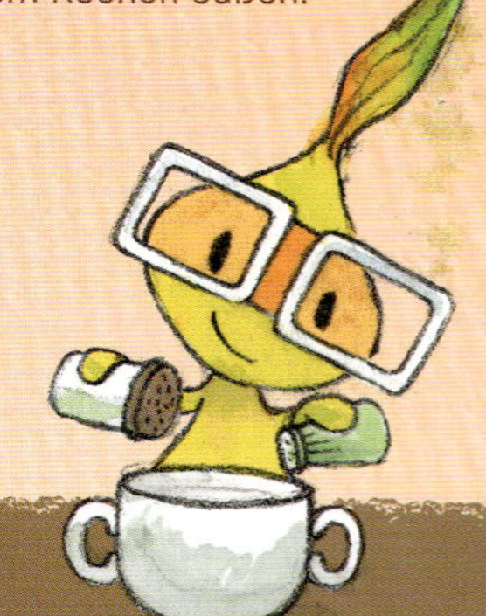

1 Portion, die Menge kann beliebig vervielfacht werden

Zutaten

1 Tasse Milch
½ bis 1 Teelöffel ungesüßtes Kakaopulver
evtl. Vanille, Zimt, ganz wenig Honig oder ganz wenig Zucker

Werkzeug

Tasse
Topf
Teelöffel
Schneebesen

schnell zubereitet

einfach

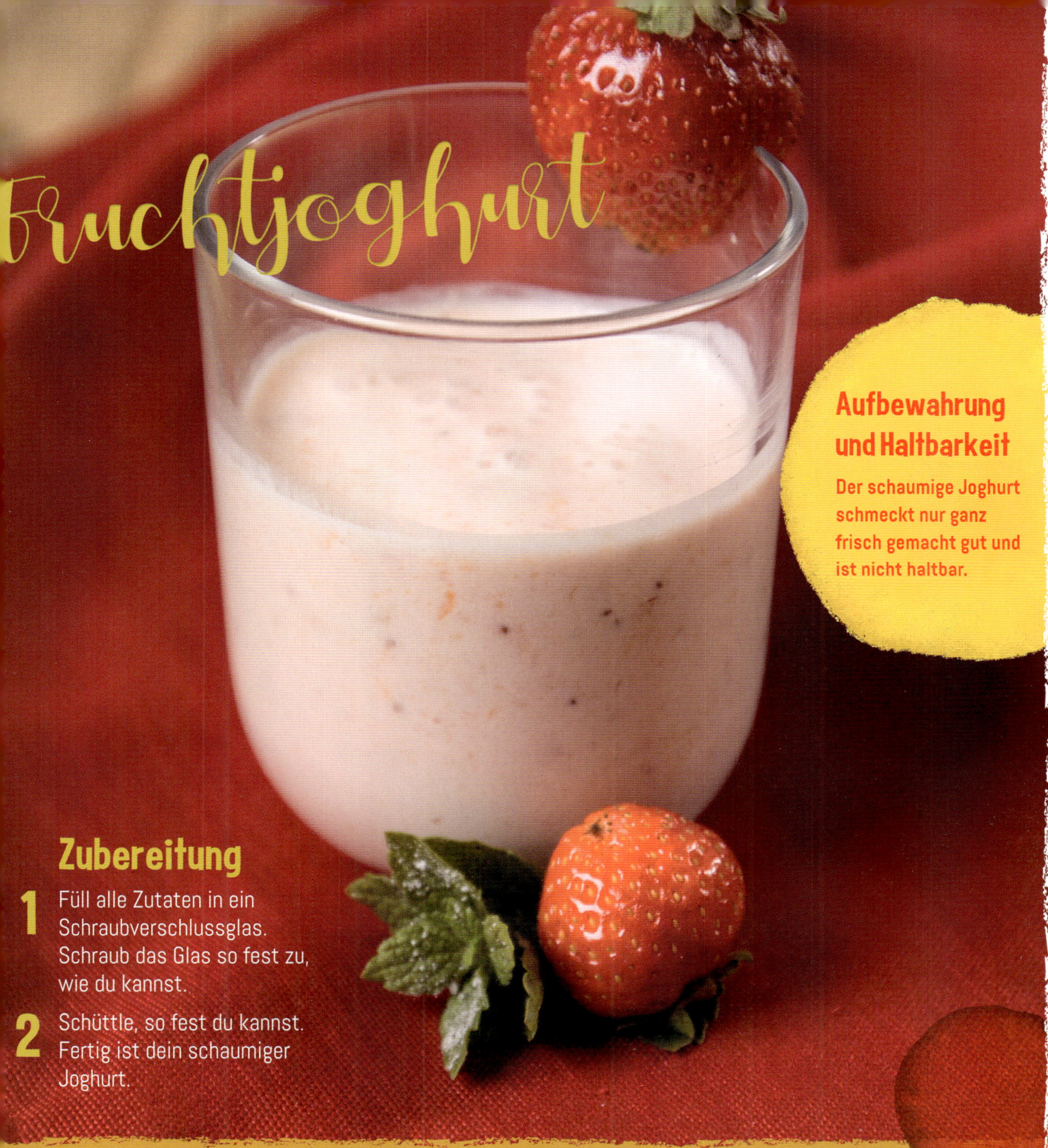

Fruchtjoghurt

Aufbewahrung und Haltbarkeit

Der schaumige Joghurt schmeckt nur ganz frisch gemacht gut und ist nicht haltbar.

Zubereitung

1. Füll alle Zutaten in ein Schraubverschlussglas. Schraub das Glas so fest zu, wie du kannst.
2. Schüttle, so fest du kannst. Fertig ist dein schaumiger Joghurt.

1 Portion, die Menge kann beliebig vervielfacht werden

Zutaten

4 Esslöffel Naturjoghurt (ca. 80 g)
4 Esslöffel Milch (ca. 40 g)
1 Esslöffel Marmelade (ca. 30 g) oder auch mehr, je nach Geschmack

Werkzeug

Esslöffel
Schraubverschlussglas, z. B. Marmeladeglas

schnell zubereitet

einfach

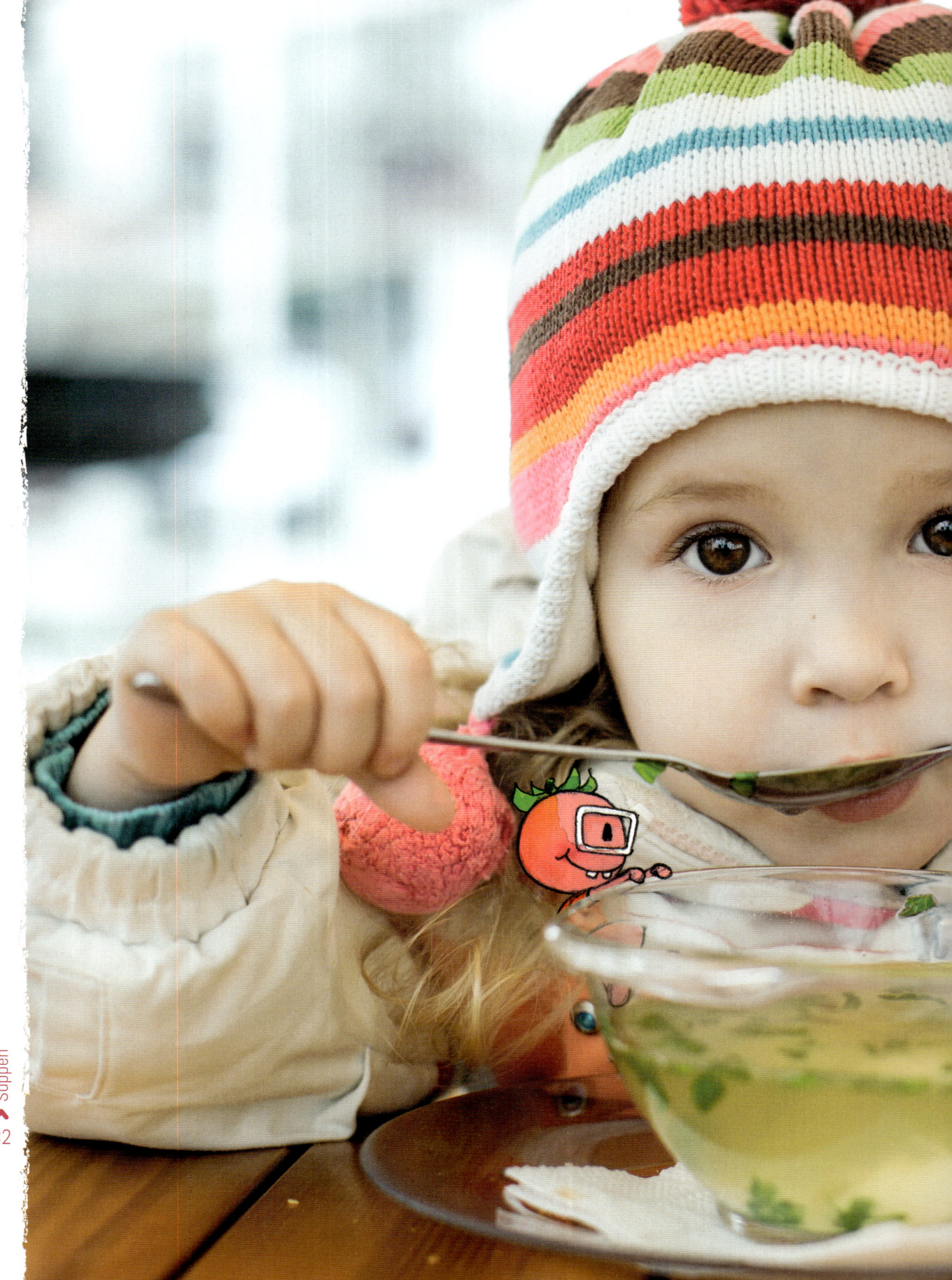

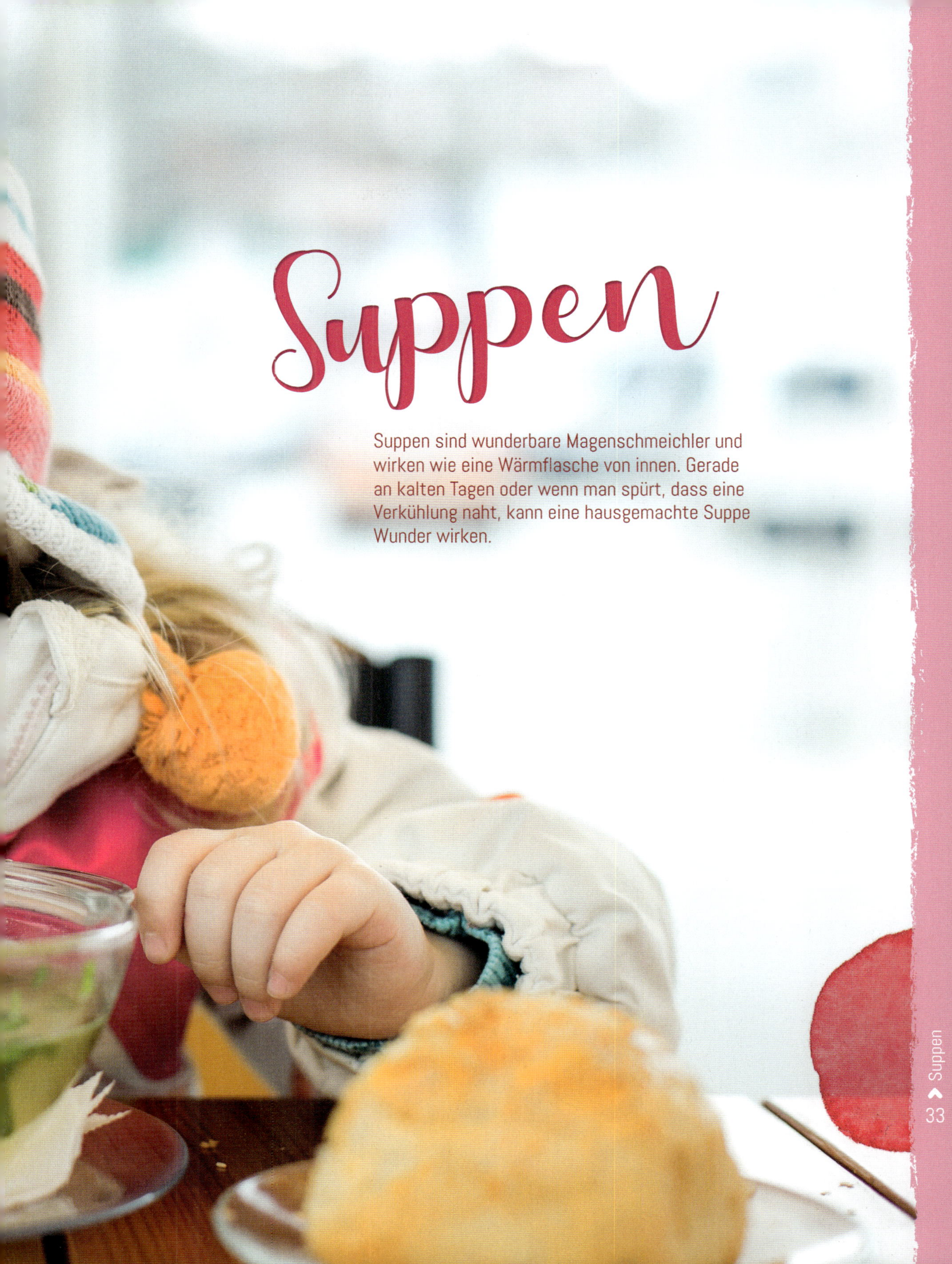

Suppen

Suppen sind wunderbare Magenschmeichler und wirken wie eine Wärmflasche von innen. Gerade an kalten Tagen oder wenn man spürt, dass eine Verkühlung naht, kann eine hausgemachte Suppe Wunder wirken.

Hühnersuppe, Fleischsuppe, Gemüsebrühe

Die Suppe reicht für mindestens 8 Portionen

Zutaten

Wasser
Gemüse: 1 Zwiebel, 2 Zehen Knoblauch, 2 Karotten, ¼ Sellerieknolle, ¼ Stange Lauch, 1 Petersilienwurzel
Gewürze: 5 Petersilienstängel oder 1 Esslöffel getrocknete Petersilie, 3 Liebstöckelstängel (= „Maggikraut") oder 1 Esslöffel getrocknetes Maggikraut, 5 Pfefferkörner, 5 Pimentkörner, 2 Wacholderkörner, 2 Lorbeerblätter, ein kleines Stück von einer Muskatnuss
½ Huhn, am besten ein Suppenhuhn, für die Gemüsebrühe das Huhn einfach weglassen, für die Fleischsuppe Rindsknochen mit Tafelspitz oder Beinfleisch verwenden, für eine Kalbssuppe Kalbsknochen

Zum Nachwürzen

Kräutersalz, Muskat, frisch gehackte Petersilie oder frisch gehackter Schnittlauch

Werkzeug

Schneidbrett, Messer zum Schneiden vom Gemüse, der größte Kochtopf, den es in der Küche gibt, Deckel

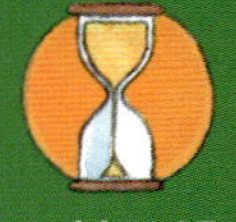
braucht viel Zeit

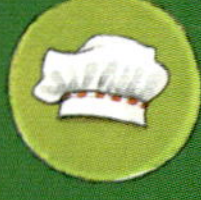
einfach

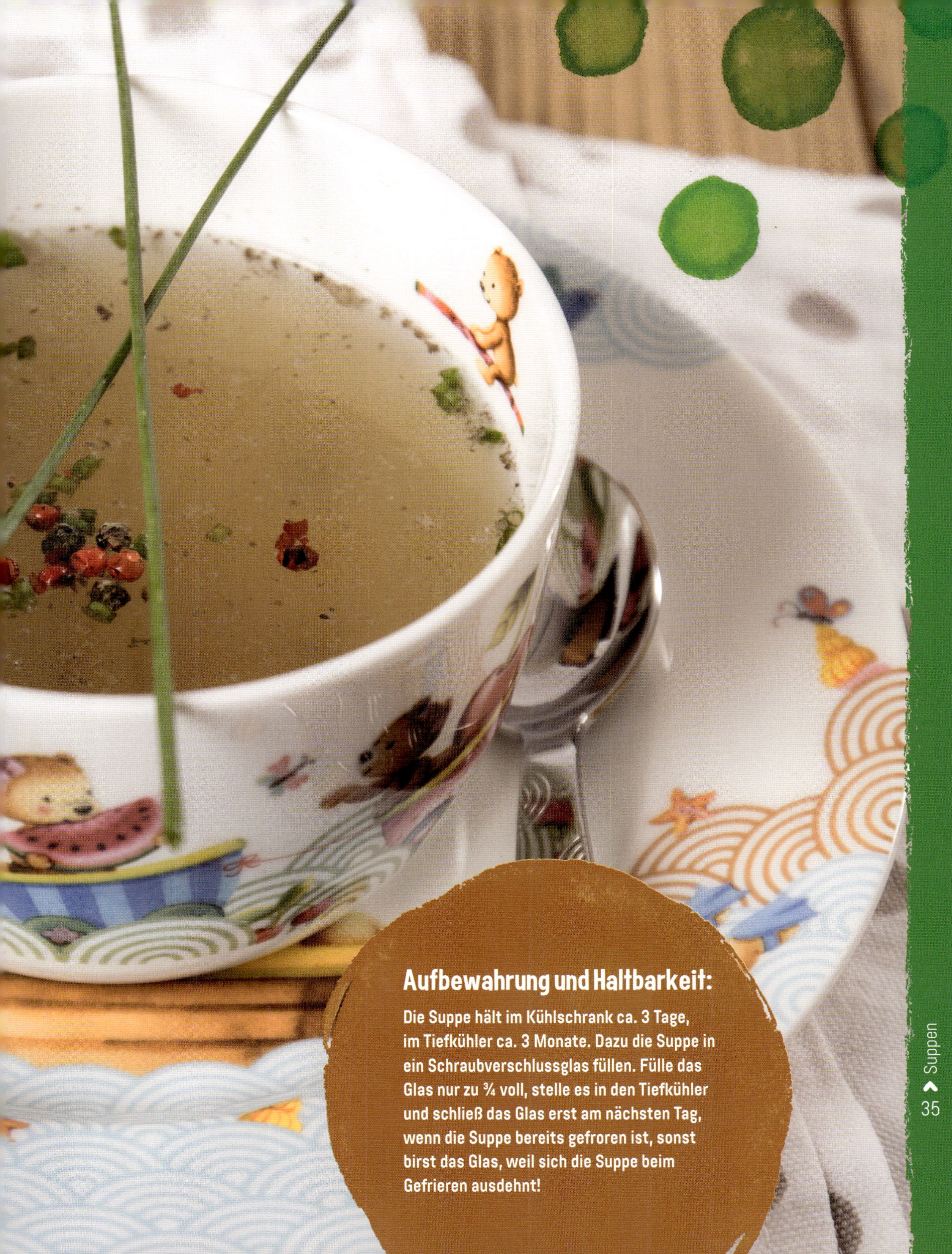

Aufbewahrung und Haltbarkeit:

Die Suppe hält im Kühlschrank ca. 3 Tage, im Tiefkühler ca. 3 Monate. Dazu die Suppe in ein Schraubverschlussglas füllen. Fülle das Glas nur zu ¾ voll, stelle es in den Tiefkühler und schließ das Glas erst am nächsten Tag, wenn die Suppe bereits gefroren ist, sonst birst das Glas, weil sich die Suppe beim Gefrieren ausdehnt!

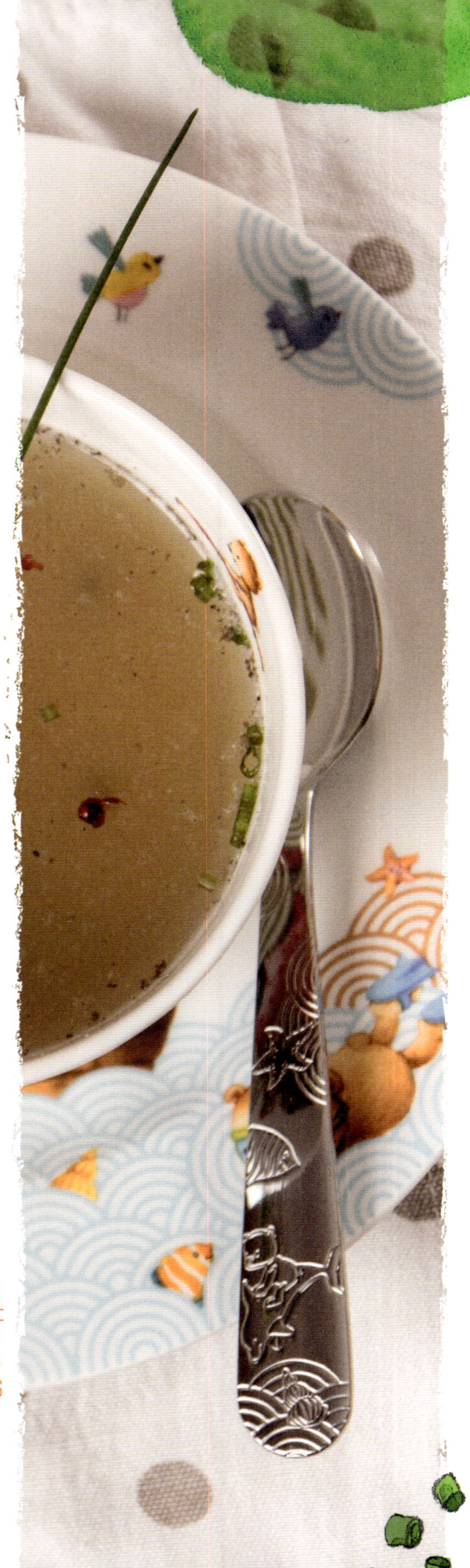

Hühnersuppe, Fleischsuppe, Gemüsebrühe

Zubereitung

1 Schneide das Gemüse in ganz große Stücke. Gieß das Wasser in den Topf und lass es aufkochen. Nimm den Topf vom Herd und gib alle Zutaten in den Topf.

2 Stell den Topf wieder auf den Herd. Setz den Deckel auf, aber schräg, so dass noch ein Spalt frei bleibt. Schalte den Herd ein und lass die Suppe aufkochen. Sobald die Suppe kocht, schaltest du den Herd auf geringe Garstufe zurück, z. B. Stufe 4 von 9. Koche die Suppe ca. 2 Stunden.

3 Nach dem Kochen muss die Suppe durch ein großes Sieb gegossen werden. Lass das am besten einen Erwachsenen machen, denn die Suppe ist sehr heiß.

4 Die klare Suppe, die nach dem Abseihen überbleibt, würzt du noch ein wenig nach. Die Karotten und den Sellerie kannst du klein schneiden und in deine Suppe mischen.

5 Vom Huhn lässt sich das Fleisch mit der Hand abzupfen. Auch das Fleisch kannst du klein schneiden und zu deiner Suppe geben.

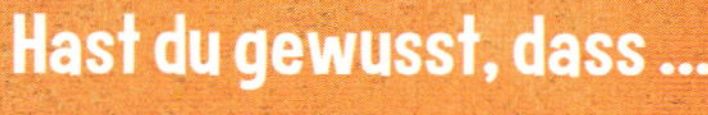

Hast du gewusst, dass ...

... ein Huhn pro Tag rund 120 g Futter frisst? Das ist in etwa so viel wie in eine Müslischüssel passt. Hühner mögen nicht nur Getreidekörner, sondern auch Gemüse und Obst, zum Beispiel Salat, geriebene Karotten, Zucchini und Äpfel. Wenn einmal ein Wurm vorbei schlängelt, dann freut sich das Huhn, denn Hühner lieben Würmer.

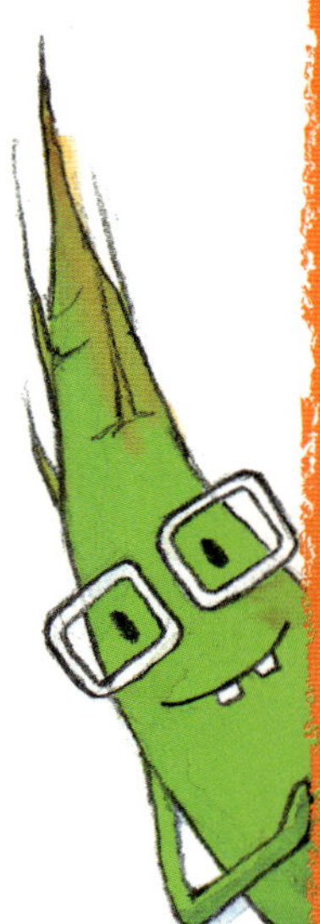

Nudeln für deine Suppe

1 Wenn du magst, kochst du dir Suppennudeln dazu. Du nimmst einen Topf, füllst ihn zur Hälfte mit Wasser und lässt es aufkochen. Nimm den Topf kurz vom Herd und gib eine Messerspitze Salz ins Wasser.

2 Nun kannst du pro Teller Suppe eine kleine Handvoll Nudeln hineingeben.
Setz den Topf wieder auf den Herd und schalte auf halbe Garstufe ein.

3 Nach ca. 5 bis 7 Minuten sind die Nudeln fertig gekocht. Kennst du den Trick? Auf der Packung steht, wie lange du die Nudeln kochen musst!

Alternative: Statt der Nudel- kannst du auch eine **Frittatensuppe** machen. Dazu einfach 4–5 Minipalatschinken von Seite 106 in Streifen schneiden und in die Suppe geben.

! Tipps

> Wenn die Suppe zu sprudeln anfängt, sie also zu fest kocht, schalte den Herd zurück, sonst wird die Suppe trüb.

> Wenn du das Fleisch nicht sofort weiterverwenden möchtest, kannst du es für ca. 3 Monate im Tiefkühler aufbewahren.

> Das Hühnerfleisch eignet sich wunderbar für die Zubereitung von selbst gemachten **Chicken Nuggets**. Dazu das Fleisch in Stücke schneiden, wie Wiener Schnitzel mit Mehl, Ei und Brösel panieren und frittieren. Nach dem Frittieren das Fett mit einer Stoffserviette oder einem Küchenpapier gut ausdrücken. Lass dir bei diesem Gericht von einem Erwachsenen helfen.

Anleitung für Erwachsene

Den Topf gut zur Hälfte mit Wasser anfüllen. Das Wasser aufkochen. Die restlichen Zutaten hinzufügen. Die Suppe zu ¾ zugedeckt einmal aufkochen lassen, bis sie zu blubbern beginnt, dann auf niedrige Garstufe, z. B. Stufe 4 von 9, zurückschalten. Ca. 2 Stunden zu ¾ zugedeckt köcheln lassen. Die Suppe nach dem Kochen abseihen und würzen.

Suppe aus dem Backofen - Tipp für Erwachsene

Wenn Sie ein Brathuhn, einen Rinderbraten oder einen Kalbsbraten zubereiten, können Sie gleichzeitig eine Suppe herstellen. Dazu eine mind. 4 cm tiefe Fettpfanne mit dem Gemüse und den Gewürzen für die Suppe auf die unterste Einschubleiste schieben und diese mit heißem Wasser randvoll anfüllen. Das Fleisch sehr kräftig (!) würzen und bei 180 °C Heißluft auf einem Backofengitter über dem Blech garen. Mit einem Bratenthermometer feststellen, wann das Fleisch durch ist (Huhn: min. 90 °C am Knochen, Rinder- oder Kalbsbraten: in der Mitte 70 bis 75 °C). Nun mit Kräutersalz und Muskat nachwürzen. Der abtropfende Saft genügt, um eine Suppe herzustellen.

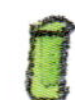

1 Portion, die Menge kann beliebig vervielfacht werden

Zutaten

1½ große Tassen Suppe, zum Beispiel laut Rezept von Seite 34 (ca. 300 g)

Schlangen

Vollkorn-Spaghetti (15–20 g)
Gemüse, z. B. Karotten, Erbsen, Paprika, Zucchini, Kohlrabi, Brokkoli, Blumenkohl oder Kürbis (50–100 g)

Zum Nachwürzen

Kräutersalz, Muskat, frisch gehackte Petersilie oder frisch gehackter Schnittlauch

Werkzeug

Küchenwaage
Schneidbrett
Messer
Metallspieß
große Tasse
Pfanne, die so groß ist, dass die Spaghettinudeln darin Platz haben

schnell zubereitet

mittelschwer

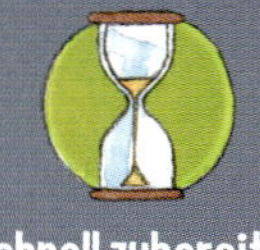

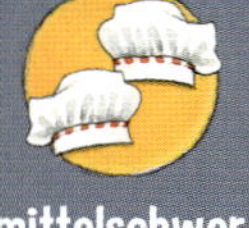

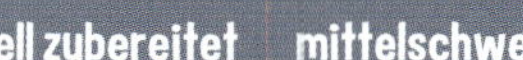

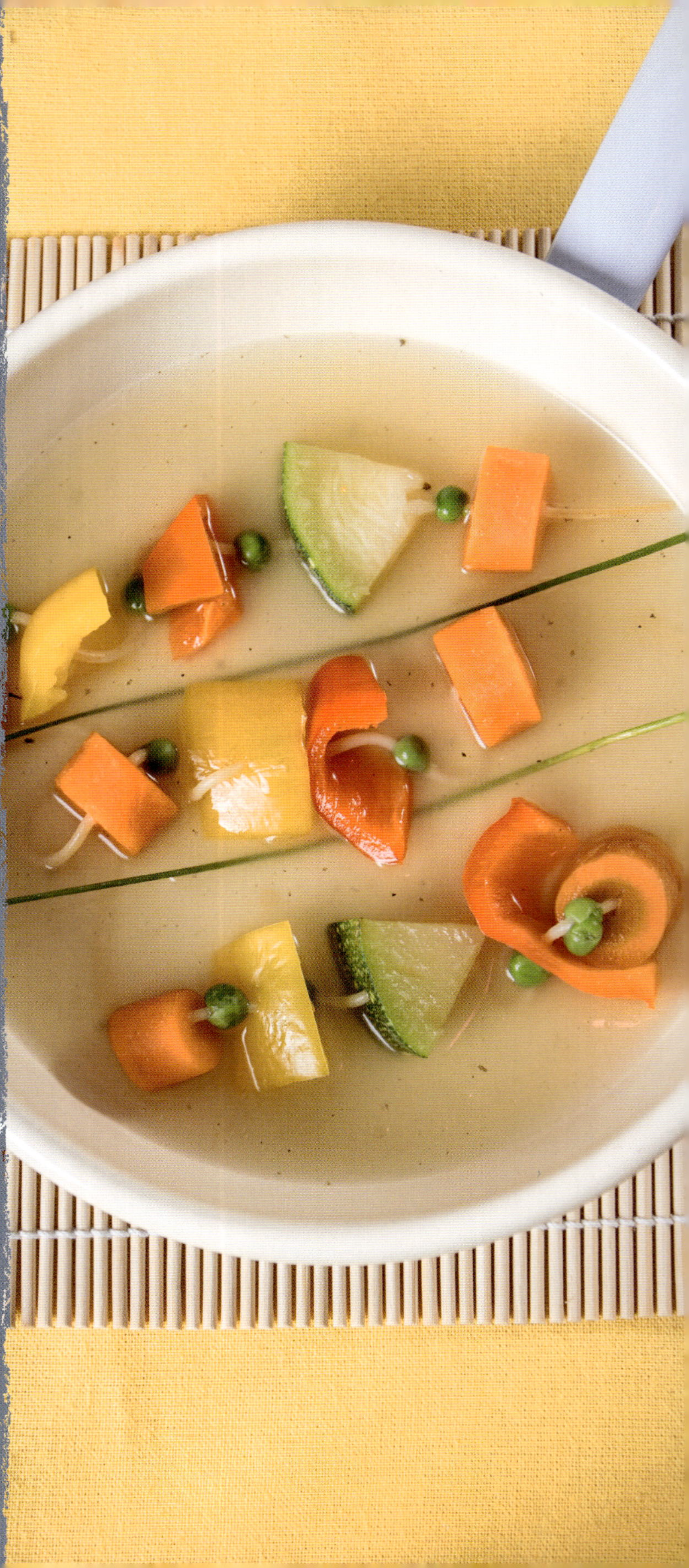

Schlangensuppe

Dazu passt: Vollkornbrot, Salat

Zubereitung

1 Schneide das Gemüse in Stücke, die so groß sind, dass sie gut in deinen Mund passen.
Bitte einen Erwachsenen, dass er dir mit einem Spieß je ein Loch in jedes Gemüsestück bohrt.

2 Nimm ein oder zwei Spaghettinudeln, brich sie in der Mitte auseinander und stecke ein Gemüsestück nach dem anderen vorsichtig hinauf. Wenn einmal eine Nudel bricht, macht das nichts, dann gibt es halt kürzere Nudeln.

3 Koche die Suppe in einer Pfanne auf. Sobald die Suppe kocht, legst du vorsichtig deine Nudelspieße hinein.
Schalte den Herd auf halbe Garstufe zurück und lass alles ca. 7 Minuten leicht köcheln.

4 Zum Schluss würzt du deine Suppe mit Kräutersalz und Muskat. Schneide den Schnittlauch klein und streue ihn über die Suppe.

Anleitung für Erwachsene

Das Gemüse in mundgerechte Stücke schneiden. Mit einem Spieß Löcher in das Gemüse stechen. Die rohen Spaghettinudeln vorsichtig durchschieben. Man kann auch zwei Nudeln verwenden oder die Nudeln halbieren, dann hält die Schlange besser. In einer Pfanne die Suppe erhitzen und die Spaghettischlangen ganz vorsichtig in die Suppe gleiten lassen. Ca. 7 Minuten auf mittlerer Garstufe köcheln.

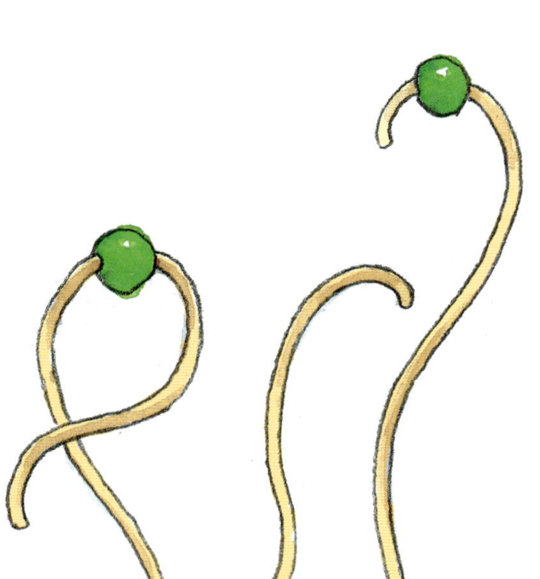

Aufbewahrung und Haltbarkeit:

Die Suppe schmeckt frisch am besten, ist aber im Kühlschrank min. 2 Tage haltbar.

1 Portion, die Menge kann beliebig vervielfacht werden

Zutaten

1 Handvoll buntes Gemüse (ca. 100 g), in kleine Stücke schneiden
1½ große Tassen Wasser (ca. 300 g) oder Suppe lt. Rezept von Seite 34
1 Teelöffel Kräutermischung, z. B. Pizzakräutermischung, italienische Kräuter oder Kräuter der Provence

Zum Nachwürzen

Kräutersalz, Muskat, frisch gehackte Petersilie oder frisch gehackter Schnittlauch

Werkzeug

Schneidbrett
Messer
große Tasse
Topf mit Deckel
Teelöffel

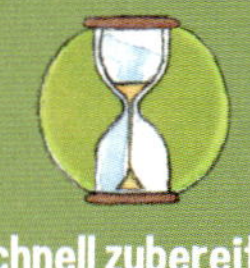

schnell zubereitet

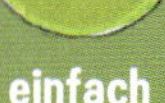

einfach

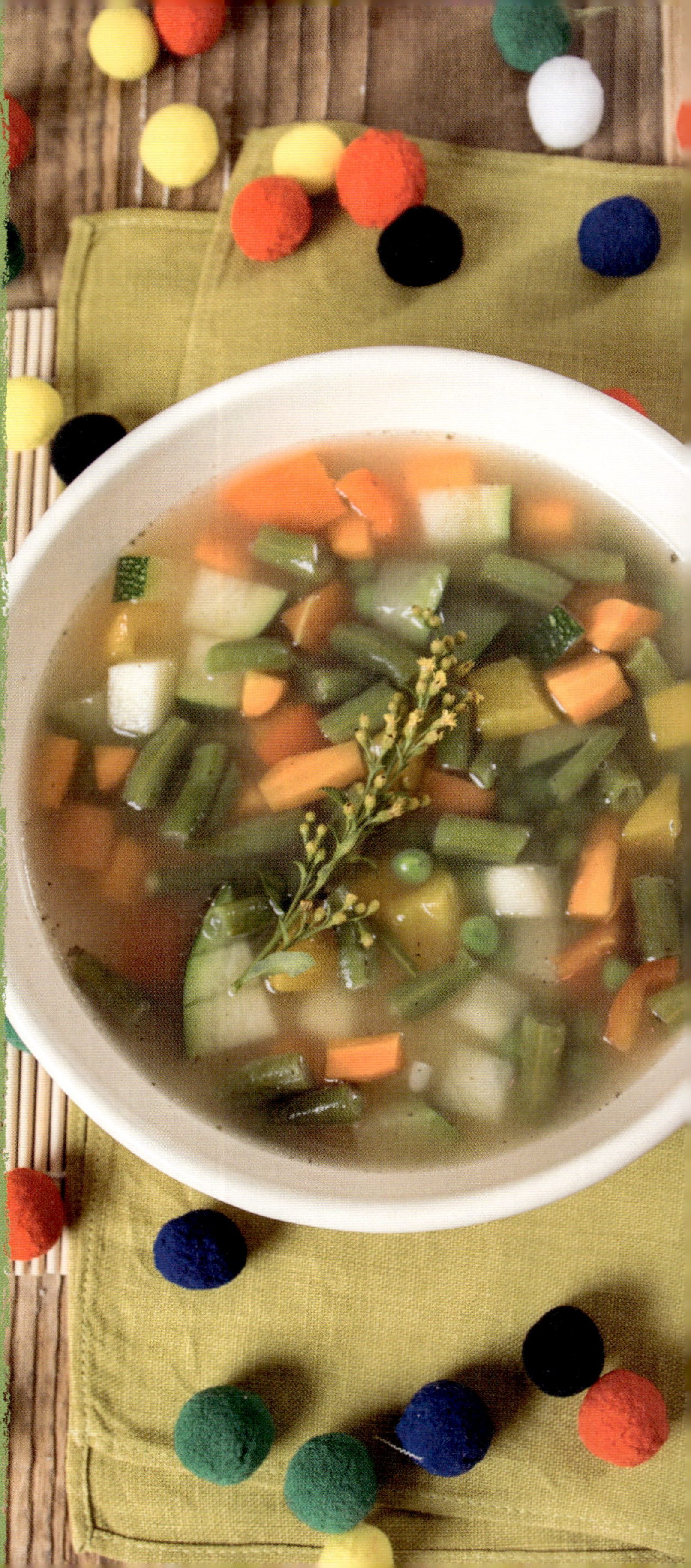

Konfettisuppe

Dazu passt: Vollkornbrot, Salat

Zubereitung

1 Schneide das Gemüse in kleine Stücke.
Gieß das Wasser in den Topf und gib die Kräutermischung dazu.

2 Setz den Deckel auf den Topf.
Schalte den Herd auf die höchste Stufe ein und lass das Wasser aufkochen. Dass das Wasser kocht, merkst du daran, dass der Deckel am Topf ein wenig herumhüpft.

3 Nimm den Topf vom Herd und gib das Gemüse dazu.
Nun stellst du den Topf wieder auf den Herd, setzst den Deckel drauf und lässt deine Suppe auf der mittleren Garstufe 10 Minuten köcheln. Je länger du die Suppe kochst, umso weicher wird das Gemüse.

4 Wenn deine Suppe fertig gekocht ist, kannst du sie mit Kräutersalz und Muskat würzen. Schneide den Schnittlauch und streue ihn drüber.

Anleitung für Erwachsene

Wasser aufkochen, restliche Zutaten hinzufügen, zugedeckt auf mittlerer Garstufe ca. 10 Minuten köcheln lassen. Würzen.

Tipps !

- Du kannst für diese Suppe frisches Gemüse nehmen, das du klein schneidest, aber auch ein tiefgefrorenes Gemüse. Das nimmst du einfach gefroren aus der Packung und streust es in das Wasser.

Aufbewahrung und Haltbarkeit:

Die Suppe schmeckt frisch am besten, ist aber im Kühlschrank min. 2 Tage haltbar.

Fliegenpilzsuppe mit knusprigen Figuren

1–2 Portionen, die Menge kann beliebig vervielfacht werden

Zutaten

Mit frischen Tomaten

1½ große Tassen Wasser (ca. 300 g) oder Suppe von Seite 34
2 sehr aromatische große Tomaten oder 6 kleine Tomaten
1 walnussgroßes Eck von einer Sellerieknolle
1 Esslöffel Tomatenmark
1 Teelöffel Kräutermischung, z. B. Pizzakräuter, italienische Kräuter

Mit passierten Tomaten

knapp 1 Tasse Wasser (ca. 150 g) oder Suppe von Seite 34
knapp 1 Tasse passierte Tomaten (ca. 150 g)
1 Teelöffel Kräutermischung, z. B. Pizzakräuter, italienische Kräuter

Zum Nachwürzen

Kräutersalz, Muskat, Petersilie oder Schnittlauch (frisch gehackt)

Weiße Tupfen

1 Teelöffel Sauerrahm oder Mascarpone

Knusprige Figuren

½ Scheibe Vollkornbrot oder Vollkorntoast

Werkzeug

Schneidbrett, Messer, Toaster, Kochtopf mit Deckel, große Tasse, Teelöffel, Plätzchenausstecher, evtl. Dressiersack für die Tupfen, Pürierstab (nur für die Suppe aus frischen Tomaten)

schnell zubereitet

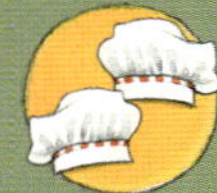
mittelschwer

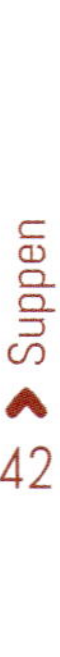

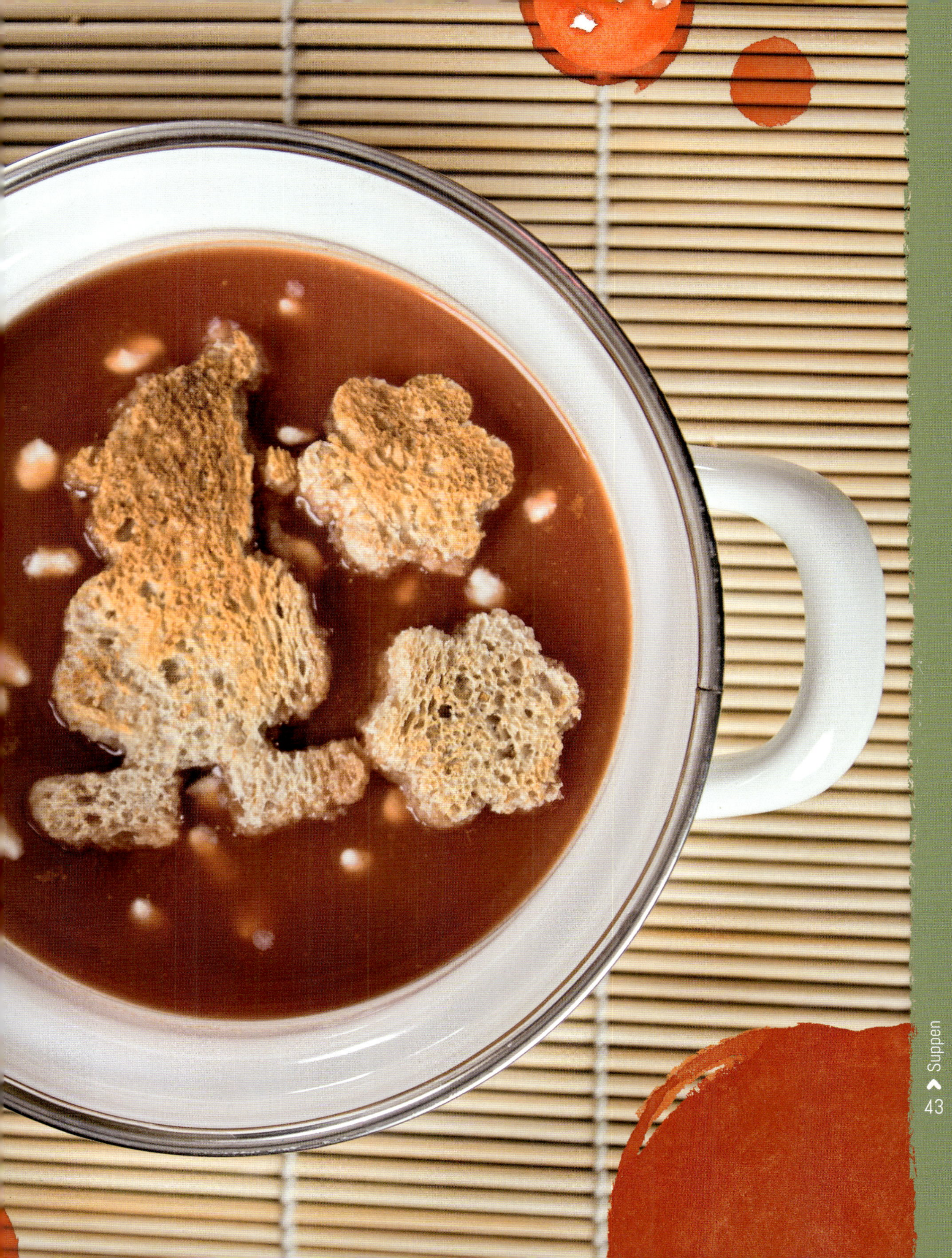

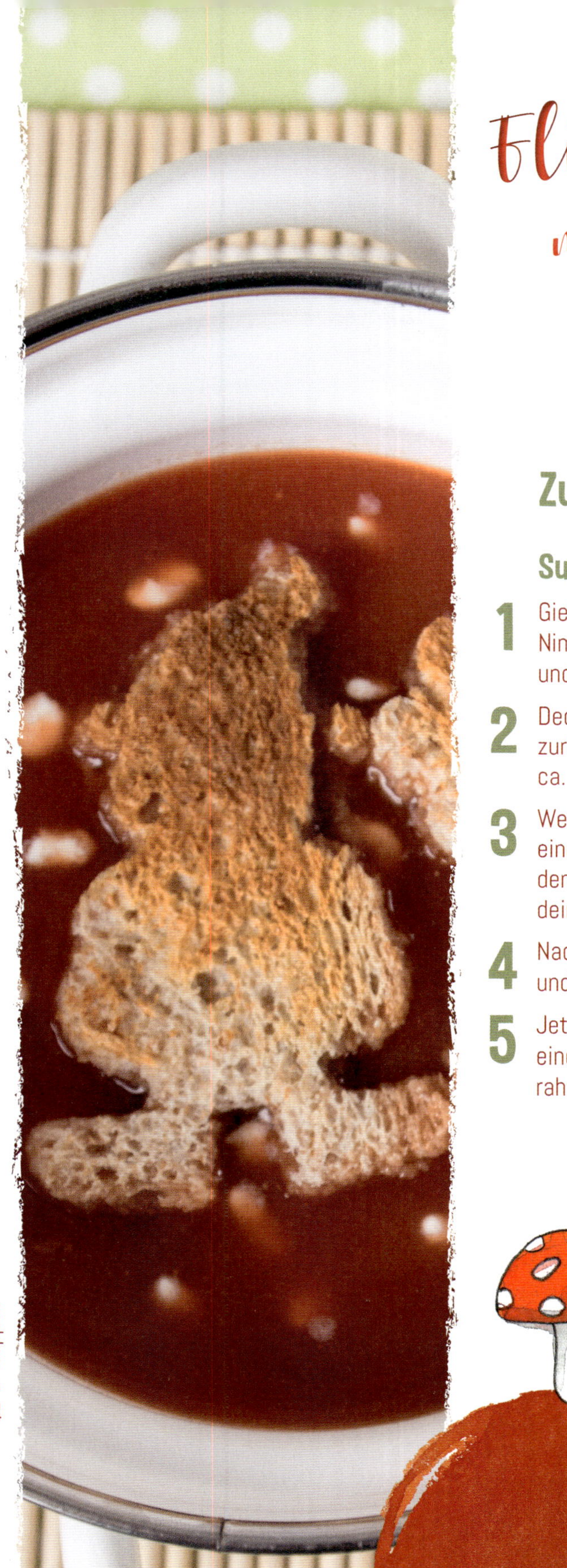

Fliegenpilzsuppe mit knusprigen Figuren

Dazu passt: Salat

Zubereitung

Suppe aus frischen Tomaten

1. Gieß das Wasser in den Topf und lass es aufkochen. Nimm den Topf vom Herd und gib die Tomaten, den Sellerie und die Gewürze hinein.
2. Deck den Topf zu und stell ihn wieder auf den Herd zurück. Lass deine Suppe auf der mittleren Garstufe ca. 10 Minuten köcheln.
3. Wenn deine Suppe fertig gekocht ist, lässt du sie von einem Erwachsenen mit dem Pürierstab pürieren. Probiere den Pürierstab niemals alleine aus, du kannst dir damit deine Finger abschneiden!
4. Nach dem Pürieren würzt du deine Suppe mit Kräutersalz und Muskat.
5. Jetzt fehlen nur noch die weißen Tupfen. Dazu nimmst du einen kleinen Löffel und schöpfst kleine Häufchen Sauerrahm oder Mascarpone auf deine Suppe.

Aufbewahrung und Haltbarkeit:

Die Suppe schmeckt frisch am besten, hält aber im Kühlschrank mindestens 3 Tage. Die knusprigen Figuren schmecken nur frisch.

Suppe aus passierten Tomaten

Füll das Wasser, die Tomaten und die Gewürze in einen Topf, setz einen Deckel drauf und lass alles bei mittlerer Garstufe ca. 3 Minuten köcheln.

Knusprige Figuren

Stecke das Brot in den Toaster und lass es knusprig backen. Nun kannst du mit einem Plätzchenausstecher Figuren ausstechen. Aus dem restlichen Brot machst du Krümel, die du über deine Suppe streuen kannst, oder du vernaschst die Brotreste einfach so.

Tipp !

> **Toast:** Belege es mit Käse. Du kannst auch eine Scheibe gekochte Kartoffeln unter den Käse geben, Maiskörnchen oder Paprikastreifen. Heize den Backofen auf 200 °C Heißluft oder 220 °C Unter-/Oberhitze vor. Setz die Toasts auf ein Backblech und lass sie von einem Erwachsenen auf die unterste Einschubleiste des Backofens schieben. Die Toasts sind fertig, wenn der Käse schmilzt und leicht bräunt. Das ist nach ca. 15 Minuten der Fall.

Anleitung für Erwachsene

Suppe aus frischen Tomaten: Wasser in einen Topf füllen, die restlichen Zutaten hinzufügen, zugedeckt auf halber Garstufe ca. 10 Minuten köcheln lassen, mit einem Pürierstab pürieren und würzen.

Suppe aus passierten Tomaten: Alle Zutaten in einen Topf geben, aufkochen, 3 Minuten köcheln, würzen.

Für die Vollendung: Die Suppe in eine Suppentasse geben und mit einem Löffel oder einem Dressiersack kleine Tupfen Sauerrahm oder Mascarpone auf die Suppe dressieren. Für die Figuren das Brot toasten und mit einem Keksausstecher Formen ausstechen. Das restliche Brot kann klein geschnitten und über die Suppe gestreut werden.

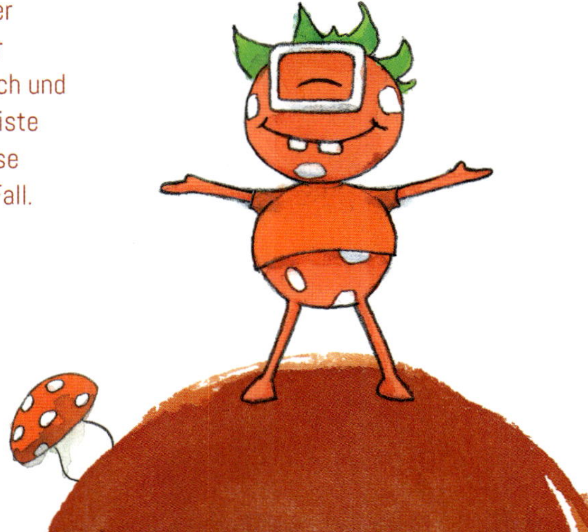

1 Portion, die Menge kann beliebig vervielfacht werden

Zutaten

½ Karotte

1 walnussgroßes Stück von einer Sellerieknolle

1½ große Tassen Wasser (ca. 300 g) oder Suppe lt. Rezept von Seite 34

1 Teelöffel Kräutermischung, z. B. Pizzakräutermischung, italienische Kräuter oder Kräuter der Provence

2 Esslöffel Haferflocken (ca. 25 g)

Zum Nachwürzen

Kräutersalz, Muskat, frisch gehackte Petersilie oder frisch gehackter Schnittlauch

Werkzeug

Schneidbrett
Messer
großer Kochtopf mit Deckel
große Tasse
Schneebesen

schnell zubereitet

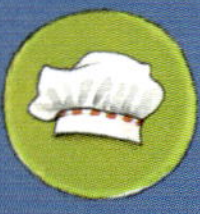

einfach

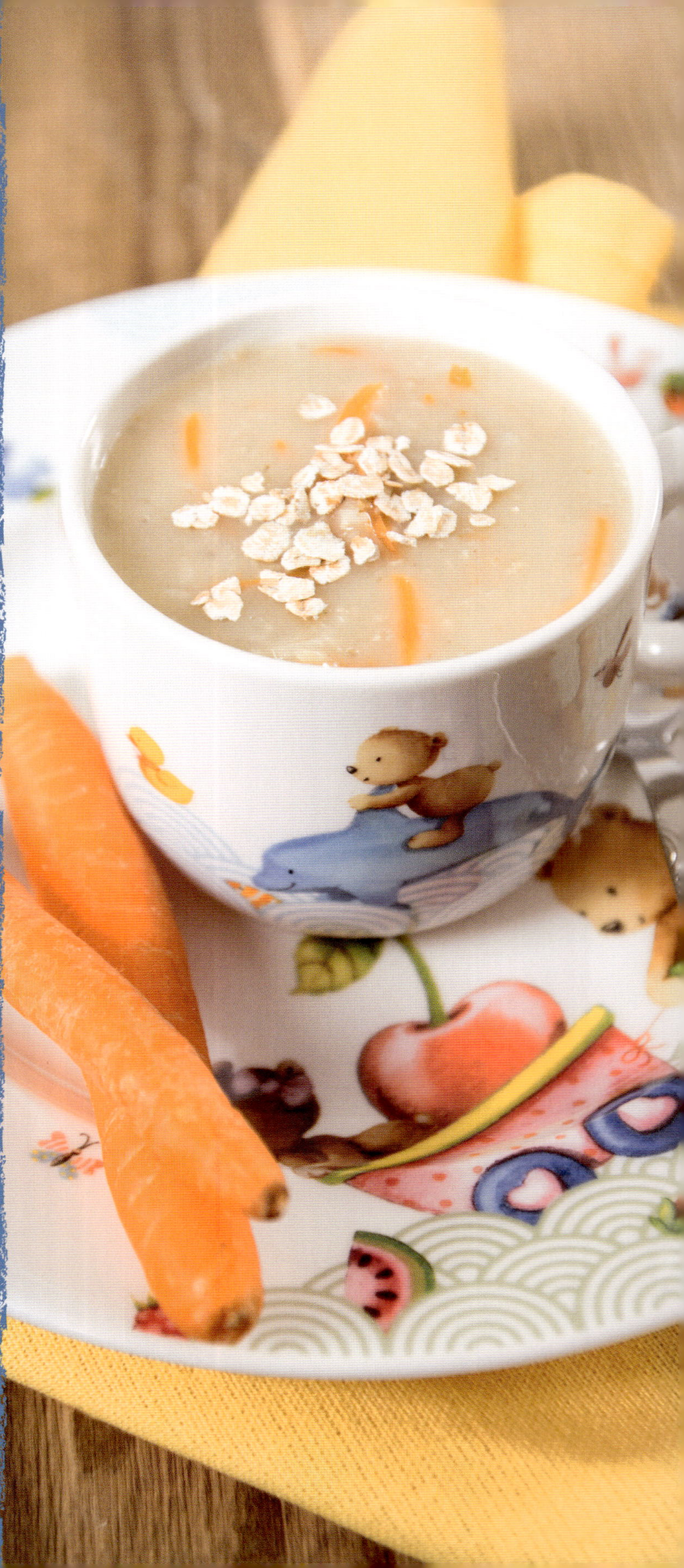

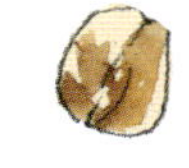

Haferflockensuppe

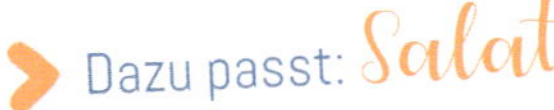

Dazu passt: Salat

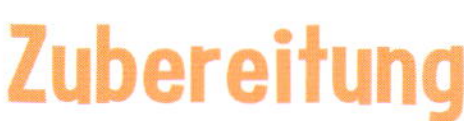

Zubereitung

1 Schneide das Gemüse in kleine Stücke. Gieß das Wasser oder die Suppe in den Topf und lass alles aufkochen.

2 Sobald die Flüssigkeit kocht, nimmst du den Topf vom Herd und mischst die restlichen Zutaten, auch das Gemüse, dazu. Decke den Topf zu und stell ihn zurück auf den Herd. Lass deine Suppe auf der mittleren Garstufe ca. 10 Minuten köcheln. Rühre dazwischen 2–3 x mit einem Schneebesen um.

3 Wenn deine Suppe fertig gekocht ist, kannst du sie mit Kräutersalz und Muskat würzen. Schneide die Kräuter in kleine Stücke und streue sie über deine Suppe.

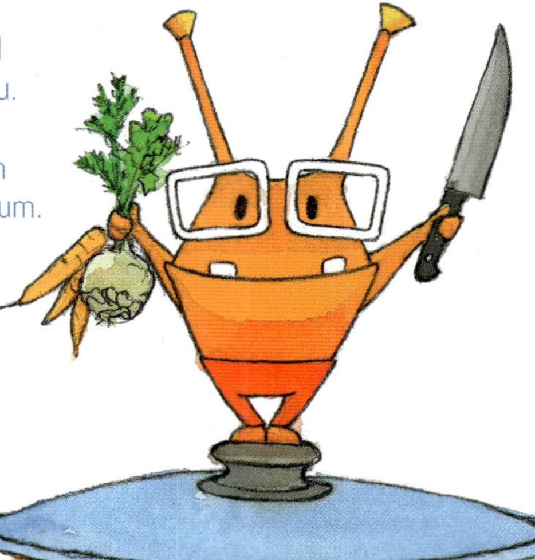

Anleitung für Erwachsene

Gemüse klein schneiden. Wasser oder Suppe aufkochen und die restlichen Zutaten inklusive Gemüse in den Topf geben. Ca. 10 Minuten zugedeckt köcheln lassen. Während der Garzeit 2–3 x umrühren, damit die Haferflocken nicht am Boden anbrennen.

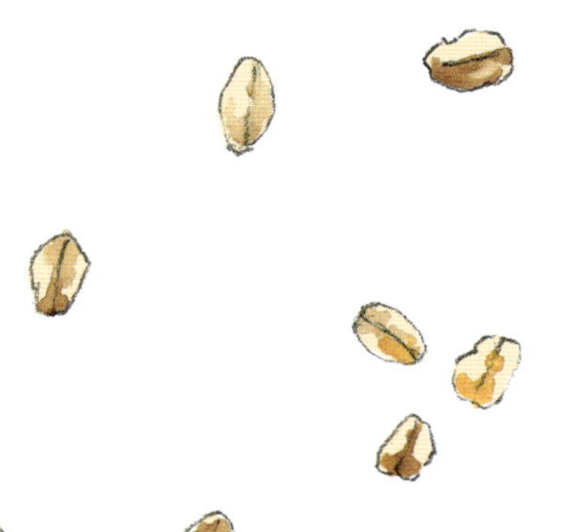

Aufbewahrung und Haltbarkeit:

Die Suppe schmeckt frisch am besten, ist aber im Kühlschrank min. 2 Tage haltbar. Zum Aufwärmen 1 Tasse Wasser oder Suppe untermischen, sonst ist die Suppe zu dickflüssig.

Hast du gewusst, warum …

… manche Haferflocken groß sind und andere klein? Ganz einfach, für die großen Haferflocken quetscht man das ganze Haferkorn zusammen, für die kleinen Haferflocken schneidet man das Korn zuerst in Stücke und quetscht dann die Stücke. Notfall im Kühlschrank min. 2 Tage haltbar. Zum Aufwärmen 1 Tasse Wasser oder Suppe untermischen, sonst ist die Suppe zu dickflüssig.

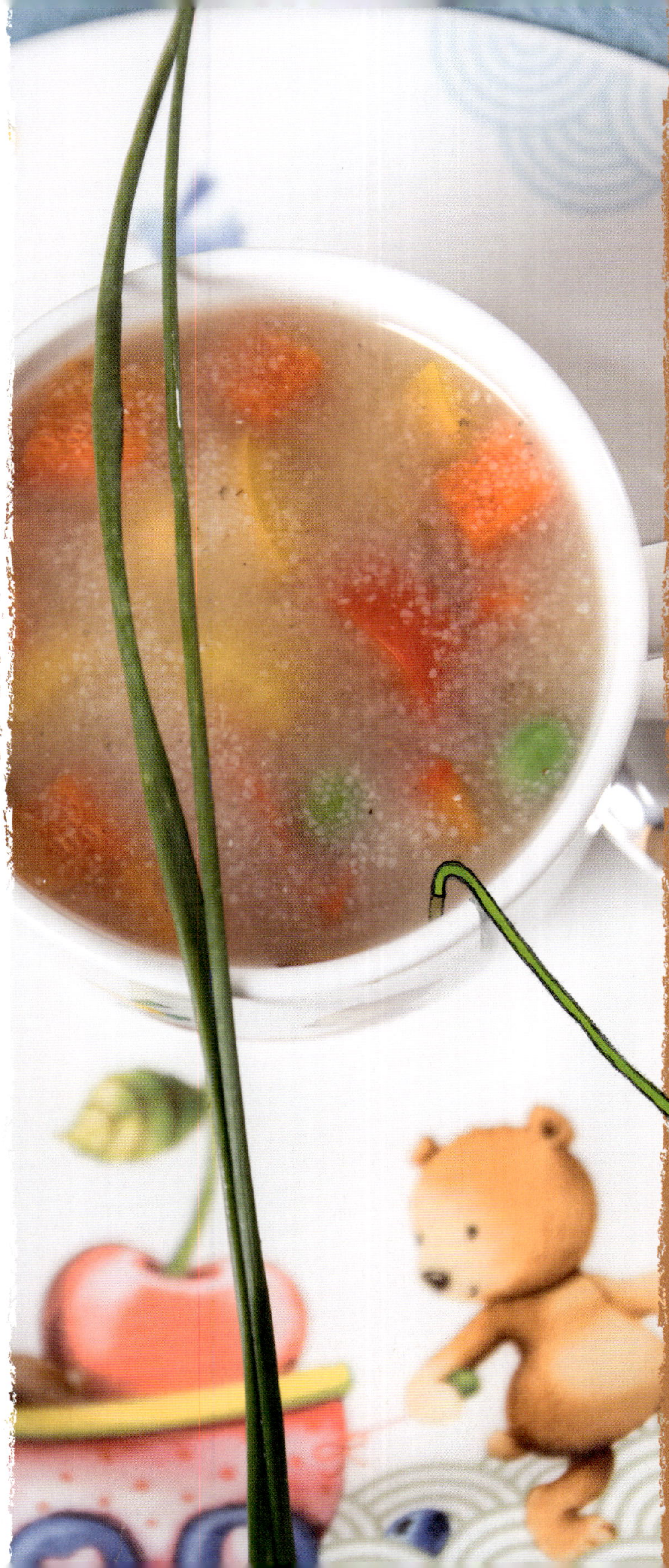

1 Portion, die Menge kann beliebig vervielfacht werden

Zutaten

1 Handvoll Gemüse
1½ große Tassen Wasser (ca. 300 g) oder Suppe lt. Rezept von Seite 34
1 Teelöffel Kräutermischung, z. B. Pizzakräutermischung, italienische Kräuter oder Kräuter der Provence
1 Esslöffel Vollkorngrieß (15 g)
eventuell Ei

Zum Nachwürzen

Kräutersalz, Muskat, frisch gehackte Petersilie oder frisch gehackter Schnittlauch

Werkzeug

Schneidbrett
Messer zum Schneiden vom Gemüse
großer Kochtopf mit Deckel
große Tasse
Schneebesen

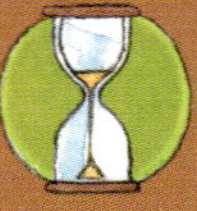
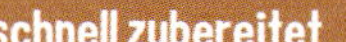

schnell zubereitet 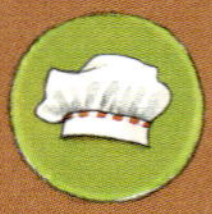 einfach

Samtpfötchen-Suppe

> Dazu passt: *Salat*

Zubereitung

1 Schneide das Gemüse in kleine Stücke. Gieß das Wasser oder die Suppe in den Topf, decke den Topf zu, stell ihn auf den Herd und lass die Flüssigkeit aufkochen.
Dass die Flüssigkeit kocht, merkst du daran, dass der Deckel am Topf ein wenig herumhüpft.

2 Nimm den Topf vom Herd und gib das Gemüse, den Grieß und die Kräuter dazu.
Nun stellst du den Topf wieder auf den Herd, setzst den Deckel drauf und lässt deine Suppe auf der mittleren Garstufe 10 Minuten köcheln. Dazwischen 2–3 x mit einem Schneebesen umrühren, damit die Suppe nicht anbrennt.

3 Wenn deine Suppe fertig gekocht ist, kannst du sie mit Kräutersalz und Muskat würzen.
Schneide die Kräuter in kleine Stücke und streue sie über deine Suppe.

Tipp !

> Wer gerne Eierflocken mag, kann ein Ei in die Suppe sprudeln: Einfach das Ei aufschlagen und in die Suppe geben, dann mit einer Gabel umrühren und die Suppe einmal aufkochen lassen.

Anleitung für Erwachsene

Gemüse schneiden, Wasser oder Suppe aufkochen, die restlichen Zutaten inklusive Gemüse hinzufügen.
Zugedeckt ca. 10 Minuten köcheln lassen, dabei 2–3 x umrühren.

Aufbewahrung und Haltbarkeit:

Die Suppe schmeckt frisch am besten, ist aber im Kühlschrank min. 2 Tage haltbar. Zum Aufwärmen 1 Tasse Wasser oder Suppe untermischen, sonst ist die Suppe zu dickflüssig.

1 Portion, die Menge kann beliebig vervielfacht werden

Zutaten

1 Bio-Kartoffel
1 Handvoll Gemüse
1½ große Tassen Wasser (ca. 300 g) oder Suppe lt. Rezept von Seite 34
1 Teelöffel Kräutermischung, z. B. Pizzakräutermischung, Italienische Kräuter oder Kräuter der Provence und Majoran

Zum Nachwürzen

Kräutersalz, Muskat, Petersilie, Schnittlauch oder Majoran

Werkzeug

Teelöffel
große Tasse
Kartoffelschäler
Schneidbrett
Messer
großer Kochtopf mit Deckel
Kochlöffel zum Umrühren

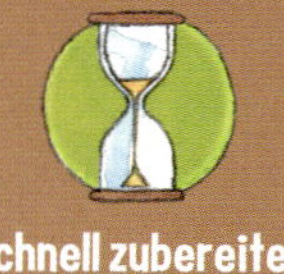
schnell zubereitet

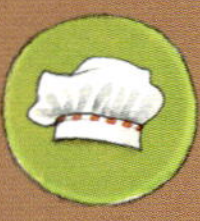
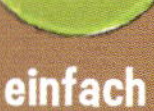
einfach

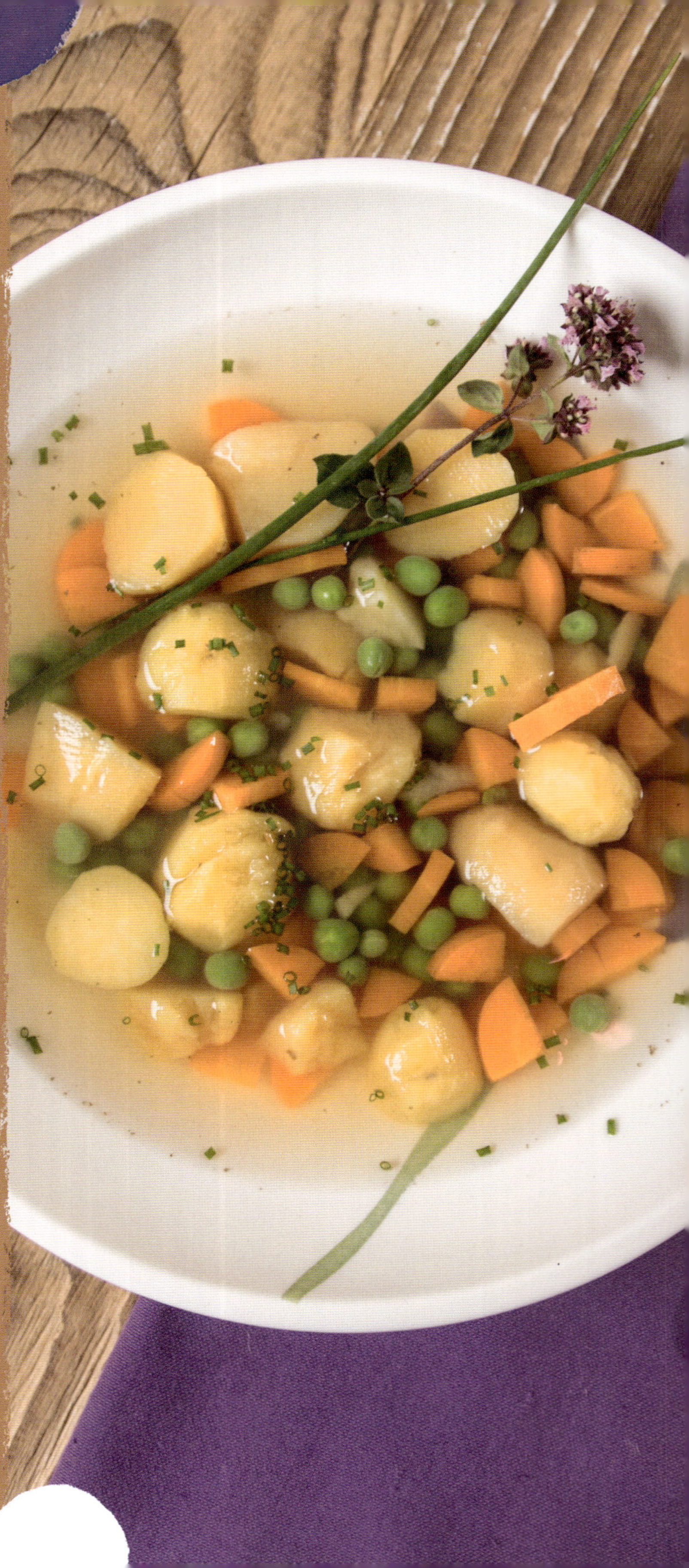

Kartoffelsuppe

Dazu passt: Salat

Zubereitung

1 Schäl die Kartoffeln. Schneide das Gemüse und die Kartoffeln in kleine Stücke.
Gieß das Wasser oder die Suppe in den Topf, decke ihn zu und lass die Flüssigkeit aufkochen.
Dass die Flüssigkeit kocht, merkst du daran, dass der Deckel am Topf ein wenig herumhüpft.

2 Nimm den Topf vom Herd und gib die Kartoffeln und die Kräuter dazu. Nun stellst du den Topf wieder auf den Herd, setzt den Deckel drauf und lässt deine Suppe auf der mittleren Garstufe 15 Minuten köcheln. Nimm den Topf vom Herd und fülle das Gemüse in die Suppe. Stell den Topf wieder auf den Herd zurück, deck die Suppe zu und lass sie noch einmal 5–10 Minuten köcheln, bis das Gemüse so weich ist, wie du es gerne hast.

3 Wenn deine Suppe fertig gekocht ist, kannst du sie mit Kräutersalz und Muskat würzen.
Schneide die Kräuter in kleine Stücke und streue sie über deine Suppe.

Anleitung für Erwachsene

Kartoffeln und Gemüse klein schneiden. Wasser oder Suppe aufkochen, Kartoffeln und Gewürze hinzufügen. Die Kartoffeln halbweich garen, Gemüse hinzufügen und die Suppe fertig garen.

Aufbewahrung und Haltbarkeit:

Die Suppe schmeckt frisch am besten, ist aber im Kühlschrank min. 2 Tage haltbar.

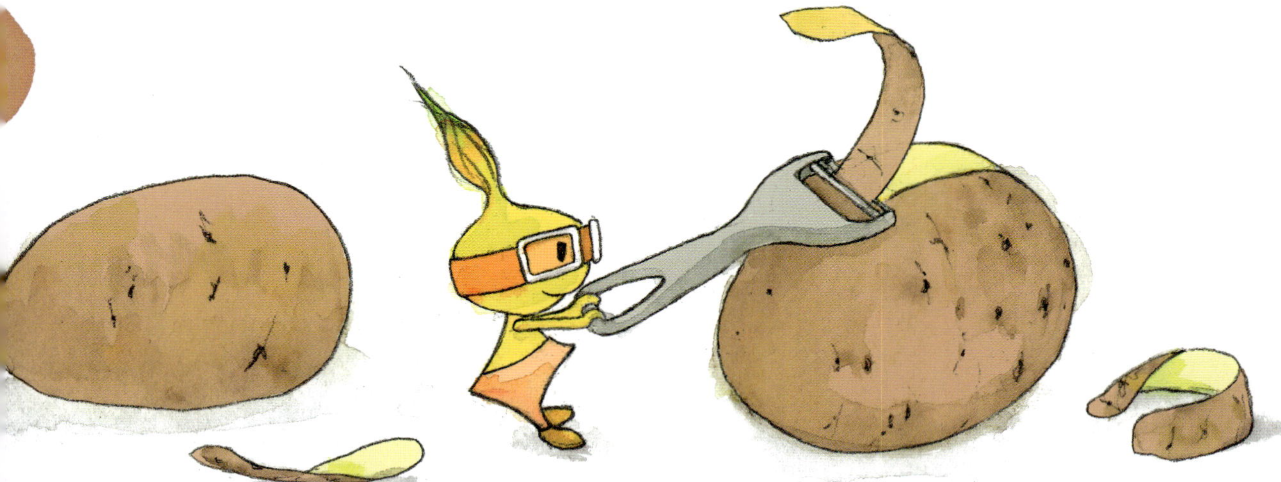

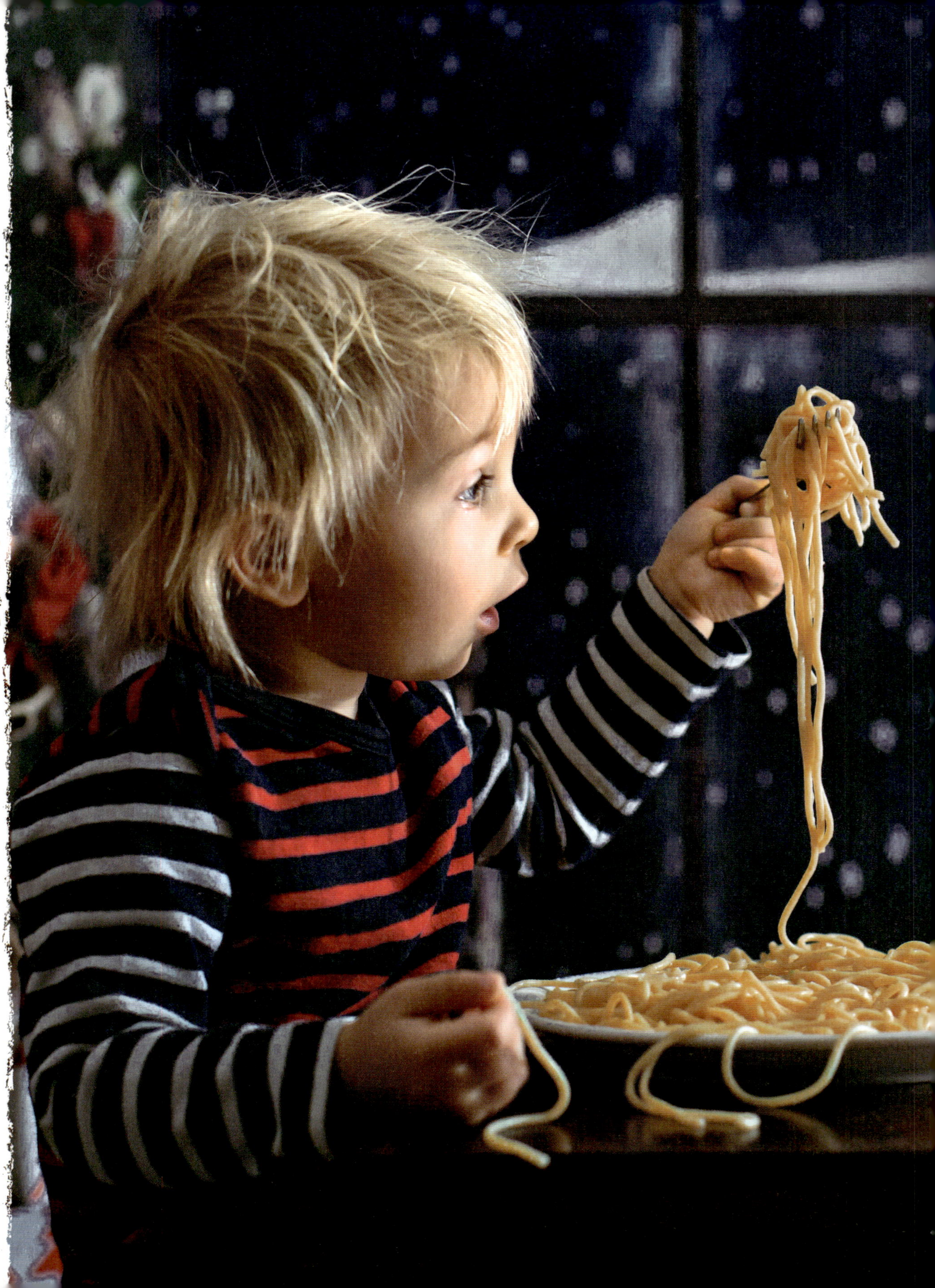

Nudeln

Was wäre die Welt ohne Nudeln? Erfunden wurden die Nudeln nicht nur, wie man immer meint, in Italien, sondern auch die Chinesen, Griechen und viele andere Völker haben Nudeln produziert. Wer auch immer als Erstes dran war, wir freuen uns über die Köstlichkeiten.

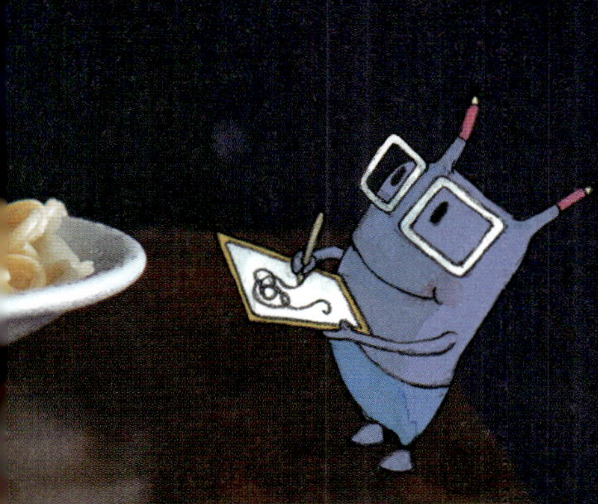

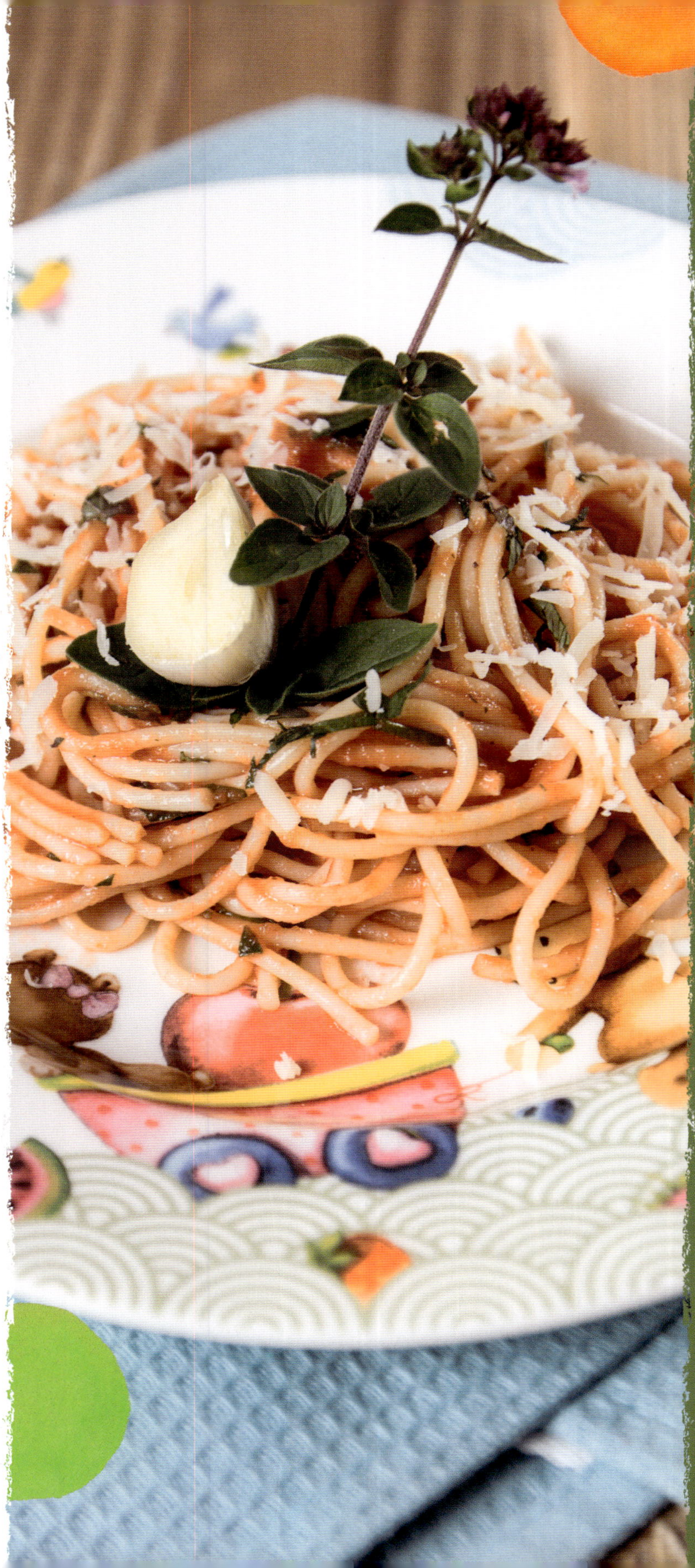

1 Portion, die Menge kann beliebig vervielfacht werden

Zutaten

ca. 80 g Vollkorn-Spaghetti oder andere Nudeln

Für die Tomatensauce

150 g passierte Tomaten
ca. ¼ Teelöffel Kräutersalz
1 Teelöffel Pizzakräutermischung, italienische Kräuter oder Kräuter der Provence
wenn du magst: eine gepresste Knoblauchzehe

Zum Bestreuen

geriebener Käse, beliebige Kräuter, z. B. Basilikum, Schnittlauch oder Petersilie

Werkzeug

Küchenwaage
großer Kochtopf für die Nudeln
kleiner Kochtopf oder Pfanne für die Sauce
Kochlöffel zum Umrühren
Teelöffel
Sieb zum Abseihen der Nudeln

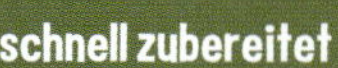

schnell zubereitet

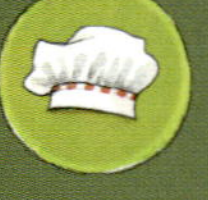

einfach

Nudeln mit ganz schneller Tomatensauce

Dazu passt: Salat

Zubereitung

1 Nimm einen Kochtopf, der so groß ist, dass die Spaghettinudeln hineinpassen und fülle ihn zur Hälfte mit Wasser. Lass das Wasser aufkochen. Wenn es blubbert, gib die Spaghetti dazu. Nun schalte auf halbe Garstufe zurück.

2 Schau am besten auf der Spaghettipackung nach, wie lange du die Nudeln kochen musst. Meistens dauert das um die 6–8 Minuten.

3 In der Zwischenzeit kannst du die Sauce zubereiten. Gib dazu alle Zutaten in einen zweiten Topf und lass alles einmal aufkochen.

4 Wenn die Nudeln gekocht sind, lass sie von einer erwachsenen Person abseihen. Das Wasser ist kochend heiß, und man kann sich sehr schwer verbrühen, wenn man nicht aufpasst.

5 Gib die Spaghetti auf einen Teller, darüber die Tomatensauce und als Abschluss den Käse. Wenn du magst, kannst du noch frisch gehackte Kräuter drüberstreuen.

Anleitung für Erwachsene

Nudeln kochen. In der Zwischenzeit alle Zutaten für die Sauce in einen Topf geben und aufkochen. Die gegarten und abgeseihten Nudeln zur Sauce mischen und mit Kräutersalz abschmecken. Auf einem Teller anrichten und mit Käse und Kräutern bestreuen.

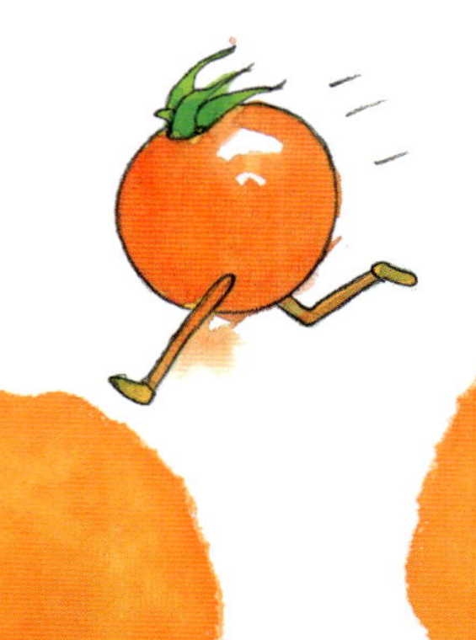

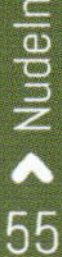

Aufbewahrung und Haltbarkeit:

Das Nudelgericht schmeckt frisch am besten, ist aber im Kühlschrank min. 2 Tage haltbar.

1 Portion, die Menge kann beliebig vervielfacht werden

Zutaten

ca. 80 g Vollkornnudeln

Für die Sauce

ein kleiner Schuss Milch (50 g)
1 Stück Käse, der für dich super lecker schmeckt (ca. 40 g), z. B. Bergkäse, Camembert, Mozzarella, Schafskäse oder Blauschimmelkäse

Zum Vollenden

1 Teelöffel Sauerrahm (10 g), Schnittlauch oder andere Kräuter, Kräutersalz

Werkzeug

Teelöffel
Küchenwaage
Kochtopf mit Deckel
Kochlöffel zum Umrühren
Sieb zum Abseihen der Nudeln
Käsereibe
Schneidbrett
Messer

schnell zubereitet

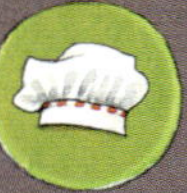

einfach

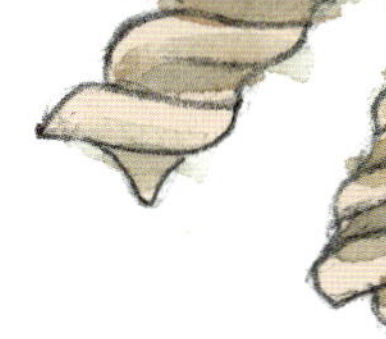

Cheesy Nudeln

Dazu passt: Salat

Zubereitung

1 Nimm einen Kochtopf und füll ihn zur Hälfte mit Wasser. Lass das Wasser aufkochen. Nun streu einen halben Teelöffel Salz hinein und gib die Nudeln dazu. Schalte den Herd auf halbe Garstufe zurück.

2 Schau am besten auf der Nudelpackung nach, wie lange du die Nudeln kochen musst (meistens 6–8 Minuten).

3 In der Zwischenzeit kannst du den Käse und den Schnittlauch schneiden.

4 Wenn die Nudeln gekocht sind, lass sie von einer erwachsenen Person abseihen. Das Wasser ist kochend heiß, und man kann sich sehr schwer verbrühen, wenn man nicht aufpasst.

5 Gieß die Milch in den Topf, in dem du die Nudeln gekocht hast, und lass sie aufkochen. Wenn die Milch kocht, mischst du die Nudeln und den Käse unter, deckst den Topf zu und lässt alles 4 Minuten bei ganz geringer Garstufe ziehen.

6 Schöpf die Nudeln auf den Teller und mische den Sauerrahm und die Kräuter unter. Würze zum Schluss alles mit Kräutersalz.

Anleitung für Erwachsene

Nudeln kochen, abseihen, aber nicht abschrecken. Milch im Nudelkochtopf aufkochen, die Nudeln und den geriebenen oder klein geschnittenen Käse hinzufügen. Ca. 4 Minuten zugedeckt leicht ziehen lassen. Nicht zu fest kochen, sonst wird der Käse hart. Vom Herd nehmen, auf einen Teller geben und mit den restlichen Zutaten verfeinern.

Tipp !

Sauerrahm darf nicht erhitzt werden, sonst flockt er aus, daher immer erst am Teller dazugeben.

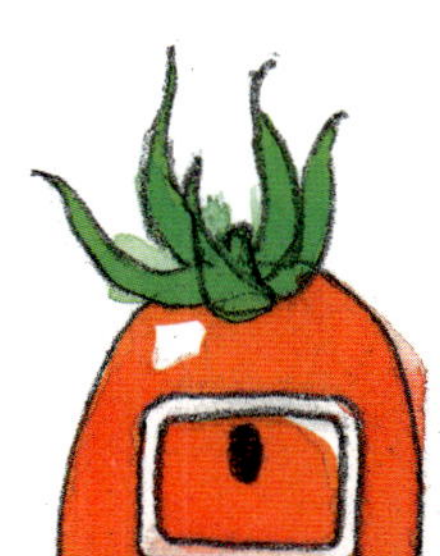

Aufbewahrung und Haltbarkeit:

Das Nudelgericht schmeckt frisch am besten, ist aber im Kühlschrank min. 2 Tage haltbar.

1 Portion, die Menge kann beliebig vervielfacht werden

Zutaten

ca. 80 g Vollkornnudeln

Sauce

½ große Tasse Wasser (ca. 100 g)
1 bis 2 Handvoll Gemüse (nimm einfach das, was du gerne magst)
2 bis 3 Scheiben Räucherlachs oder frischen Lachs (ca. 50 g, auch Forelle oder ein anderer Fisch möglich)

Zum Vollenden

1 gehäufter Teelöffel Sauerrahm (maximal 20 g), Schnittlauch oder andere Kräuter, Kräutersalz

Werkzeug

Küchenwaage
große Tasse
Kochtopf mit Deckel
Kochlöffel zum Umrühren
Sieb zum Abseihen der Nudeln
Schneidbrett
Messer
Teelöffel
Esslöffel

schnell zubereitet

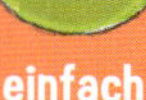
einfach

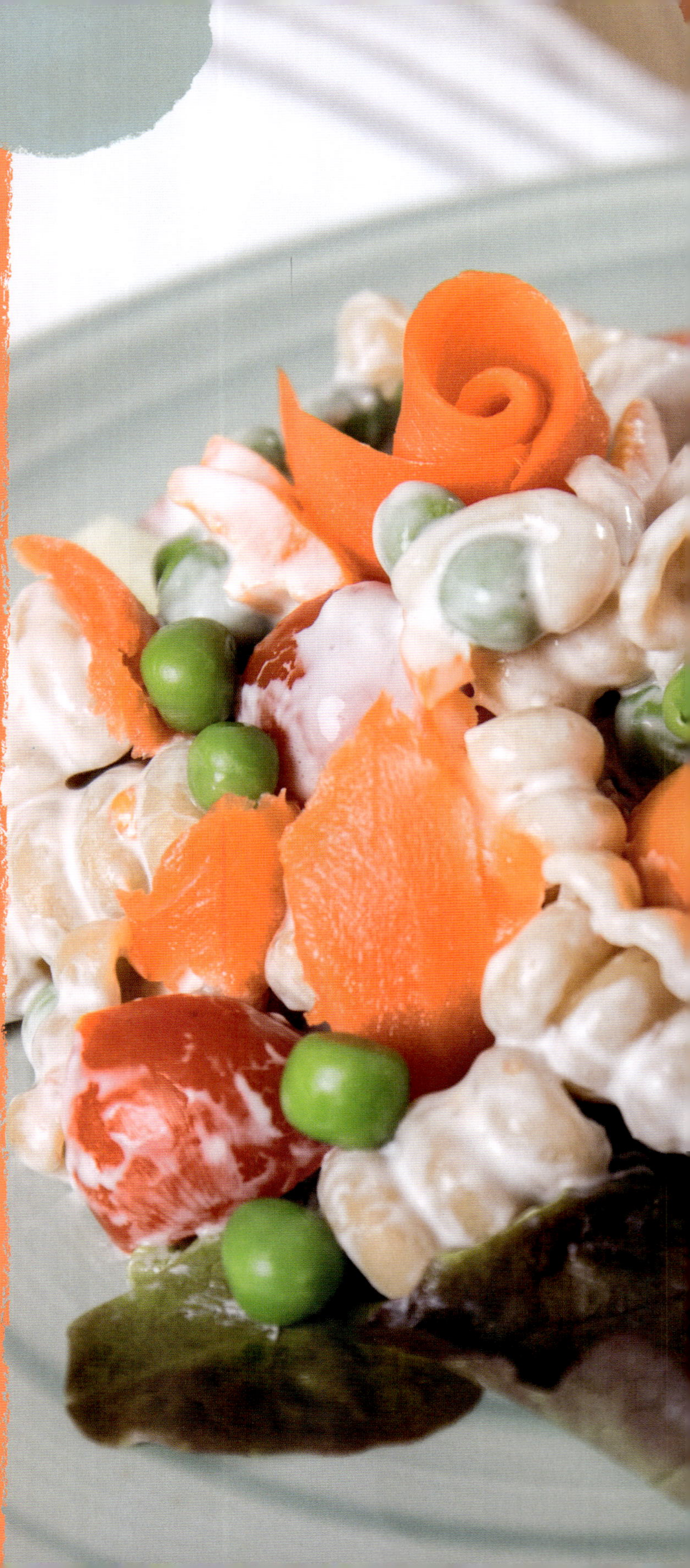

Lachsnudeln

Dazu passt: Salat

Zubereitung

1 Nimm einen Kochtopf, füll ihn zur Hälfte mit Wasser und lass es aufkochen.
Wenn das Wasser blubbert, gib einen halben Teelöffel Salz und die Nudeln dazu. Schalte den Herd auf halbe Garstufe zurück.

2 Schau am besten auf der Nudelpackung nach, wie lange du die Nudeln kochen musst (meistens 6–8 Minuten).

3 In der Zwischenzeit kannst du das Gemüse und die Kräuter klein und den Fisch in Streifen schneiden.

4 Wenn die Nudeln gekocht sind, lass sie von einer erwachsenen Person abseihen. Das Wasser ist kochend heiß, und man kann sich sehr schwer verbrühen, wenn man nicht aufpasst.

5 Gieß eine halbe Tasse Wasser in den Topf, in dem du die Nudeln gekocht hast, und lass es aufkochen.

6 Wenn das Wasser kocht, mischst du das Gemüse unter, deckst den Topf zu und lässt alles ca. 5 Minuten bei mittlerer Garstufe kochen. Dann gibst du den Fisch und die Nudeln in den Topf und lässt alles noch einmal aufkochen. Rühre dabei mit einem Löffel um, sonst brennen deine Nudeln an.

7 Schöpf die Nudeln auf den Teller und mische den Sauerrahm und die Kräuter unter. Würze zum Schluss alles mit Kräutersalz.

Anleitung für Erwachsene

Nudeln kochen, abseihen, aber nicht abschrecken. Wasser im Nudelkochtopf aufkochen, das Gemüse hinzufügen und zugedeckt ca. 5 Minuten kochen lassen. Den in Streifen geschnittenen Lachs und die Nudeln untermischen, noch einmal unter Rühren erhitzen. Vom Herd nehmen, auf einen Teller geben und mit den restlichen Zutaten verfeinern. Achtung! Sauerrahm darf nicht gekocht werden, sonst flockt er aus.

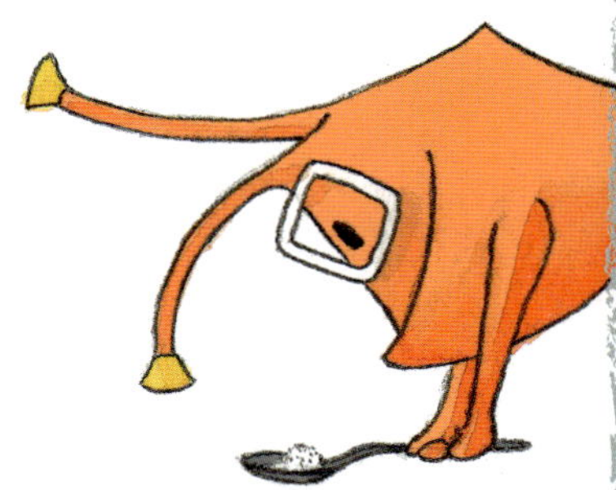

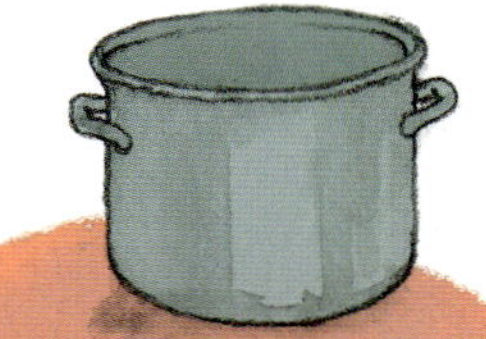

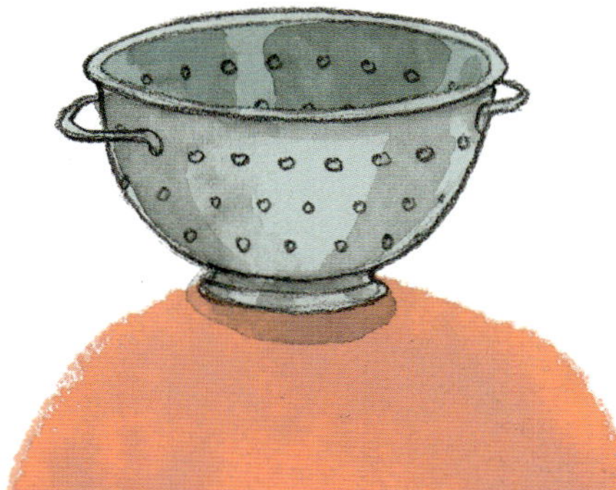

Aufbewahrung und Haltbarkeit:

Das Nudelgericht schmeckt frisch am besten, ist aber im Kühlschrank einen Tag haltbar.

1 Portion, die Menge kann beliebig vervielfacht werden

Zutaten

ca. 80 g Vollkorn-Spaghettinudeln

Sugo-Sauce

100 g Faschiertes
¼ Zwiebel, klein geschnitten
100 g passierte Tomaten
100 g Wasser oder Suppe lt. Rezept von Seite 34
½–1 Karotte, klein schneiden oder raspeln
1 walnussgroßes Eck von einer Sellerieknolle, klein schneiden oder raspeln
2 Zehen Knoblauch, klein schneiden oder pressen
1 Esslöffel Pizzakräutermischung, italienische Kräuter oder Kräuter der Provence
1 Esslöffel Paprikapulver

Zum Vollenden

Kräutersalz, Käse zum Bestreuen, z. B. Bergkäse oder Parmesan, frische Kräuter

Werkzeug

Küchenwaage
Topf zum Kochen der Nudeln
Kochlöffel zum Umrühren
Pfanne mit Deckel
Pfannenwender (= Küchenfreund)
Nudelsieb
Schneidbrett
Messer
Esslöffel

braucht etwas Zeit

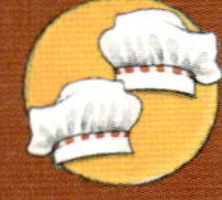

mittelschwer

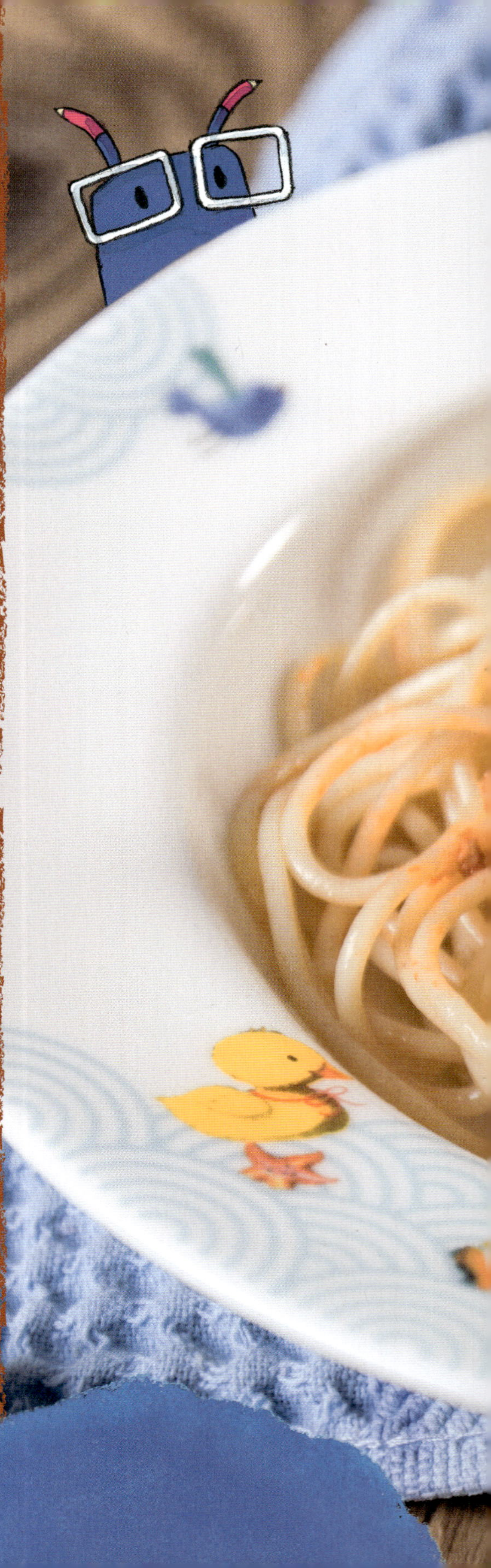

Spaghetti Bolognese

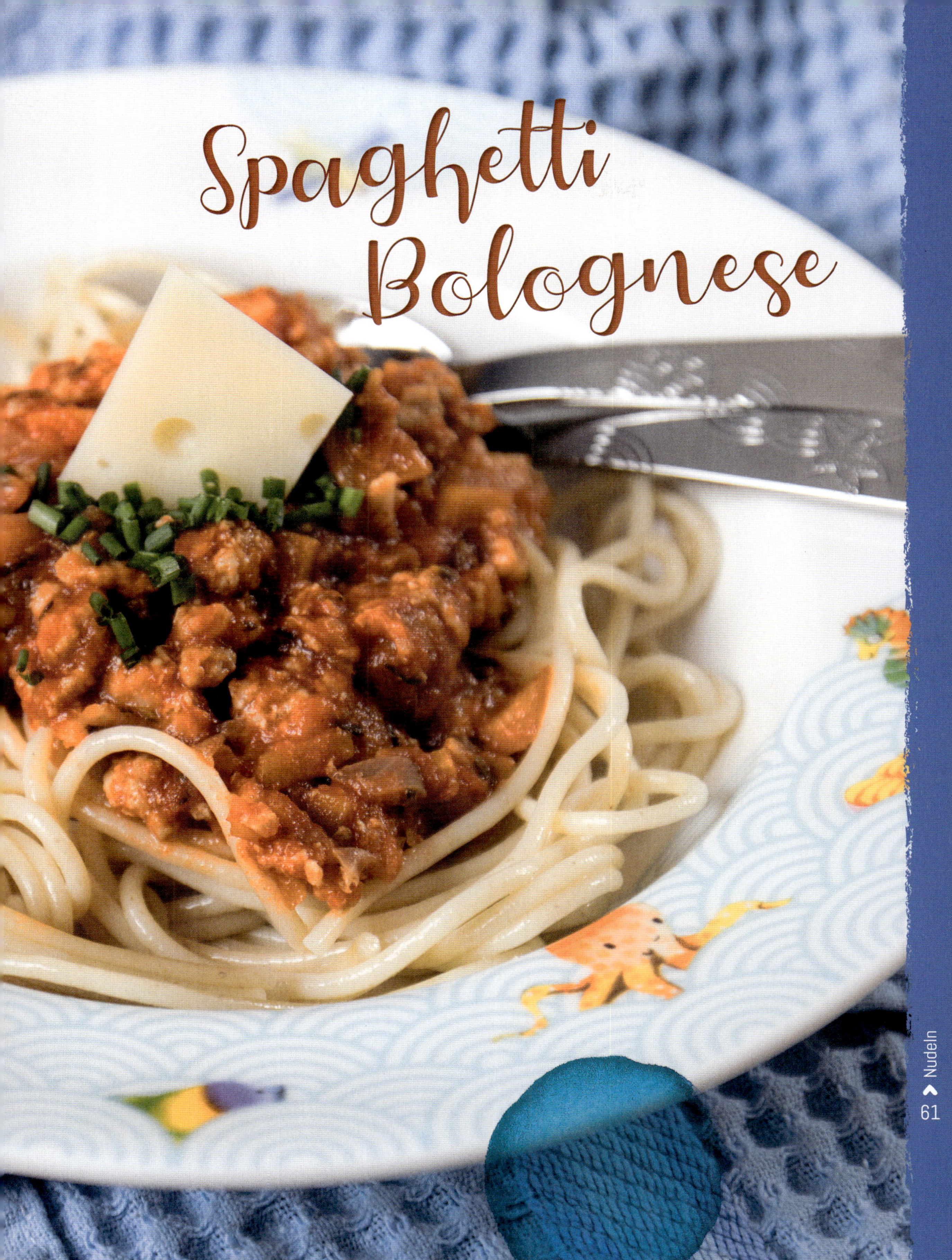

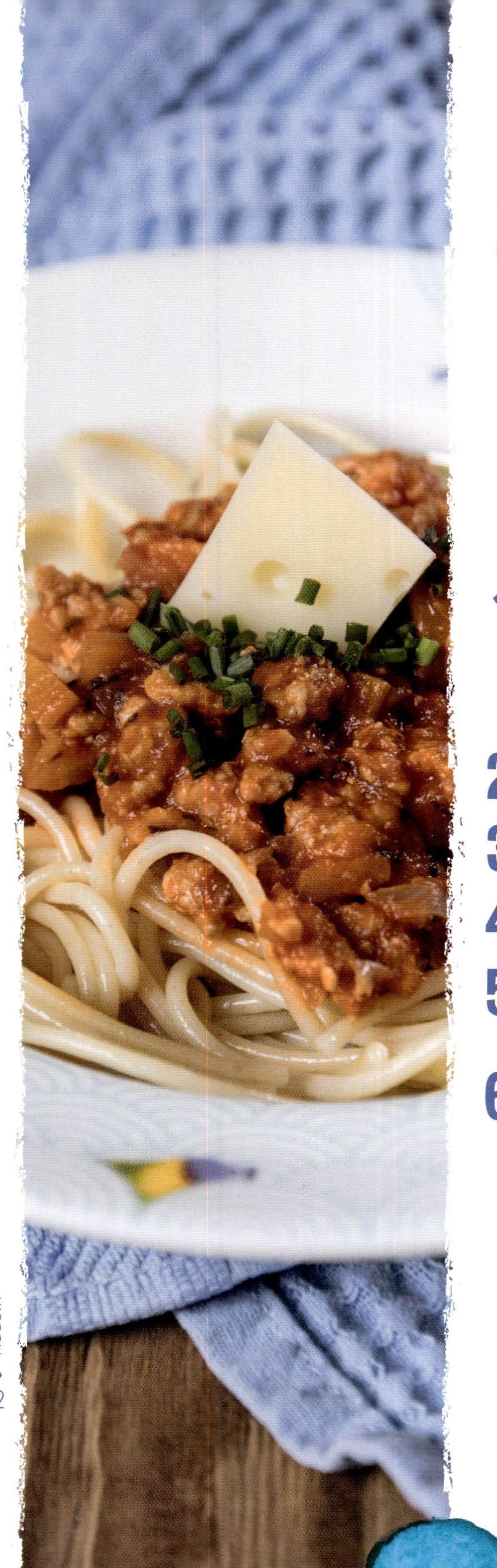

Spaghetti Bolognese

› Dazu passt: Salat

Zubereitung

1 Stell die Pfanne auf den Herd und lass sie heiß werden. Gib das Fleisch und die Zwiebeln in die Pfanne, verteile alles mit dem Pfannenwender und setz den Deckel auf die Pfanne. Lass das Fleisch auf mittlerer Garstufe ca. 8 Minuten braten.

2 In der Zwischenzeit kannst du die Karotte, den Sellerie und den Knoblauch ganz klein schneiden.

3 Mische alle fehlenden Zutaten außer dem Salz zum Fleisch und verrühr diese mit dem Pfannenwender.

4 Lass dein Sugo 20 Minuten auf mittlerer Garstufe zugedeckt köcheln. Rühre dazwischen immer wieder mal um.

5 Während das Sugo kocht, kannst du die Nudeln zubereiten. Nimm einen Kochtopf, der so groß ist, dass die Nudeln hineinpassen.

6 Füll den Topf zur Hälfte mit Wasser und lass es aufkochen. Wenn das Wasser blubbert, gib einen halben Teelöffel Salz und die Nudeln dazu. Schalte den Herd auf halbe Garstufe zurück.

Aufbewahrung und Haltbarkeit:

Die Sugosauce hält im Kühlschrank mindestens 4 Tage, im Tiefkühler mindestens 3 Monate. Tipps zum Einfrieren: siehe Rezept Seite 34 (Hühnersuppe).

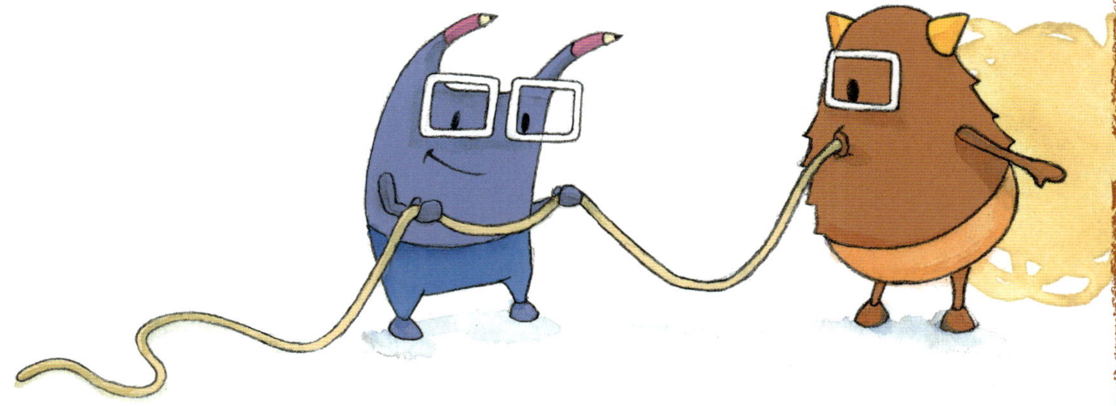

7 Schau am besten auf der Nudelpackung nach wie lange du die Nudeln kochen musst (meistens 6–8 Minuten).

8 Wenn die Nudeln fertig gekocht sind, bitte einen Erwachsenen, dass er dir die Nudeln abseiht. Vorsicht, das Wasser ist sehr sehr heiß, also lass das lieber einen Erwachsenen machen.

9 Verteile die Nudeln auf einem Teller. Gib die Sauce dazu, bestreue alles mit Käse und wenn du magst mit frischen Kräutern, zum Beispiel Petersilie.

Variationen

Chili con carne: Je 3 Löffel Mais, Bohnen und evtl. Chili untermischen und in den letzten paar Minuten mit dem Sugo mitgaren.

Gemüsesugo: 2 Handvoll beliebiges Gemüse klein schneiden und in den letzten 10 Minuten mitgaren.

Vegetarisches Sugo: Statt Fleisch die gleiche bis doppelte Menge Gemüse verwenden und mit etwas Öl anrösten.
Der Rest bleibt gleich.

Anleitung für Erwachsene

Bereiten Sie zuerst die Sauce zu, denn diese muss länger kochen als die Nudeln. Für diese zuerst eine Pfanne ohne Beschichtung erhitzen. Das Fleisch und die in Würfel gehackte Zwiebel zugedeckt anrösten. Eine zusätzliche Zugabe von Fett ist unnötig, da das Fleisch genügend davon abgibt.

Die restlichen Zutaten hinzufügen und zugedeckt ca. 20 Minuten köcheln lassen. Zum Schluss mit Kräutersalz würzen. Während die Sauce gart, die Spaghettinudeln kochen, abseihen und mit der Sauce servieren.
Mit Käse und Kräutern bestreuen.

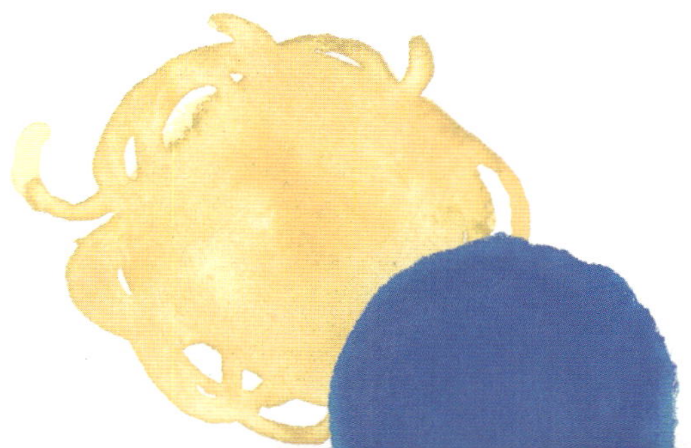

1 Portion, die Menge kann beliebig vervielfacht werden

Zutaten

ca. 80 g Vollkornnudeln
1 Esslöffel Sauerrahm (ca. 30 g)
1 Esslöffel geriebener Käse
Kräuter, die du gerne magst, zum Beispiel Schnittlauch oder Basilikum
Kräutersalz

Werkzeug

Küchenwaage
Topf zum Kochen der Nudeln
Kochlöffel zum Umrühren
Nudelsieb
Schneidbrett
Messer
Esslöffel

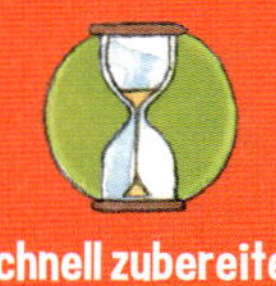
schnell zubereitet

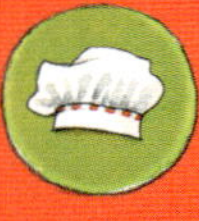
einfach

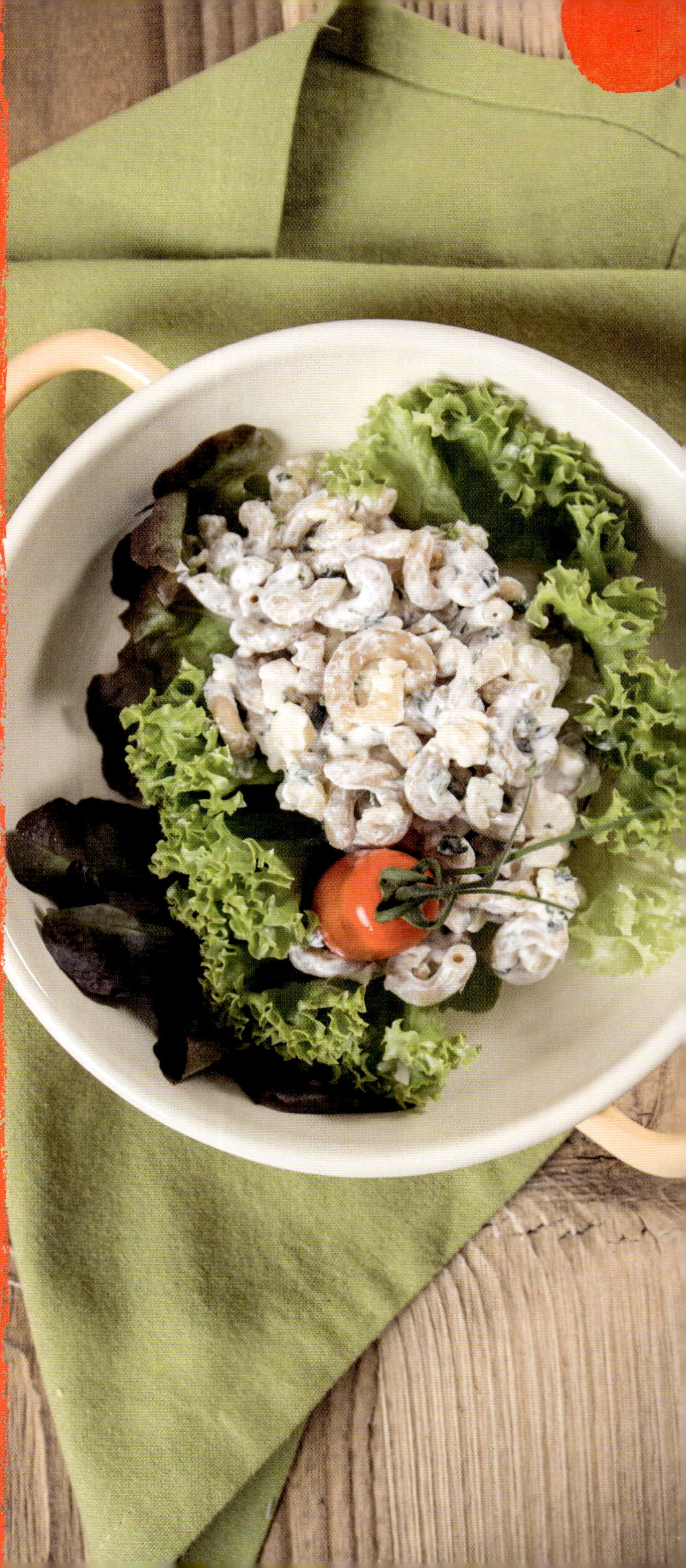

Cremenudeln mit grünen Tupfen

> Dazu passt: Salat

Zubereitung

1 Nimm einen Kochtopf, füll ihn zur Hälfte mit Wasser und lass dieses aufkochen. Wenn das Wasser blubbert, gib einen halben Teelöffel Salz und die Nudeln dazu. Schalte den Herd auf halbe Garstufe zurück.

2 Schau am besten auf der Nudelpackung nach, wie lange du die Nudeln kochen musst (meistens 6–8 Minuten).

In der Zwischenzeit kannst du den Käse ganz klein schneiden.

3 Wenn die Nudeln fertiggekocht sind, bitte einen Erwachsenen, dass er dir die Nudeln abseiht. Vorsicht, das Wasser ist sehr sehr heiß, also lass das lieber einen Erwachsenen machen.

Verteile die Nudeln auf einem Teller und mische die restlichen Zutaten unter.

Anleitung für Erwachsene

Nudeln kochen, abseihen, aber nicht abschrecken. Die Nudeln in den Topf zurückgeben und mit den restlichen Zutaten verfeinern. Nicht mehr aufkochen, sonst flockt der Sauerrahm aus.

Tipp !

> Wer mag, kann das Gericht mit grünen Erbsen verfeinern. Dazu Tiefkühlerbsen eine Minute vor Garende der Nudeln in das Nudelkochwasser geben und mitkochen.

Aufbewahrung und Haltbarkeit:

Das Nudelgericht schmeckt frisch am besten, ist aber im Kühlschrank min. 2 Tage haltbar.

Min. 2 Portionen, die Menge kann beliebig vervielfacht werden, dann verlängert sich die Backzeit auf ca. 1 Stunde

Zutaten

Rote Sauce

250 g Faschiertes (Hackfleisch)
evtl. 1 Zwiebel
250 g passierte Tomaten
250 g Wasser oder Suppe lt. Rezept von Seite 34
1 Esslöffel Paprikapulver (ca. 10 g)
2 Esslöffel Pizzakräutermischung, italienische Kräuter oder Kräuter der Provence
ca. 1 Teelöffel Kräutersalz
1–2 Zehen Knoblauch

Weiße Sauce

400 g Milch
30 g Bio-Weizenvollkornmehl, ersatzweise Bio-Dinkelvollkornmehl
½ Teelöffel Kräutersalz
Muskat

Mindestens 4 Lasagneblätter, die nicht mehr vorgekocht werden müssen (bezogen auf ca. 16 g pro Blatt)
ca. 50 g geriebener Käse

Werkzeug

Backofen, Backblech, Küchenwaage, Esslöffel, Teelöffel, Topf zur Zubereitung der weißen Sauce, Glas oder Becher zum Verrühren von Milch und Mehl, Schneebesen, Pfanne mit Deckel zur Zubereitung der roten Sauce, Küchenfreund oder Kochlöffel zum Umrühren, eventuell Schneidbrett mit Messer, Auflaufform für die Lasagne, 2 Schöpfer zum Schöpfen der Saucen, Bratenthermometer, Ofenhandschuhe, Knoblauchpresse

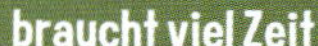
braucht viel Zeit

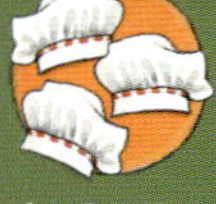
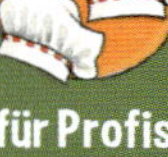
für Profis

Lasagne

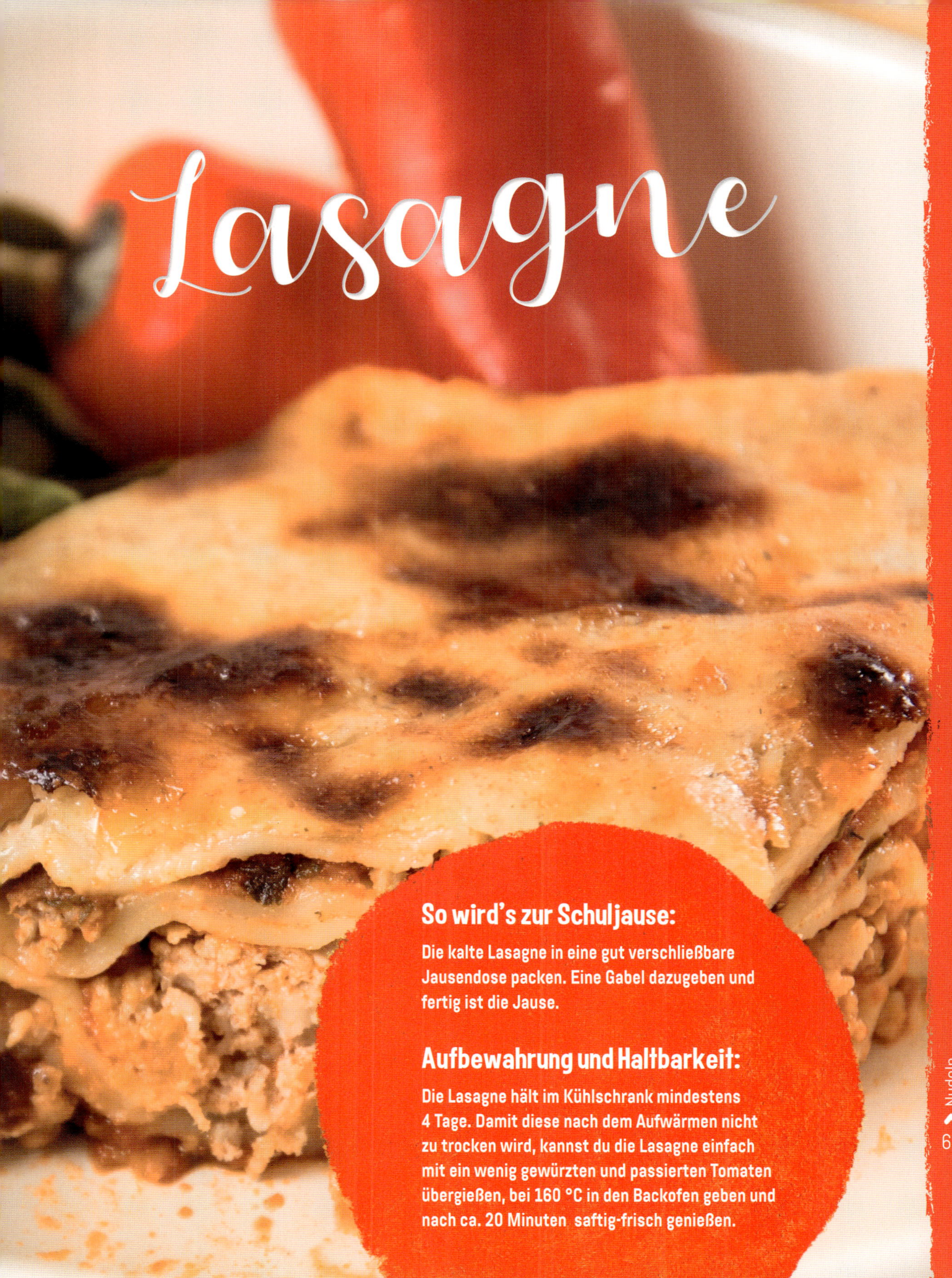

So wird's zur Schuljause:

Die kalte Lasagne in eine gut verschließbare Jausendose packen. Eine Gabel dazugeben und fertig ist die Jause.

Aufbewahrung und Haltbarkeit:

Die Lasagne hält im Kühlschrank mindestens 4 Tage. Damit diese nach dem Aufwärmen nicht zu trocken wird, kannst du die Lasagne einfach mit ein wenig gewürzten und passierten Tomaten übergießen, bei 160 °C in den Backofen geben und nach ca. 20 Minuten saftig-frisch genießen.

Lasagne

> Dazu passt: Salat

Anleitung für Erwachsene

Für die rote Sauce Hackfleisch und evtl. eine klein gehackte Zwiebel ohne Fett in einer Pfanne anrösten, die restlichen Zutaten hinzufügen und zugedeckt ca. 15 Minuten köcheln lassen.

Die weiße Sauce kocht man wie Pudding. Dazu ⅔ der Milch aufkochen. Die restliche Milch mit dem Mehl verrühren und unter Rühren in die Milch einkochen, bis es blubbert. Vom Herd nehmen und kräftig würzen.

Den Backofen auf 180 °C Heißluft oder 200 °C Unter-/Oberhitze vorheizen. Ein Backblech auf die unterste Einschubleiste schieben.

In einer Auflaufform abwechselnd rote Sauce, Lasagneblätter, rote Sauce, weiße Sauce, Lasagneblätter etc. einschichten. Den Abschluss bildet eine Schicht Lasagneblätter, darüber Käse (dann verbrennt der Käse beim Backen nicht) und als oberste Schicht weiße Sauce.

Die Lasagne auf das Blech stellen. Ca. 35 Minuten backen. Die Lasagne ist fertig gebacken, wenn sie oben zu bräunen beginnt und die Kerntemperatur bei mindestens 90 °C liegt. Die Kerntemperatur überprüfen Sie mit einem Bratenthermometer, der für ein paar Euro in jedem größeren Supermarkt erhältlich ist.

Zubereitung

Rote Sauce

1 Stell die Pfanne auf den Herd, schütte einen Löffel voll Wasser hinein und lass dieses kochen.

2 Sobald das Wasser ganz kräftig kocht, verteilst du das Fleisch in der Pfanne. Wenn du magst, kannst du auch noch eine klein geschnittene Zwiebel mitrösten.

3 Setz den Deckel auf die Pfanne und schalte die Herdplatte auf die halbe Garstufe zurück. Lass dein Fleisch ca. 2 Minuten rösten.

4 Nimm die Pfanne vom Herd, gib die restlichen Zutaten dazu und rühr alles einmal um.

5 Deck die Pfanne wieder zu und stell sie auf den Herd. Jetzt den Herd auf die höchste Stufe schalten.

6 Sobald deine Sauce blubbert, solltest du auf knapp die halbe Stufe (z. B. 5 von 9) zurückschalten. Deine Sauce darf nun noch ca. 15 Minuten vor sich hin köcheln. Ganz zum Schluss kostest du die Sauce, und wenn sie noch nicht gut schmeckt, dann würzst du mit Kräutersalz nach.

Weiße Sauce

7 Während deine rote Sauce kocht, kannst du die weiße Sauce zubereiten. Diese kochst du wie einen Pudding. Also ⅔ der Milch in einen Topf geben. Die restliche Milch mit dem Mehl verrühren. Den Topf auf den Herd stellen. Die Milch aufkochen lassen. Sobald die Milch kocht, die Mehlmilch unter kräftigem Rühren in den Topf geben. So lange rühren, bis die Sauce zu blubbern beginnt. Dann nimmst du die Sauce vom Herd und würzst sie mit Kräutersalz und Muskat.

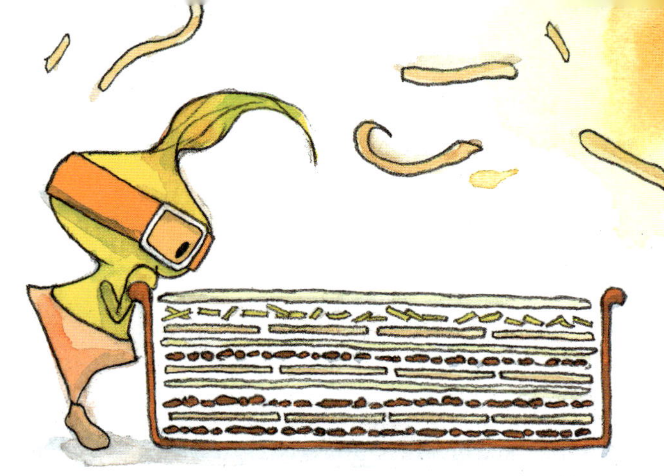

Weitere Zubereitung

8 Schieb ein Backblech auf die unterste Schiene des Backofens. Schalte den Ofen auf 180 °C Heißluft oder 200 °C Unter-/Oberhitze ein.

9 Nimm die Backform und setz einen Schöpfer rote Sauce in die Form. Dann deckst du die Sauce mit Lasagneblättern zu. Du kannst die Lasagneblätter auch abbrechen, wenn sie zu groß sind, und für die nächste Lage verwenden.

10 Auf die Blätter schöpfst du wieder einen Schöpfer rote Sauce, darauf einen kleinen Schöpfer weiße Sauce und schon wird wieder mit den Lasagneblättern abgedeckt. Also immer rote Sauce, weiße Sauce, Lasagneblätter. Mach das so lange, bis die rote Sauce aufgebraucht ist. Ganz oben kommt zuerst eine Schicht Lasagneblätter, dann der geriebene Käse und ganz zum Schluss ein kräftiger Schöpfer weiße Sauce.

11 Lass deine Lasagne von einem Erwachsenen in den Ofen stellen und backe sie ca. 35 Minuten.

12 Nun sollte ein Erwachsener mithilfe eines Bratenthermometers überprüfen, ob die Lasagne schon fertig gebacken ist (siehe oben). Lass die fertig gebackene Lasagne von einem Erwachsenen aus dem Ofen nehmen.

Tipps!

> Falls die Sauce anbrennt, sofort aus dem Topf nehmen, dann verliert sich meistens der verbrannte Geschmack.

> In die rote Sauce können noch ein bis zwei Handvoll Gemüse gemischt werden, z. B. klein geschnittene Karotten, Zucchini, Sellerie, Zwiebel, Erbsen, Knoblauch.

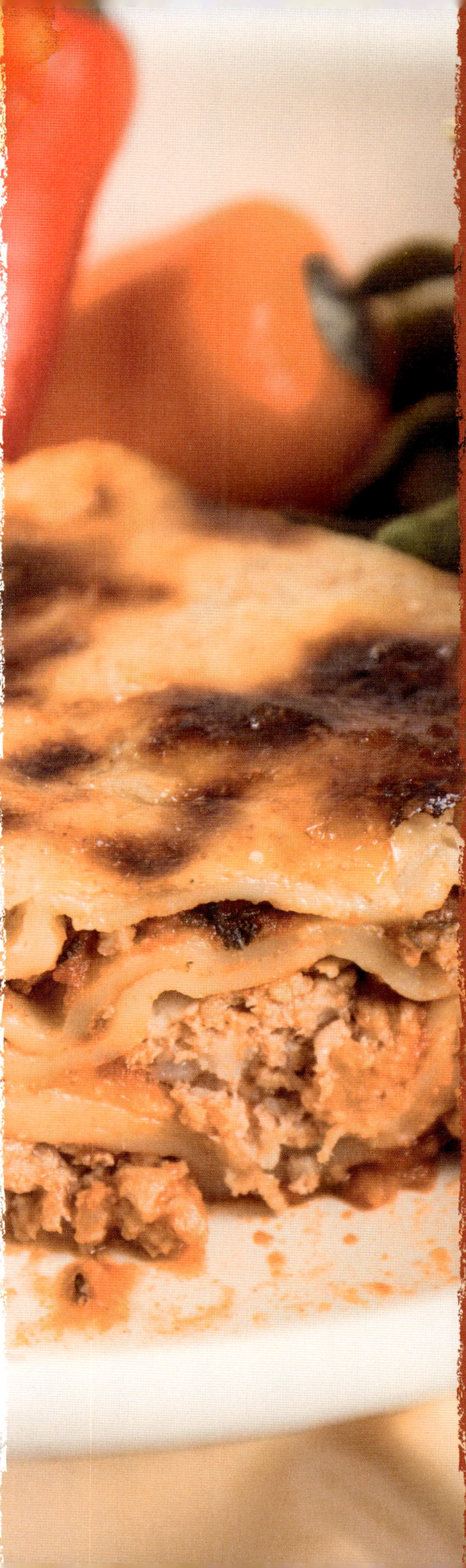

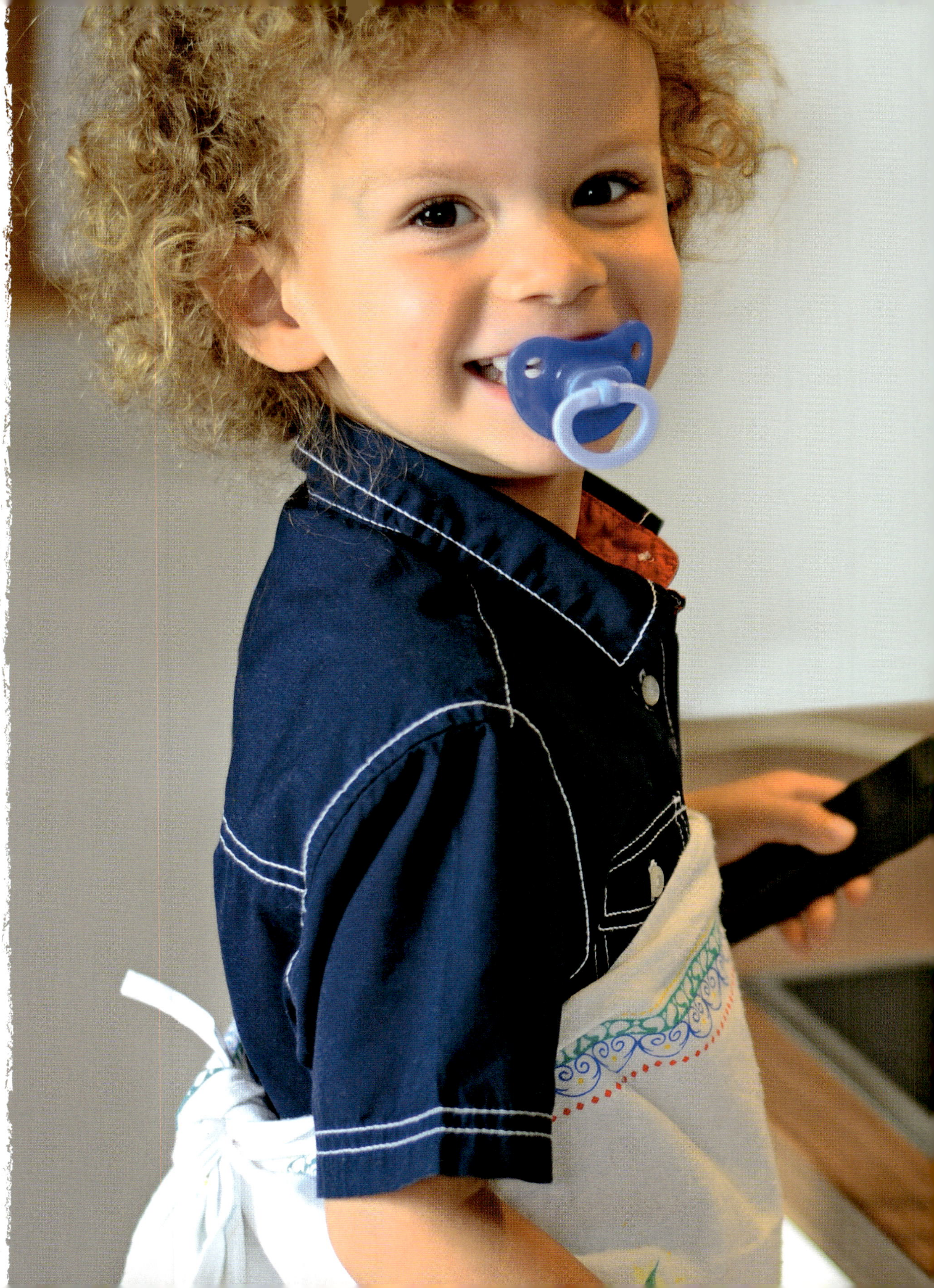

Pikante Köstlichkeiten

Ob Fleisch oder vegetarisch, pikante Speisen sind eine willkommene Abwechslung am Speiseplan. Kinder mögen oft kein gekochtes Gemüse, deshalb muss man dieses auch nicht unbedingt in jede Speise stecken. Ein Salat vorab, an einer Karotte oder an einem Stück Kohlrabi geknabbert, und schon bekommen auch die kleinen Mäuse ihre Gemüseration. Übrigens, ein Mensch soll jeden Tag 3 Handvoll Obst und 3 Handvoll Gemüse oder Salat verspeisen. Wer kein Obst mag, nimmt mehr Gemüse und umgekehrt.

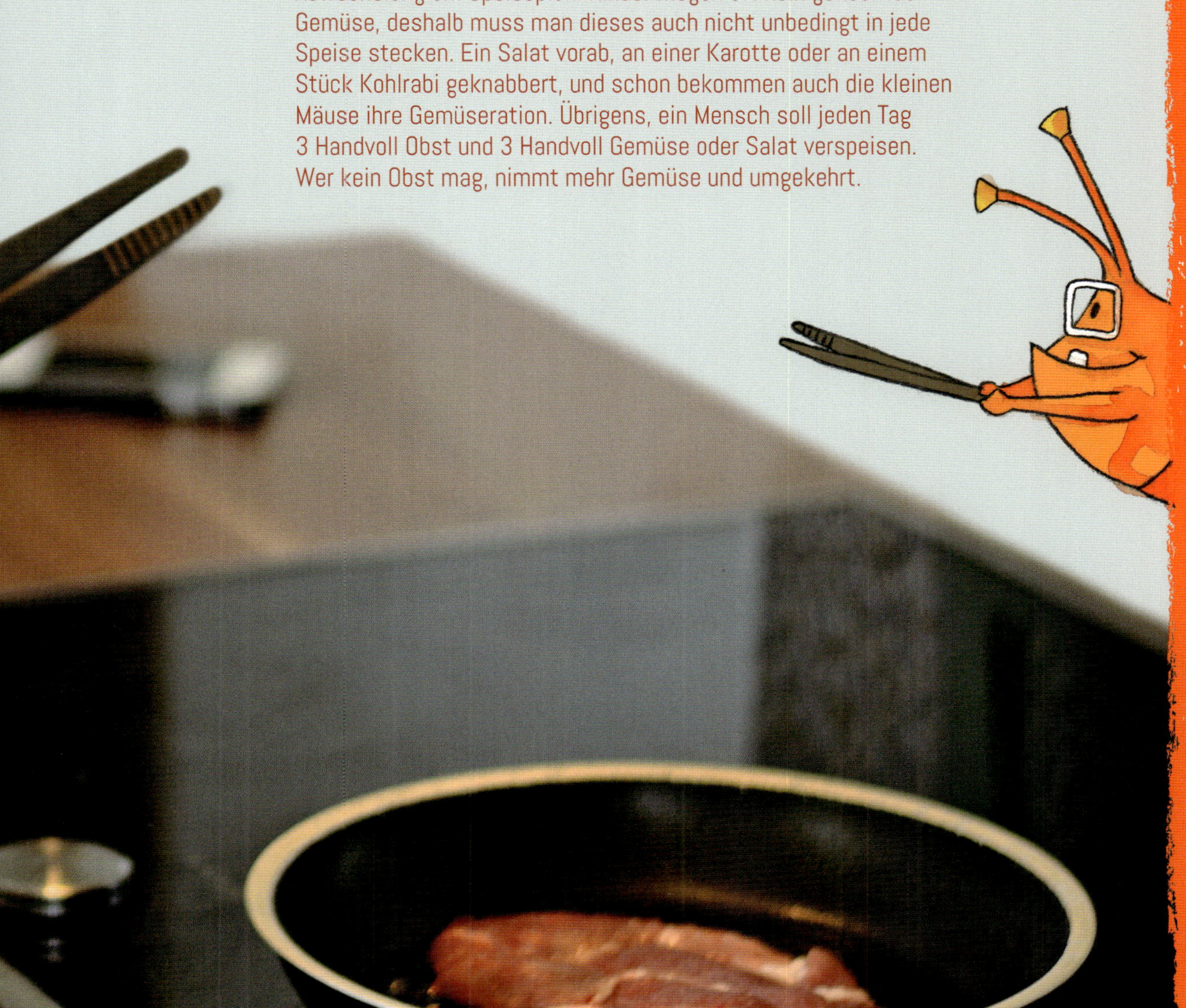

3 Portionen, die Menge kann beliebig vervielfacht werden

Zutaten

1 Scheibe altbackenes oder hartes Vollkornbrot (ca. 50 g), ersatzweise Knödelbrot
50 g kochend heißes Wasser, am besten aus dem Wasserkocher
½ große Zwiebel (ca. 100 g)
1 Zweig Petersilie
1 kleine Karotte
300 g Faschiertes
1 Ei
1 Esslöffel Estragonsenf (ca. 20 g)
½ Teelöffel Kräutersalz
2 Esslöffel Paprikapulver
1 Teelöffel Pizzakräutermischung, italienische Kräuter oder Kräuter der Provence
evtl. Pfeffer

Werkzeug

Backofen
Backblech mit Backpapier ausgekleidet
Küchenwaage
Schüssel
Schneidbrett
Messer
Esslöffel
Teelöffel
evtl. Wasserkocher
Gemüsebürste
kleine Schüssel mit Wasser zum Formen
Bratenthermometer
Ofenhandschuhe

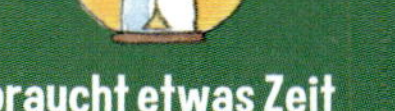
braucht etwas Zeit

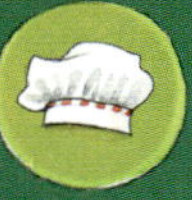
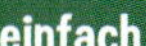
einfach

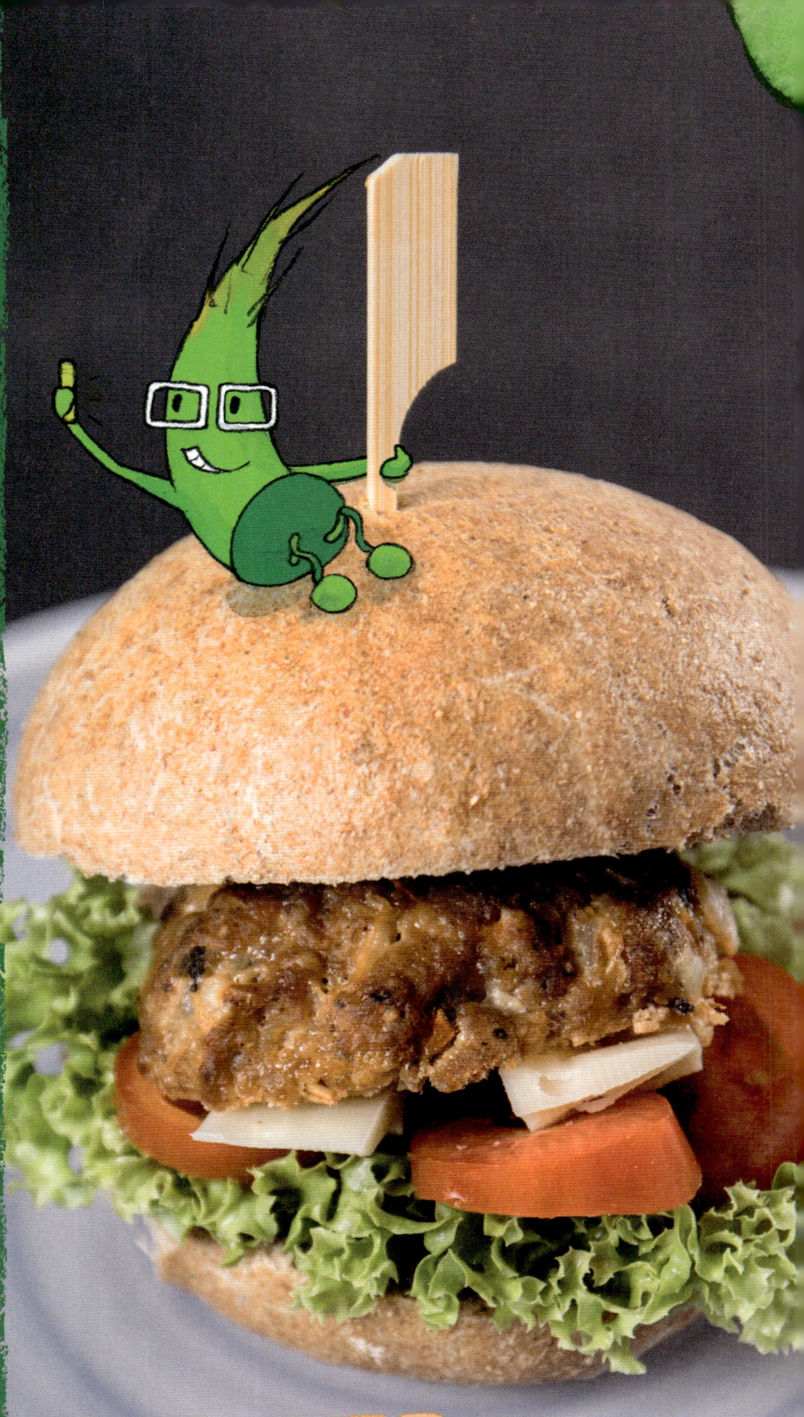

Aufbewahrung und Haltbarkeit:

Die faschierten Laibchen halten im Kühlschrank 3 Tage, im Tiefkühler gut verpackt 3 Monate.

Faschierte Laibchen

> Dazu passt: Kartoffelwedges (Seite 92), Vollkornbrot (Seite 26), Kartoffelpüree, Tomatensauce (Seite 54), Salat

Zubereitung

1 Gib die Scheibe Brot in eine Schüssel. Bitte einen Erwachsenen, dass er dir Wasser aufkocht und über das Brot gießt. Warte 5 Minuten, bis das Brot mit dem Wasser vollgesogen ist.

2 Kleide ein Backblech mit einem Bogen Backpapier aus. Schalte den Backofen auf 180 °C Heißluft oder 200 °C Unter-/Oberhitze ein.

3 In der Zwischenzeit kannst du die Zwiebel und die Karotte klein schneiden und die Petersilie fein hacken. Gib alle Zutaten in die Schüssel. Wenn du magst, kannst du auch noch eine gepresste Knoblauchzehe untermischen. Ganz zum Schluss vermischst du alles mit deinen Händen und knetest so lange, bis das Fleisch kleine weiße Fäden zieht.

4 Wasch deine Hände, mach sie nass und form aus der Masse Laibchen. Das geht ganz einfach. Zuerst formst du einen Knödel und dann drückst du ihn flach, fertig ist dein Laibchen. Setz die Laibchen nebeneinander auf das Backblech. Bitte einen Erwachsenen, dass er dir das Blech auf die unterste Einschubleiste des Backofens schiebt.

5 Lass die Laibchen 15–20 Minuten im Ofen. Wenn du wissen möchtest, ob deine Laibchen fertig gebacken sind, bitte einen Erwachsenen, dass er dir mit einem Bratenthermometer in die Mitte des größten Laibchens sticht. Das Thermometer sollte eine Temperatur von ca. 75 °C anzeigen.

Anleitung für Erwachsene

Brot in die Schüssel geben, mit kochend heißem Wasser übergießen und 5 Minuten ziehen lassen. Den Backofen auf 180 °C Heißluft oder 200 °C Unter-/Oberhitze einschalten. Ein Backblech mit Backpapier auskleiden. Die restlichen Zutaten in die Schüssel geben und alles so lange mit der Hand kneten, bis die Masse kleine weiße Fäden zieht (1–2 Minuten).

Aus der Masse Knödel oder Laibchen formen und auf das Blech setzen. Das Blech auf die unterste Einschubleiste im Backofen schieben. 15–20 Minuten backen. Die Kerntemperatur soll bei ca. 75 °C liegen. Zu langes Backen trocknet das Gargut aus.

So wird's zur Schuljause

Du kannst dir aus den Laibchen einen Burger zubereiten. Nimm dazu ein Vollkornbrötchen und schneide es in der Mitte auseinander. Gib ein sauber gewaschenes und abgetrocknetes Salatblatt hinein, darauf dein Fleischlaibchen, evtl. eine Scheibe Käse, Tomatenscheiben, Zwiebelringe und zum Schluss Senf oder einen Löffel Schneemannsauce lt. Rezept von Seite 96. Wenn du den Burger nicht sofort isst, leg oben noch ein Salatblatt darauf, sonst weicht dir die Sauce das Brötchen auf. Mit einem Holzspieß in der Mitte kann dein Burger nicht auseinanderfallen.

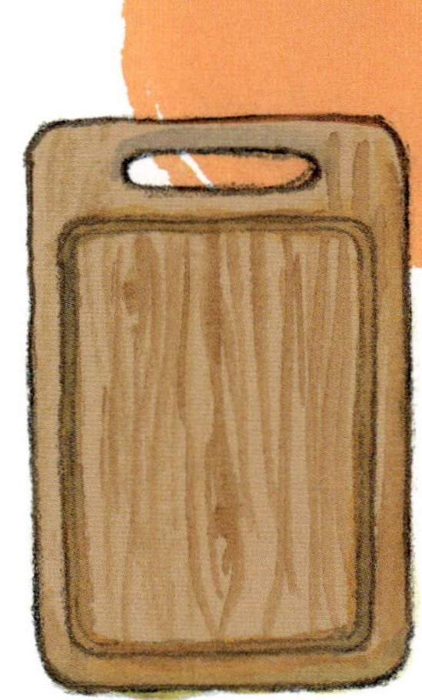

Mengen pro Portion

Zutaten

pro Person ca. 300 g Bio-Kalbshaxe mit Knochen, ersatzweise pro Person 200 g Kalbsbraten oder Bio-Lamm, Bio-Schwein etc.
pro Person 1–2 große Bio-Kartoffeln
pro Person 1 Handvoll Gemüsemischung (Karotten, Sellerie und Lauch)
Wasser
Kräutersalz

Gewürze

1 Lorbeerblatt
4 Wacholderbeeren
1 Eck von einer Muskatnuss
1 Zweig oder 1 TL Rosmarin
4 Korianderbeeren

Werkzeug

Küchenwaage
Backofen
Fettpfanne (= tiefes Backblech, min. 4 cm hoch)
Schneidbrett
Messer
Gemüsebürste
Bratenthermometer
Ofenhandschuhe

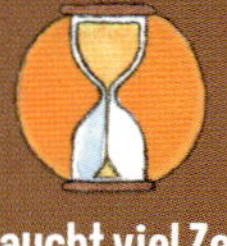
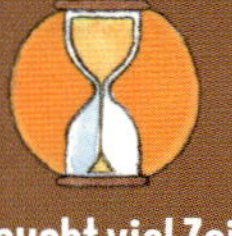
braucht viel Zeit

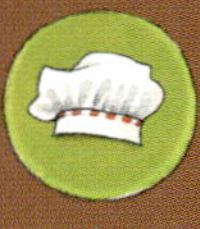
einfach

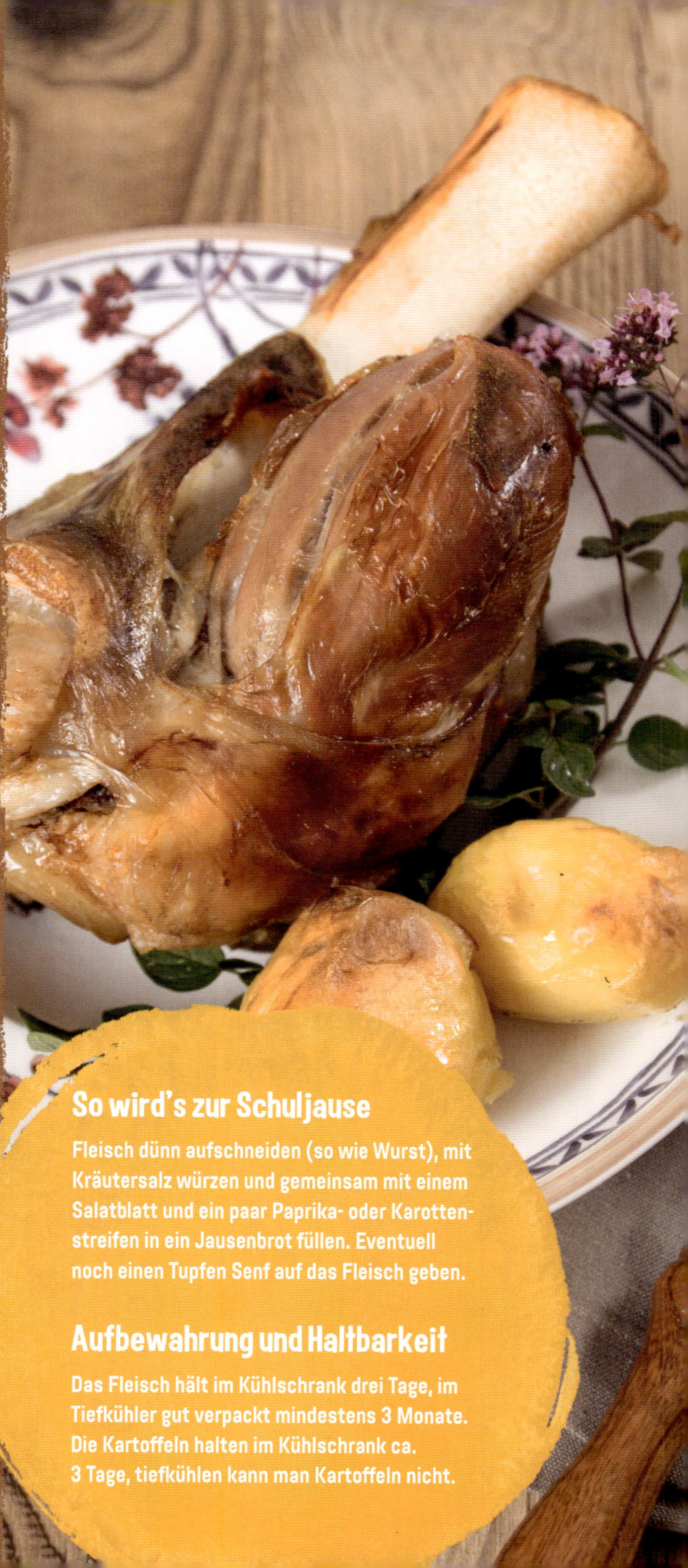

So wird's zur Schuljause

Fleisch dünn aufschneiden (so wie Wurst), mit Kräutersalz würzen und gemeinsam mit einem Salatblatt und ein paar Paprika- oder Karottenstreifen in ein Jausenbrot füllen. Eventuell noch einen Tupfen Senf auf das Fleisch geben.

Aufbewahrung und Haltbarkeit

Das Fleisch hält im Kühlschrank drei Tage, im Tiefkühler gut verpackt mindestens 3 Monate. Die Kartoffeln halten im Kühlschrank ca. 3 Tage, tiefkühlen kann man Kartoffeln nicht.

Kalbsbraten mit Kartoffeln

> Dazu passt: *Salat*

Zubereitung

1 Schalte den Backofen auf 180 °C Heißluft oder 200 °C Unter-/Oberhitze ein.

2 Wasche und putze das Gemüse und die Kartoffeln mit einer Bürste blitzsauber und verteile alles (in ganzen Stücken) auf dem Blech.

3 Nun kommt das Fleisch an die Reihe. Schieb das Gemüse und die Kartoffeln ein wenig auf die Seite, so dass das Fleisch auch noch einen Platz findet. Reib das Fleisch rundherum kräftig mit Kräutersalz ein. Wasch dir deine Hände nach dem Würzen ganz gründlich mit Wasser und Seife. Auch deine Fingernägel sollten sauber geputzt werden.

4 Streu die restlichen Gewürze auf das Blech. Bitte einen Erwachsenen, dass er dir das Blech auf die unterste Einschubleiste im Backofen schiebt und das Blech zu ¾ mit heißem Wasser auffüllt.

5 Nun darf das Fleisch im Backofen braten. Pro Kilogramm Fleisch musst du mit ca. 1 Stunde Backzeit rechnen. Lass das fertig gebratene Fleisch von einem Erwachsenen heraus nehmen und aufschneiden, denn das Blech und das Fleisch sind sehr sehr heiß!

Tipps !

> Übriggebliebene Sauce abseihen und, wie bei der Suppe von Seite 34 beschrieben, tiefkühlen. So hat man immer eine leckere Saucenbasis zur Hand. Aufbewahrung und Haltbarkeit mindestens 3 Monate.

> Resteverwertung **Kartoffelgröstl**: Übriggebliebenes Fleisch mit gekochten Kartoffeln und Zwiebeln rösten. Mit Schnittlauch bestreuen, z. B. mit Salat oder einem beidseitig gebratenen Spiegelei servieren.

Anleitung für Erwachsene

Den Backofen auf 180 °C Heißluft oder 200 °C Unter-/Oberhitze vorheizen. Das Fleisch kräftig mit Kräutersalz einreiben und in die Fettpfanne setzen. Die restlichen Zutaten rundherum verteilen. Die Fettpfanne auf die unterste Einschubleiste des Backofens schieben und zu ¾ mit heißem Wasser vollfüllen. Die Bratdauer beträgt pro Kilogramm Fleisch an einem Stück rund 1 Stunde. Das Fleisch ist gar, wenn der Bratenthermometer am Knochen bzw. in der Mitte des Fleisches rund 75 °C anzeigt.

Das Fleisch vor dem Anschneiden ein paar Minuten ziehen lassen und anschließend mit der Sauce und den Kartoffeln servieren. Wenn Sie die Sauce dickflüssiger möchten, können Sie pro Tasse Sauce ½ Teelöffel Vollkornmehl dazugeben und alles unter Rühren aufkochen, bis es kräftig blubbert. Wenn Sie ein paar Schöpfer vom Bratengemüse mit der Sauce pürieren, wird diese auch ohne Zugabe von Mehl sämig. Ein Schuss Milch in der Sauce verleiht einen zarten Geschmack.

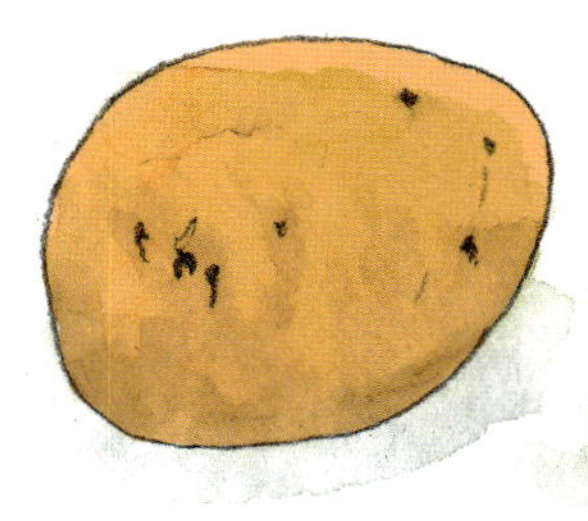

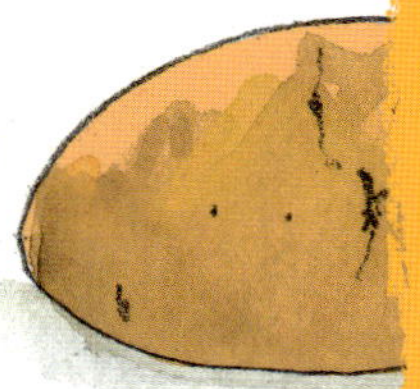

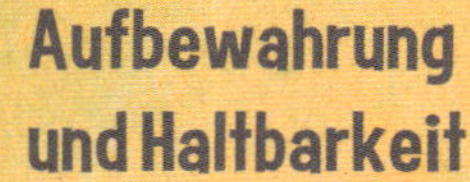

Aufbewahrung und Haltbarkeit

Das Fleisch hält im Kühlschrank 3 Tage, im Tiefkühler gut verpackt mindestens 3 Monate. Die Kartoffeln halten im Kühlschrank ca. 3 Tage, tiefkühlen kann man Kartoffeln nicht.

Mengen pro Person

Zutaten

pro Person ¼ bis ½ Bio-Hähnchen oder Pute
pro Person 1–2 große ganze Bio-Kartoffeln
Wasser
Kräutersalz

Werkzeug

Küchenwaage
evtl. Kartoffelschäler
Backofen
Fettpfanne (= tiefes Backblech, min. 4 cm hoch)
Grillrost
Bratenthermometer
Ofenhandschuhe

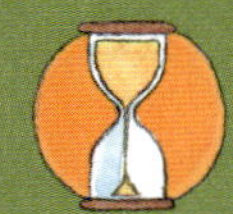

braucht viel Zeit

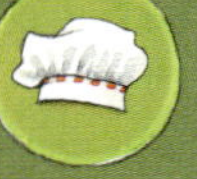

einfach

Grillhähnchen mit Kartoffeln

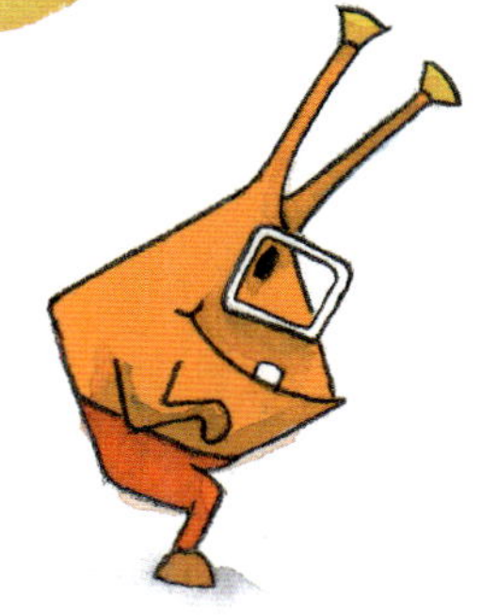

> Dazu passt: *Salat*

Zubereitung

1 Schalte den Backofen auf 180 °C Heißluft oder 200 °C Unter-/Oberhitze ein. Wasche die Kartoffeln mit einer Bürste blitzsauber. Du kannst die Kartoffeln ganz lassen.

2 Setz das Hähnchen auf die Fettpfanne und würze es ganz kräftig mit Kräutersalz. Nun soll dir ein Erwachsener beim Einschieben deines Hähnchens in den Ofen helfen. Wie das geht steht in der Anleitung für Erwachsene.

3 Wasche dir deine Hände nach dem Würzen ganz gründlich mit Wasser und Seife. Auch deine Fingernägel sollten sauber geputzt werden.

4 Dein Hähnchen darf nun mitsamt den Kartoffeln so lange braten, bis dein Bratenthermometer mindestens 90 °C anzeigt, das dauert mindestens eine Stunde.

5 Lass das Hähnchen, die Kartoffeln und die Sauce von einem Erwachsenen herausnehmen, denn alles ist sehr heiß!

Tipps für Erwachsene !

> Übrig gebliebene Sauce abseihen und wie bei der Suppe von Seite 34 beschrieben tiefkühlen. So hat man immer eine leckere Saucenbasis zur Hand. Sie können die Sauce auch als Suppe verwenden. Aufbewahrung und Haltbarkeit mindestens 3 Monate.

> Das Hühnerfleisch eignet sich wunderbar für die Zubereitung von selbst gemachten **Chicken Nuggets**. Dazu das Fleisch in Stücke schneiden, wie Wiener Schnitzel mit Mehl, Ei und Brösel panieren und frittieren. Nach dem Frittieren das Fett mit einer Stoffserviette oder einem Küchenpapier gut ausdrücken.

Anleitung für Erwachsene

Den Backofen auf 180 °C Heißluft oder 200 °C Unter-/Oberhitze vorheizen.

Das Hähnchen auf die Fettpfanne setzen und rundherum kräftig mit Kräutersalz einreiben. Die Kartoffeln waschen, schälen und im Ganzen in die Fettpfanne geben. Die Fettpfanne auf die unterste Einschubleiste des Backofens schieben.

Das Hähnchen von der Fettpfanne nehmen und auf den Grillrost setzen. Den Grillrost in die Einschubleiste darüber schieben. Das Bratenthermometer in die dickste Stelle des Hähnchens direkt zum Knochen stecken. Die Fettpfanne bis zu ¾ mit Wasser füllen. Das Hähnchen so lange garen, bis der Bratenthermometer 90 °C anzeigt, das dauert pro kg Hähnchen rund 1 Stunde.

So wird's zur Schuljause

Fleisch dünn aufschneiden (so wie Wurst), mit Kräutersalz würzen und gemeinsam mit einem Salatblatt und ein paar Paprika- oder Karottenstreifen in ein Jausenbrot füllen. Eventuell noch einen Tupfen Senf auf das Fleisch geben.

Selbstgemachter Pizzateig

Pizzateig für 1 Blech oder 3 bis 4 runde Pizzen

Zutaten

8 g Kräutersalz
500 g Bio-Weizenvollkornmehl, ersatzweise Bio-Dinkelvollkornmehl
2 Esslöffel Olivenöl (ca. 16 g)
1 Esslöffel Pizzakräutermischung, italienische Kräuter oder Kräuter der Provence
½ Würfel frische Hefe (ca. 20 g), zu Hefe sagt man auch Germ
mindestens 200 g lauwarmes Wasser (das Wasser soll so fein warm sein, dass du gerne deine Finger darin baden möchtest)

Werkzeug

Backofen
Backblech mit Backpapier ausgekleidet
Küchenwaage
Rührgerät mit Schüssel und Knethaken
Gabel
Teigkarte
Esslöffel
Nudelholz (= Nudelwalker)
Ofenhandschuhe

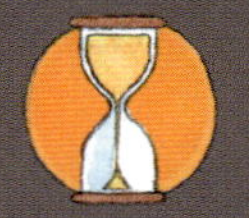
braucht viel Zeit

mittelschwer

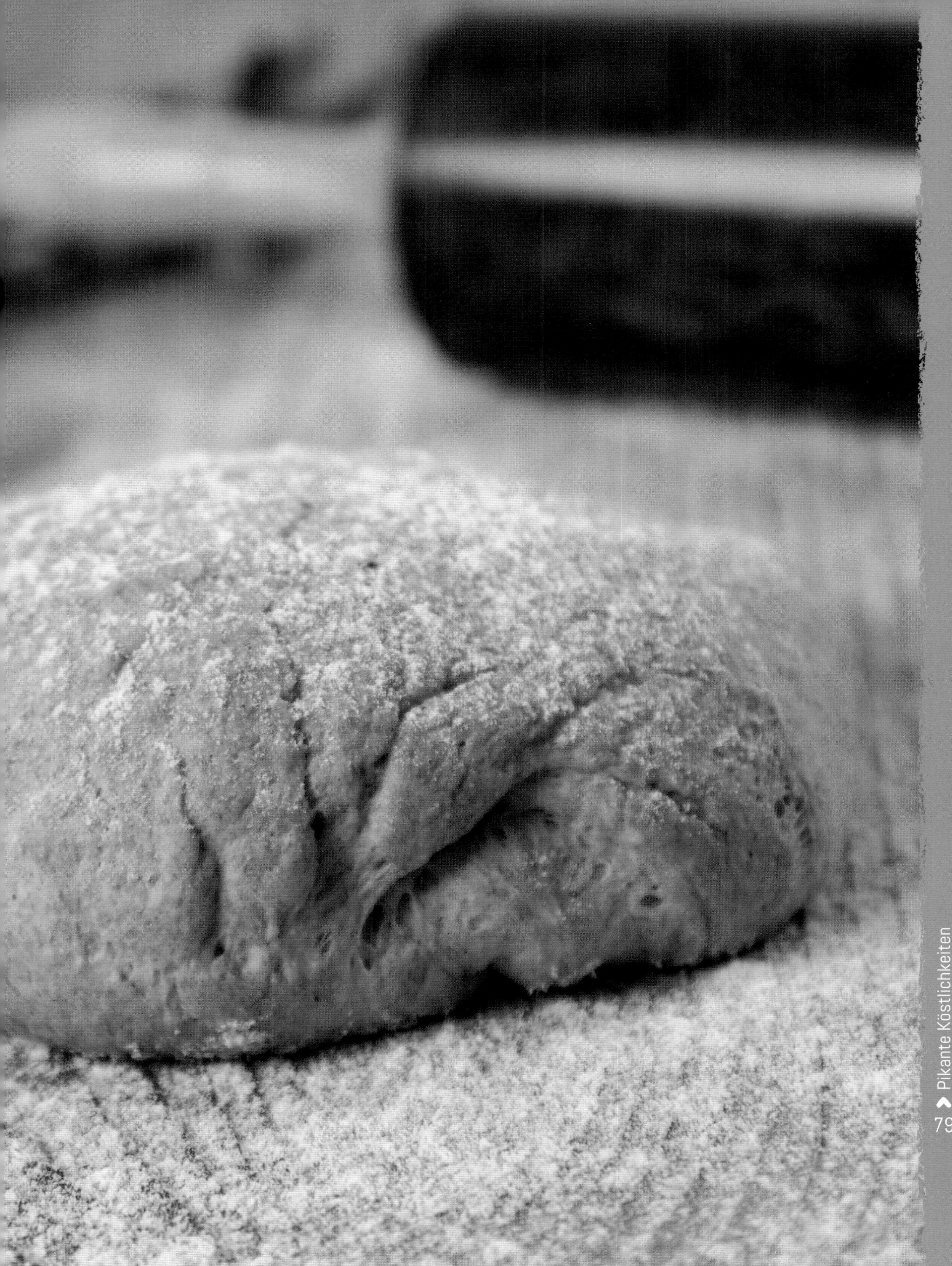

Selbstgemachter Pizzateig

Anleitung für Erwachsene

Alle Zutaten in die Rührschüssel geben, die Hefe darüber bröckeln. So viel lauwarmes Wasser hineinkneten, bis ein geschmeidiger, nicht klebriger Teig entsteht. Die Schüssel in den kalten Backofen stellen, die Ofentür schließen und den Teig 1 Stunde rasten lassen.

Den Teig in Blechgröße ausrollen oder 3–4 runde Pizzen formen. Beliebig belegen, noch einmal 10 Minuten rasten lassen und im vorgeheizten Ofen bei Pizzastufe oder 220 °C Unter-/Oberhitze auf der untersten Einschubleiste backen. Alternativ zum herkömmlichen Backofen können Sie die Pizza auch in einen Pizzaofen schieben.

Tipp !

Der Teig lässt sich am Vortag vorbereiten. In diesem Fall nur 4 g Hefe verwenden und kaltes Wasser. Den Teig nach dem Kneten in eine verschließbare Schüssel geben und in den Kühlschrank stellen. Achtung! Der Teig geht auf, die Schüssel muss also mindestens doppelt so groß sein wie der Teig.

Zubereitung

1. Nimm die Waage und schalte sie ein. Stell die Rührschüssel auf die Waage. Nun drückst du die TARA-Taste. So zeigt die Waage auf 0. Wiege 8 g Kräutersalz in die Schüssel. Falls du zu viel Salz erwischst, dann hol es einfach wieder aus der Schüssel raus.
2. Stell die Waage auf TARA, so dass die Waage wieder 0 anzeigt. Nun kannst du die 500 g Mehl abwiegen.
3. Jetzt kommen das Öl und die Kräuter in die Schüssel. Nimm eine Gabel und vermische alles gut miteinander.
4. Bröckle die Hefe mit deiner Hand über das Mehl, es sollen ganz kleine Hefestückchen sein. Zum Schluss kommt das lauwarme Wasser dazu.
5. Jetzt muss der Teig geknetet werden. Das macht man entweder in einer Küchenmaschine oder mit dem Mixer. Lass dir am besten von einem Erwachsenen helfen.
6. Wenn sich aus dem Teig ein weicher, aber nicht mehr klebriger Klumpen bildet, dann ist der Teig fertig geknetet. Der Teig soll sich so geschmeidig wie dein Ohrläppchen anfühlen.
7. Nimm die Schüssel mit dem Teig und stell sie in den kalten Backofen.
   Schließe die Backofentür und lass den Teig 1 Stunde chillen. Der Teig braucht jetzt Erholung vom Kneten.
8. Nach einer Stunde ist der Teig ganz schön in die Höhe gewandert.

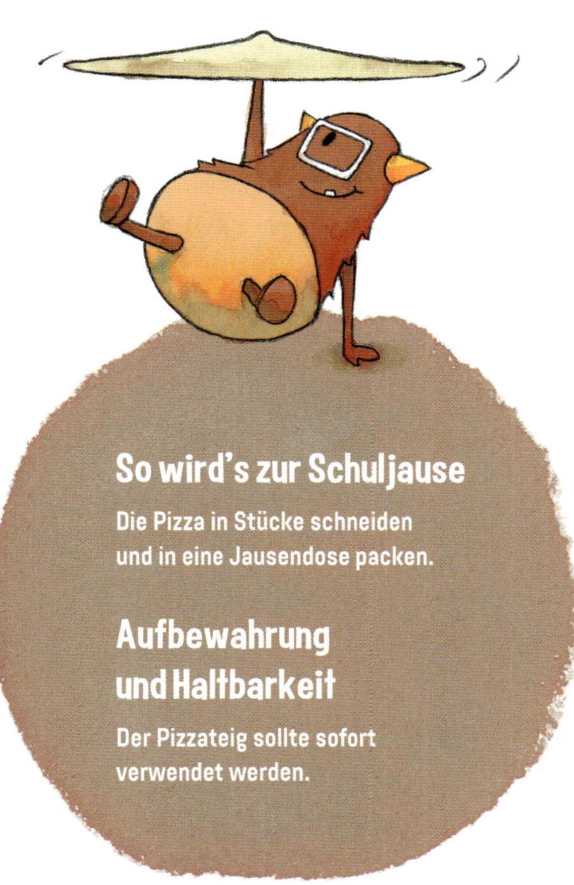

So wird's zur Schuljause

Die Pizza in Stücke schneiden und in eine Jausendose packen.

Aufbewahrung und Haltbarkeit

Der Pizzateig sollte sofort verwendet werden.

9 Streue eine halbe Handvoll Mehl auf die Arbeitsfläche. Jetzt nimmst du am besten eine Teigkarte und holst den Teig aus der Schüssel. Lass den Teig einfach auf das Mehl purzeln.

10 Nimm du ein Nudelholz und rollst deinen Teig aus. Du darfst dir ruhig Zeit lassen beim Rollen, denn der Teig mag dazwischen immer ein wenig chillen. Du kannst das sogar erkennen, dass sich der Teig am Rand ein wenig zusammenzieht. Wenn du lieber kleine Pizzen hast, Teile den Teig in Stücke, forme jeweils eine Kugel und rolle dann jede Kugel zu einer flachen Pizza aus.

11 Wenn der Teig ausgerollt ist, dann hebe ihn auf das Blech. Lass dir dabei am besten von einem Erwachsenen helfen. Rolle den Rand ein kleines Bisschen nach innen, dann fließt später die Sauce nicht über den Rand hinaus.

12 Jetzt kannst du deine Pizza nach Lust und Laune belegen. Auf der nächsten Seite findest du das Rezept für die Pizza Margherita, also die Pizza mit Tomatensauce und Käse.

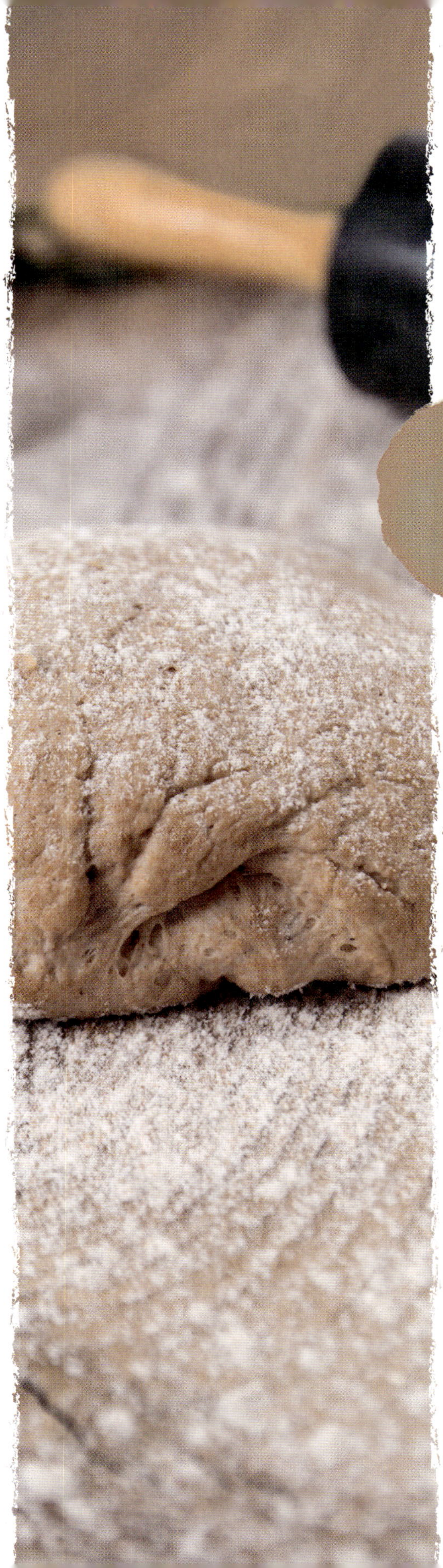

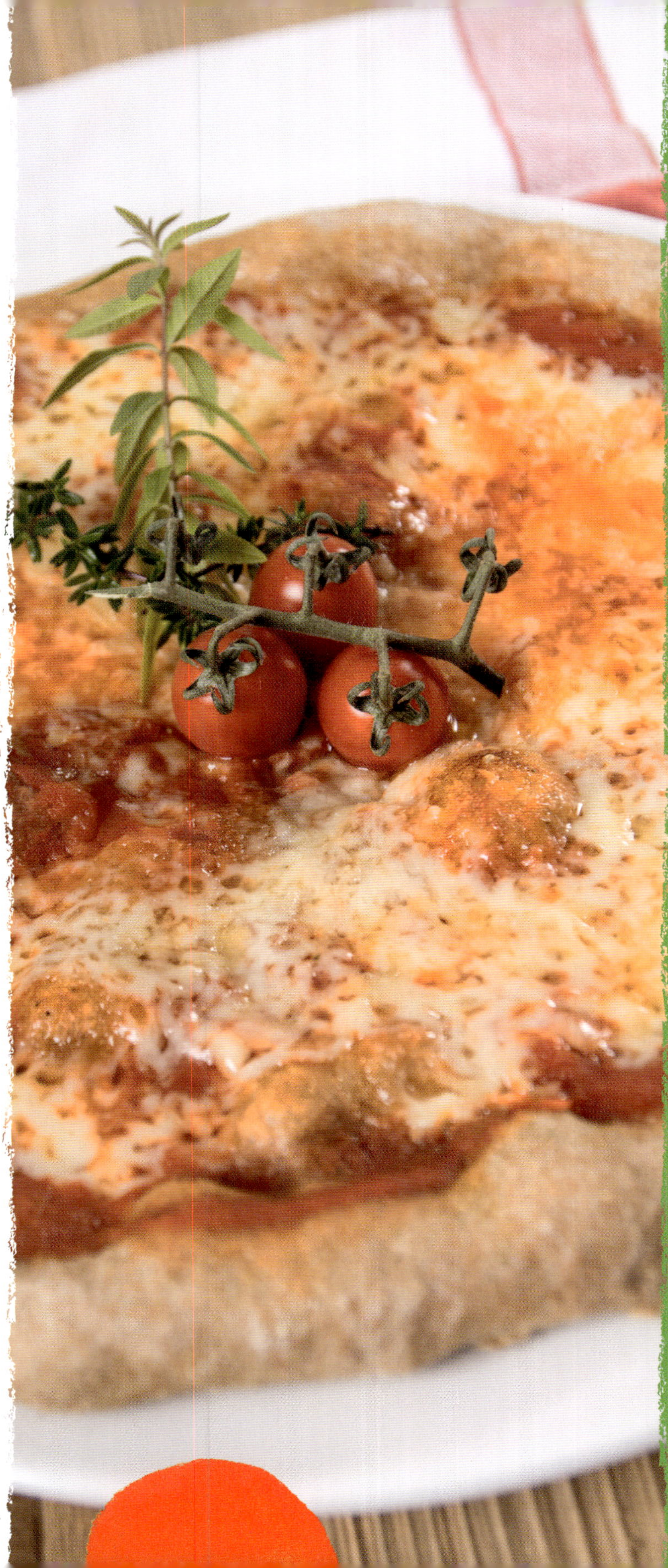

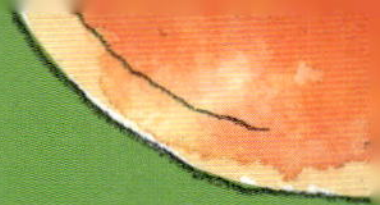

1 Blech

Zutaten

Pizzateig laut Rezept von Seite 78

Für die Pizzasauce

ca. 300 g passierte Tomaten
ca. ½ Teelöffel Kräutersalz
1 Esslöffel Pizzakräutermischung oder italienische Kräuter
evtl. 1–2 Zehen gepresster Knoblauch

Zum Belegen

ca. 150 g geriebener Käse, z. B. Mozzarella, Bergkäse, Blauschimmelkäse oder eine Käsemischung

Werkzeug

Küchenwaage
Backofen
Backblech mit Backpapier
Knoblauchpresse
kleine Schüssel
Esslöffel
Teelöffel
Nudelholz (= Nudelwalker)
Gabel zum Verrühren der Sauce
Teigkarte zum Verstreichen der Sauce
Käsereibe
Ofenhandschuhe

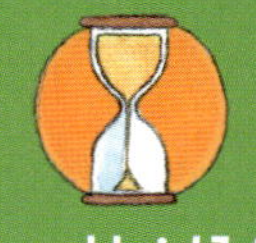

braucht viel Zeit

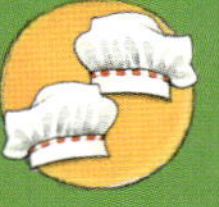

mittelschwer

Pizza Margherita

Dazu passt: Salat

Zubereitung

1 Lege einen Bogen Backpapier auf das Backblech. Nimm den Teig und rolle ihn mit einem Nudelholz in Blechgröße aus. Du darfst dir ruhig Zeit lassen beim Rollen, denn der Teig mag dazwischen immer ein wenig ruhen. Du kannst das sogar daran erkennen, dass sich der Teig am Rand ein wenig zusammenzieht.

2 Wenn der Teig ausgerollt ist, dann hebe ihn auf das Blech. Lass dir dabei am besten von einem Erwachsenen helfen. Rolle den Rand ein kleines bisschen nach innen, dann fließt die Sauce später nicht darüber hinaus.

3 Vermische für die Pizzasauce die Tomaten mit dem Kräutersalz, der Kräutermischung und dem gepressten Knoblauch. Verteile die Pizzasauce mit einer Teigkarte gleichmäßig auf dem Pizzateig.
Den Käse kannst du klein schneiden oder von einem Erwachsenen reiben lassen. Verteile den Käse auf der Pizza.

4 Schieb die fertig belegte Pizza auf die unterste Einschubleiste in den kalten Backofen. Schließe den Backofen und lass deine Pizza 5 Minuten chillen.

5 Nun kannst du den Backofen auf 200 °C Unter-/Oberhitze einschalten. Deine Pizza mag ca. 30 Minuten gebacken werden. Der Teig soll schön bräunen und nicht mehr weich sein.

6 Wenn deine Pizza fertig gebacken ist, lass die Backofentür von einem Erwachsenen öffnen, denn es kommt aus dem Ofen ganz schön viel heiße Luft heraus, die dein Gesicht verbrennen kann.

Fertig ist deine selbstgemachte Pizza.

Anleitung für Erwachsene

Ein Backblech mit Backpapier auskleiden. Den Teig auf Blechgröße ausrollen und auf das Blech setzen. Für die Pizzasauce alle Zutaten verrühren. Die Sauce auf die Pizza streichen und mit Käse bestreuen. Noch einmal 10 Minuten rasten lassen.
Im vorgeheizten Ofen bei 220 °C Unter-/Oberhitze auf der untersten Einschubleiste backen. Statt Unter-/Oberhitze können Sie auch die Pizzastufe verwenden.

Variationen

- Du kannst noch beliebige weitere Zutaten direkt auf der Tomatensauce verteilen, z. B. Maiskörner, gekochte Bohnen, Schinkenstreifen, Paprikastreifen, Champignons, Zwiebel, Thunfisch, Artischocken, Knoblauch, Pfefferoni, Sardellen, Oliven, Schafskäse etc.

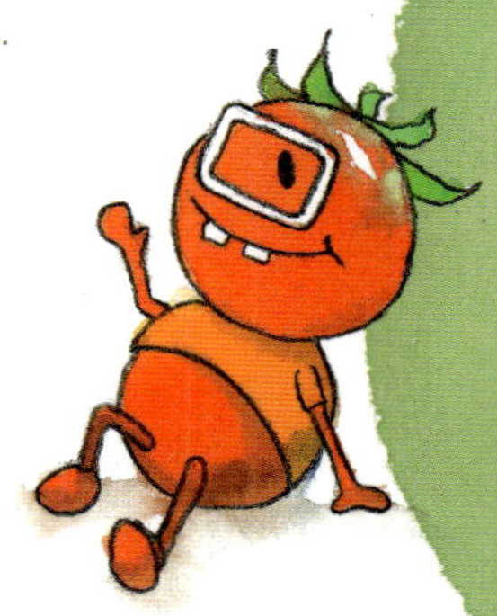

So wird's zur Schuljause

Deine Pizza eignet sich super als Schuljause!

Aufbewahrung und Haltbarkeit

Die fertig gebackene Pizza hält im Kühlschrank gut verpackt mindestens 3 Tage und kann im Ofen bei 160 °C Heißluft wieder erwärmt werden.

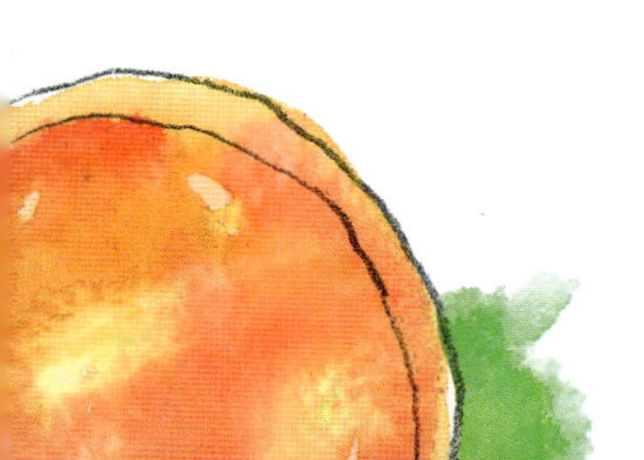

2–3 Portionen, die Menge kann beliebig vervielfacht werden

Zutaten

Polentaboden

250 g Wasser oder Suppe lt. Rezept von Seite 34
250 g Milch
150 g Maismehl oder Polenta
1 Teelöffel Kräutersalz

Rote Sauce

100 bis 130 g passierte Tomaten
1 Teelöffel Pizzakräutermischung, italienische Kräuter oder Kräuter der Provence
¼ Teelöffel Kräutersalz
evtl. 1 Zehe Knoblauch

Zum Bestreuen

100 bis 150 g geriebener Käse

Werkzeug

Backofen
Backblech
Küchenwaage
Topf
Schneebesen
große flache Auflaufform
Schüssel
Teigkarte
Esslöffel
Teelöffel
Käsereibe
Ofenhandschuhe

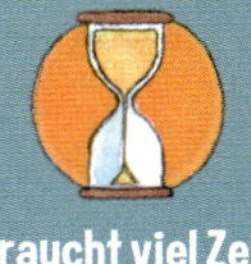

braucht viel Zeit

einfach

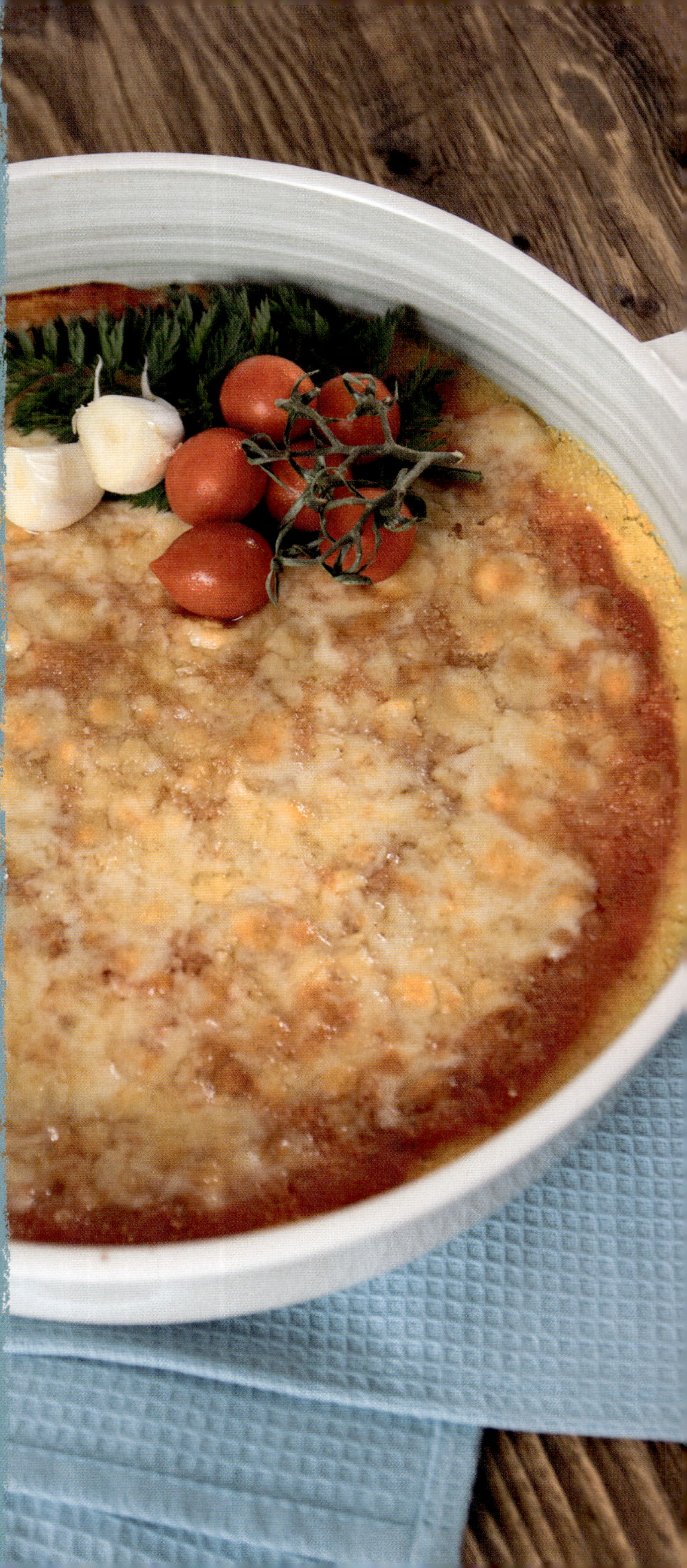

Polentapizza

Dazu passt: Salat, Tomatensauce (Seite 54)

Zubereitung

1 Für den Polentaboden gießt du das Wasser und die Milch in den Topf und lässt alles aufkochen.

2 Rühre das Maismehl oder die Polenta ein. Rühre ganz fest, bis der Brei blubbert. Achtung! Der Brei kann ganz schön aus dem Topf spritzen! Passiert das, dann zieh den Topf sofort vom Herd und geh ein Stückerl weg, damit dich die Breispritzer nicht erwischen. Nimm den Topf vom Herd und misch das Kräutersalz unter.

3 Verstreich den Polentabrei mit der Teigkarte in der Auflaufform und lass den Polentabrei mindestens 20 Minuten auskühlen.

4 Schieb ein Backblech in die unterste Einschubleiste des Backofens. Schalte den Backofen auf 180 °C Heißluft oder 200 °C Unter-/Oberhitze ein.

5 Für die rote Sauce füllst du alle Zutaten in eine Schüssel und verrührst sie mit einem Löffel. Verteile die Sauce mit Hilfe der Teigkarte auf der Polenta. Streu den Käse darüber.

Bitte einen Erwachsenen, dass er dir die Form auf das Blech stellt. Deine Polentapizza möchte jetzt 25 Minuten im Ofen chillen. Bitte einen Erwachsenen, dass er dir die Pizza nach dem Backen wieder aus dem Ofen nimmt.

Anleitung für Erwachsene

Für den Polentaboden die Polenta in der Flüssigkeit kochen. Den Polentabrei in eine Auflaufform streichen und mindestens 20 Minuten auskühlen lassen. Für die rote Sauce alle Zutaten verrühren und auf dem Polentaboden verteilen. Mit Käse bestreuen und im vorgeheizten Backofen bei 180 °C Heißluft bzw. 200 °C Unter-/Oberhitze ca. 35 Minuten backen.

Tipps!

- Wenn du den Polentaboden über Nacht auskühlen lässt, wird der Boden kompakter und fester.
- Du kannst noch beliebige weitere Zutaten direkt auf der Tomatensauce verteilen, z. B. Maiskörner, gekochte Bohnen, Schinkenstreifen, Paprikastreifen, Champignons, Zwiebel, Thunfisch, Artischocken, Knoblauch, Pfefferoni, Sardellen, Oliven, Schafskäse etc.

So wird's zur Schuljause

Die Polentapizza in Stücke schneiden und in eine Jausendose packen.

Aufbewahrung und Haltbarkeit

Die fertig gebackene Pizza hält im Kühlschrank gut verpackt mindestens 3 Tage und kann im Ofen bei 160 °C Heißluft wieder erwärmt werden.

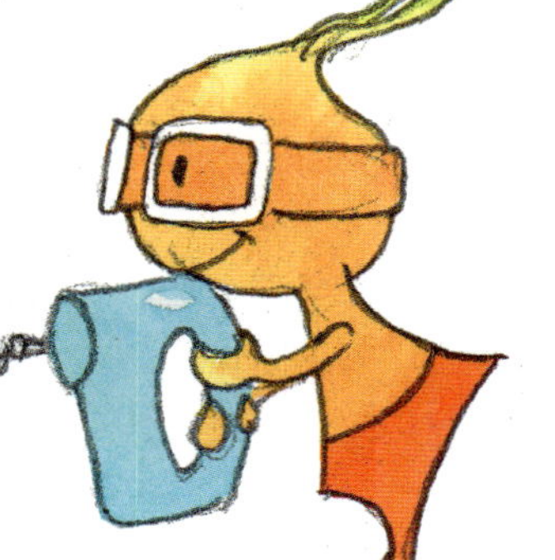

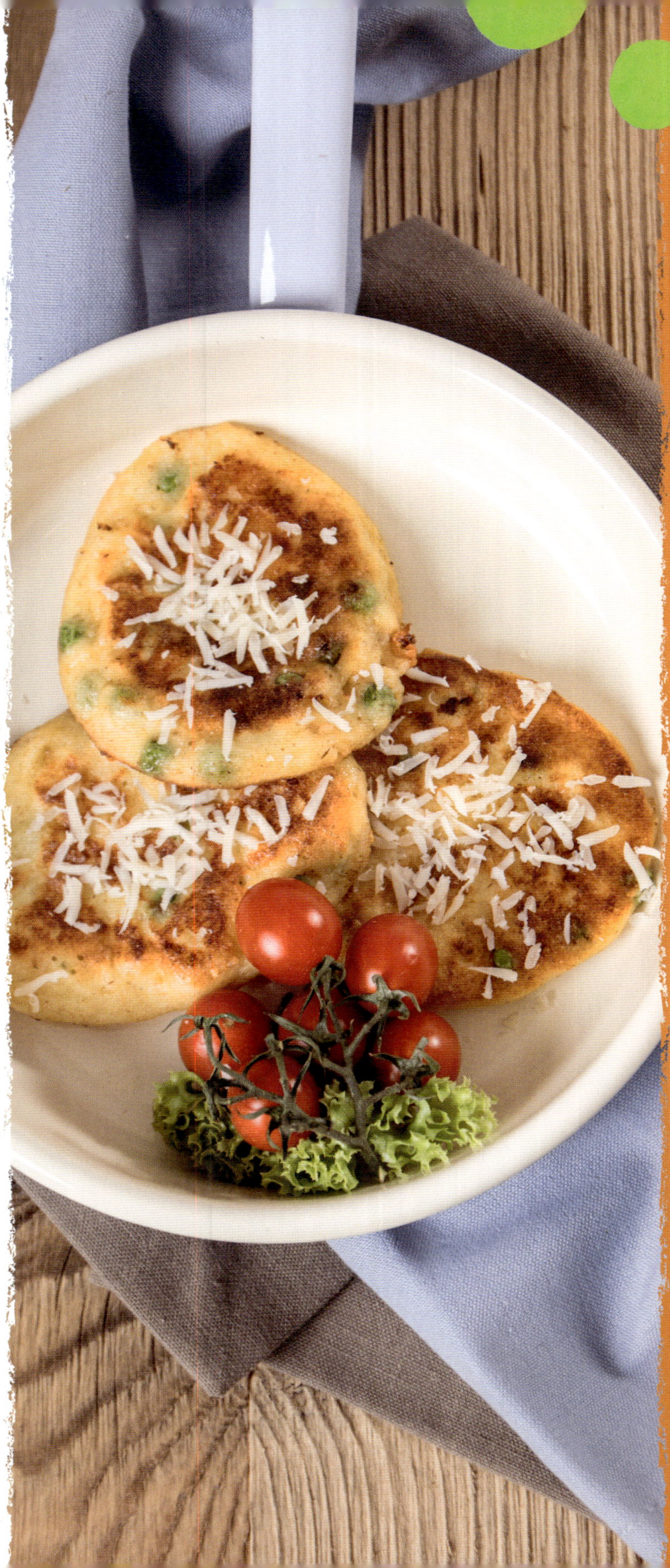

ca. 7 Stück, die Menge kann beliebig vervielfacht werden

Zutaten

200 g Milch
60 g Weizenvollkorngrieß
40 g tiefgekühlte grüne Erbsen (ersatzweise rote Bohnen, Kichererbsen)
50 g geriebener Käse
¼ Teelöffel Kräutersalz, Muskat
1 Ei

1–2 Esslöffel Öl zum Braten, Kräuter zum Bestreuen, z. B. Schnittlauch

Werkzeug

Küchenwaage
Topf
Schneebesen
Gabel
beschichtete Pfanne mit Deckel
Pfannenwender (= Küchenfreund)
Schneidbrett
Messer
2 Esslöffel
Käsereibe

schnell zubereitet

mittelschwer

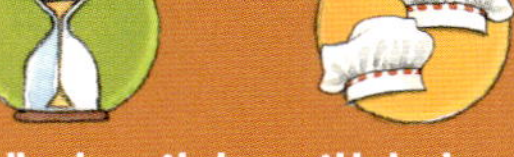

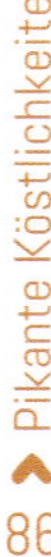

Grießpuffer mit Froschaugen

> Dazu passt: Salat, Schnittlauch zum Bestreuen, Schneemannsauce (Seite 96), Suppe

Zubereitung

1 Stell den Topf auf den Herd. Gieß die Milch in den Topf und lass sie aufkochen. Sobald diese kocht, rührst du den Grieß mit dem Schneebesen ein. Ganz fest rühren, sonst brennt der Grieß an.

2 Wenn der Brei blubbert, nimmst du ihn vom Herd. Achtung! Der Brei kann ganz schön aus dem Topf spritzen! Passiert das, dann zieh den Topf sofort vom Herd und geh ein Stückerl weg, damit dich die Breispritzer nicht erwischen. Jetzt kommen die Erbsen, der Käse, die Gewürze und ganz zum Schluss das Ei hinein. Verrühr alles mit einer Gabel.

3 Gib das Öl in eine Pfanne und erhitze es auf der höchsten Stufe. Stich mit dem Löffel aus der weichen Masse Häufchen aus und setz diese mithilfe eines zweiten Löffels in die Pfanne.

4 Gib den Deckel auf die Pfanne und schalte den Herd auf halbe Garstufe zurück. Lass deine Laibchen ca. 8 Minuten braten. Sie sollen an der Oberseite nicht mehr teigig sein und an der Unterseite eine braune Farbe annehmen.

5 Drehe die Laibchen um und lass sie auf der zweiten Seite ohne Deckel noch 3 Minuten braten.

Anleitung für Erwachsene

Milch aufkochen, den Grieß einrühren und unter Rühren aufkochen. Vom Herd nehmen. Die restlichen Zutaten untermengen. Aus der Masse mit einem Löffel Häufchen ausstechen und in heißem Öl braten.

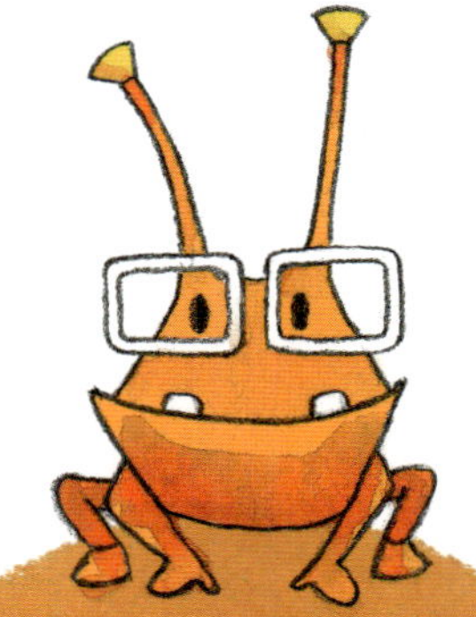

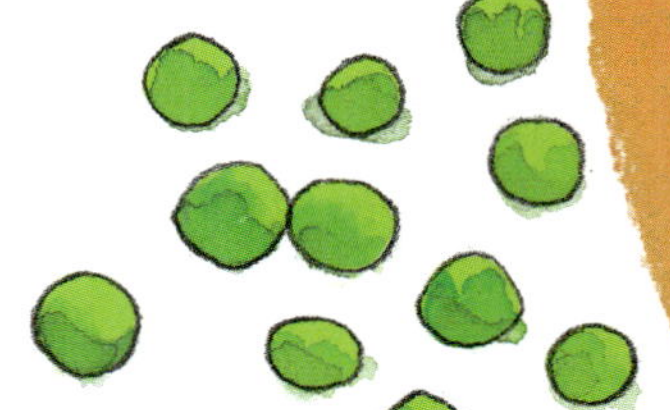

So wird's zur Schuljause

Grießpuffer mit Salat, Paprika, Tomaten oder Gurke und einer Käsescheibe in ein Brot stecken.

Aufbewahrung und Haltbarkeit

Die Laibchen schmecken frisch am besten, halten aber im Kühlschrank bis zu 3 Tage.

Hast du gewusst, dass ...

... man Laibchen in der Pfanne am besten auf diese Art brät:

- Laibchen in die heiße Pfanne setzen
- auf halbe Garstufe zurückschalten
- zudecken
- so lange braten, bis die Oberseite gestockt ist
- umdrehen
- ohne Deckel fertigbraten

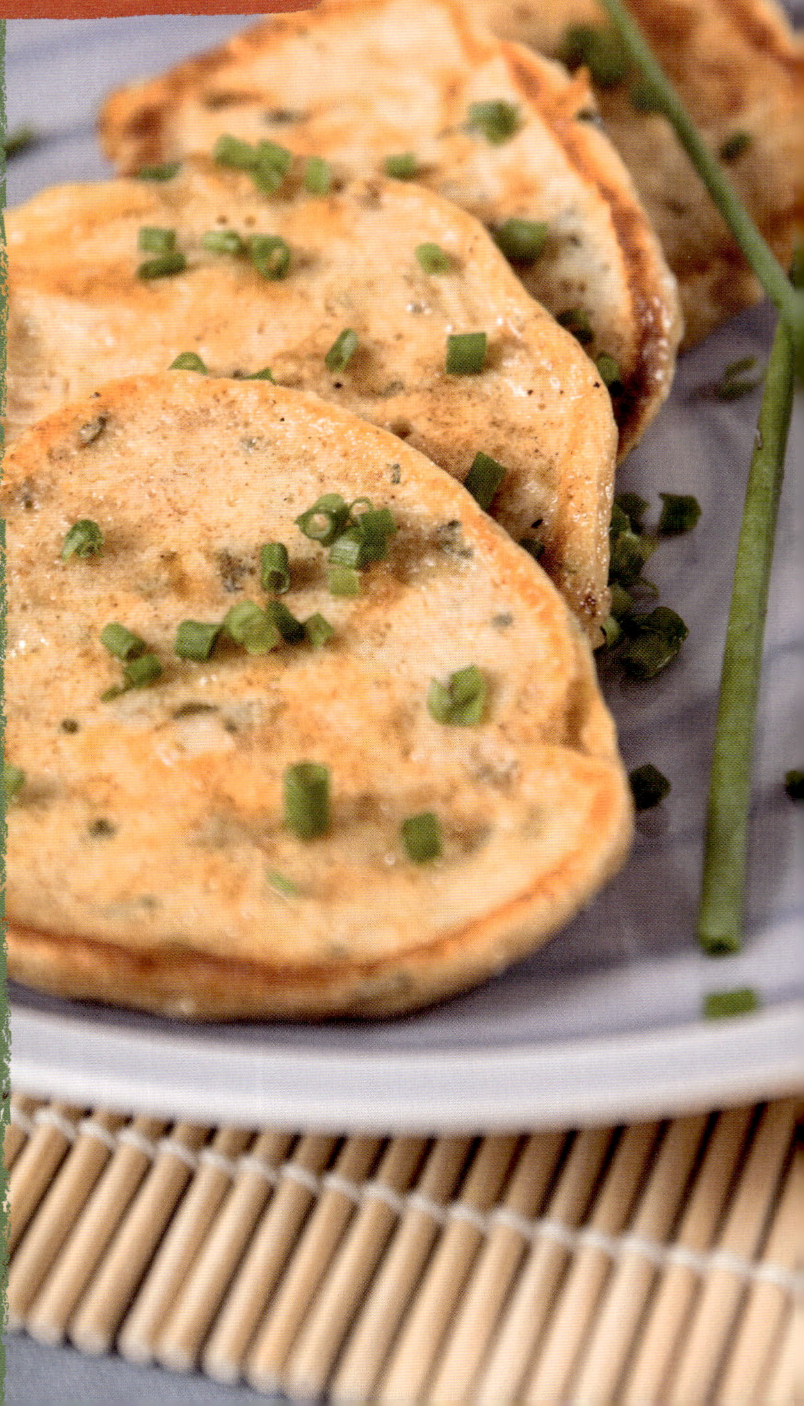

ca. 7 Stück, die Menge kann beliebig vervielfacht werden

Zutaten

30 g geriebener Käse
80 g Naturjoghurt
1 Ei
¼ Teelöffel Kräutersalz
1 Esslöffel klein geschnittener Schnittlauch oder andere Kräuter
50 g Bio-Weizenvollkornmehl oder Bio-Dinkelvollkornmehl
1 gut gehäufte Messerspitze Weinstein-backpulver

1–2 Esslöffel Öl zum Braten

Werkzeug

Küchenwaage
Schüssel
Schneebesen
beschichtete Pfanne mit Deckel
Teelöffel
2 Esslöffel
Besteckmesser
Pfannenwender (= Küchenfreund)

schnell zubereitet

einfach

Pfannenschlupfer

Dazu passt: Salat, Schneemannsauce (Seite 96), Kartoffelwedges (Seite 92), Suppe

Zubereitung

1 Setz die Pfanne auf den Herd und gieß das Öl hinein. Füll alle Zutaten für die Masse der Reihe nach in eine Schüssel. Verrühr zum Schluss alles ganz kurz mit einem Schneebesen. Je kürzer du rührst, desto fluffiger werdendeine Pfannenschlupfer.

2 Erwärme das Öl in der Pfanne. Schöpfe mit einem Esslöffel aus der Masse kleine Portionen heraus und setz diese mithilfe eines zweiten Löffels in die Pfanne. Deck diese zu und schalte auf halbe Garstufe zurück. Lass die Pfannenschlupfer ca. 5 Minuten braten.

3 Wenn sie oben nicht mehr teigig und unten braun sind, kannst du sie umdrehen.
Back sie auf der zweiten Seite ohne Deckel noch einmal ca. 2 Minuten.

Anleitung für Erwachsene

Öl in die Pfanne geben und auf den Herd stellen. Erst einschalten, wenn die Masse fertig ist.

Alle Zutaten der Reihe nach in eine Schüssel geben. Zum Schluss zuerst das Backpulver mit dem Mehl, dann alle Zutaten rasch mit einem Schneebesen verrühren. Das Öl erhitzen. Aus der weichen Masse so schnell wie möglich mit einem Löffel Häufchen ausstechen und diese in die Pfanne setzen. Zugedeckt auf mittlerer Garstufe ca. 5 Minuten backen. Sobald die Oberfläche gestockt ist, die Laibchen umdrehen und auf der zweiten Seite ohne Deckel fertig backen. Je schneller Sie beim Verarbeiten des Teiges und beim Braten sind, desto besser wirkt das Backpulver und desto fluffiger werden die Pfannenschlupfer.

So wird's zur Schuljause

Pfannenschlupfer in eine Jausendose stecken. Ein Glas mit Schneemannsauce und einen Löffel einpacken. Alles in eine Tüte geben, damit in der Schultasche nichts ausläuft.
Die Tüte kann immer wieder verwendet werden.

Aufbewahrung und Haltbarkeit

Die Laibchen schmecken frisch am besten, halten aber im Kühlschrank bis zu 3 Tage.

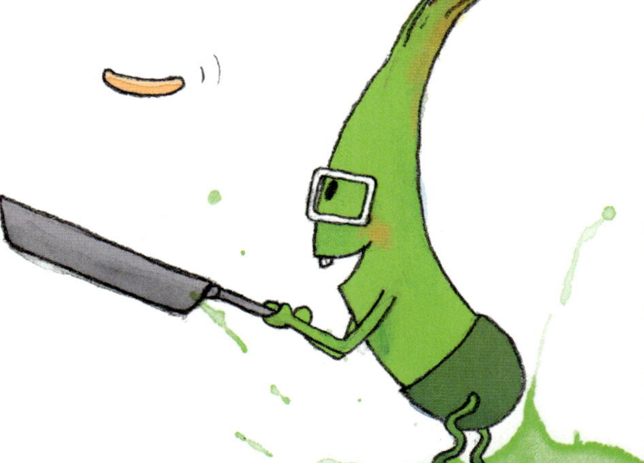

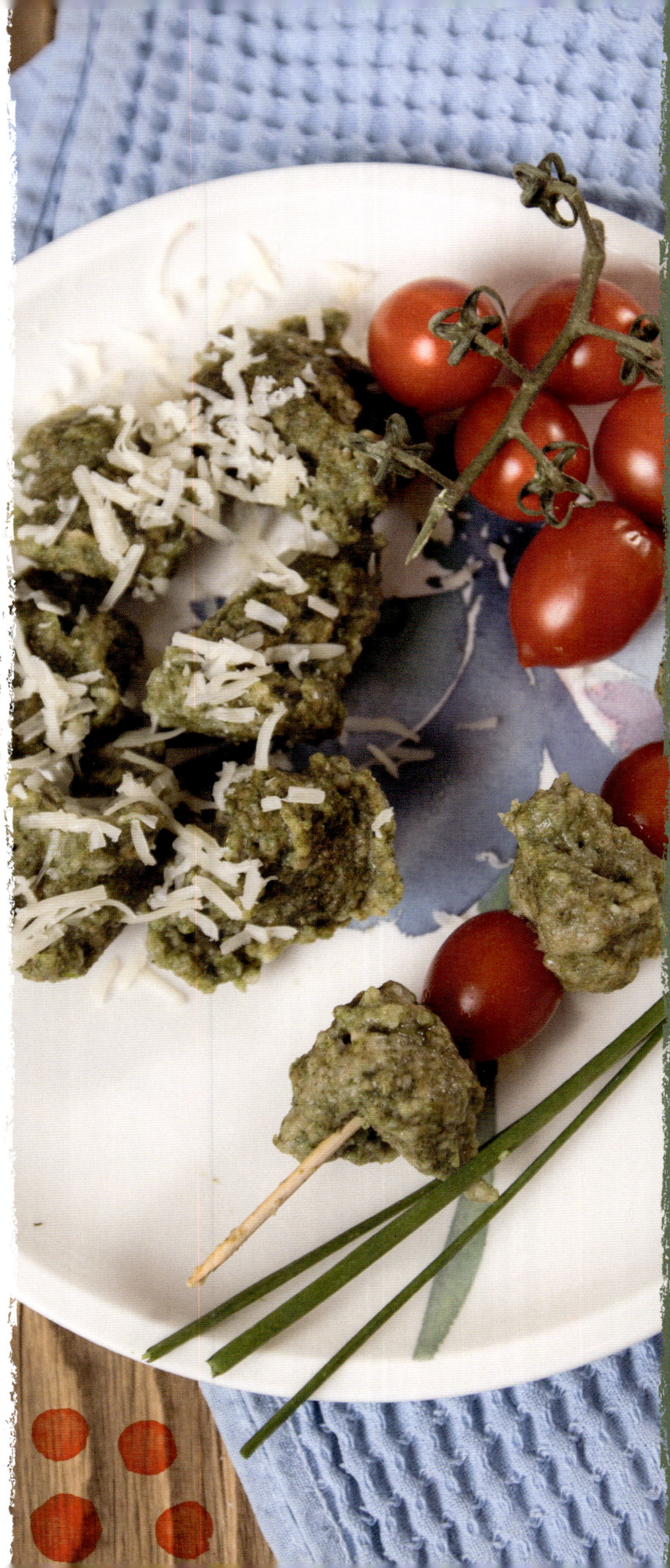

ca. 3 Portionen (16 Riesenspätzle), die Menge kann beliebig vervielfacht werden

Zutaten

100 g Milch
250 g Bio-Weizenvollkornmehl oder Bio-Dinkelvollkornmehl
1 Teelöffel Kräutersalz
120 g passierter Spinat
1 Ei

Wasser und Salz zum Kochen

Werkzeug

Küchenwaage
Schüssel
Gabel
großer Topf zum Kochen
Teelöffel
2 Löffel
Teigkarte
Sieb zum Abseihen der Spätzle

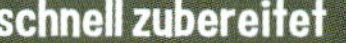

schnell zubereitet

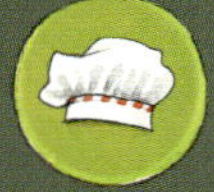

einfach

Riesige Froschspätzle

> Dazu passt: Suppe, braune Butter und Käse, Salat, Tomatensauce (Seite 54)

Zubereitung

1 Fülle alle Zutaten in eine Schüssel und verrühr sie mit einer Gabel. Nimm einen großen Topf und fülle ihn zur Hälfte mit Wasser.

2 Lass das Wasser aufkochen. Sobald das Wasser kocht, schüttest du einen Teelöffel Salz ins Wasser. Schalte den Herd auf halbe Garstufe zurück.

3 Nimm einen Löffel und tauche ihn in das Wasser im Topf. Stich aus dem nun grünen Teig ein Häufchen aus. Lass dieses ins heiße Wasser gleiten. Am besten geht das, wenn du einen zweiten Löffel nimmst und damit den Teig vom ersten Löffel herunterstreichst. Mach das so lange, bis der Teig aufgebraucht ist.

4 Den Teigrest kannst du noch mit einer Teigkarte aus der Schüssel holen.

5 Lass die Froschspätzle ca. 10 Minuten bei mittlerer Garstufe köcheln. Bitte einen Erwachsenen, dass er dir die Spätzle abseiht.

Anleitung für Erwachsene

Alle Zutaten in eine Schüssel geben und mit einer Gabel oder einem groben Schneebesen verrühren. Mit zwei Löffeln aus der Masse Häufchen ausstechen und diese in kochendem Salzwasser ca. 10 Minuten köcheln lassen. Wenn Sie die beiden Löffel immer wieder ins Kochwasser tauchen, bleibt der Teig nicht so haften. Die fertig gegarten Spätzle abseihen und mit Käse und Schnittlauch bestreuen, einer beliebigen Sauce, z. B. einer Nudelsauce lt. Rezept von Seite 54 servieren oder wie Käsespätzle mit Zwiebel rösten und mit Käse bestreuen.

Tipp !

> **Spinatspätzle**: Aus dem Teig können auch Spätzle in herkömmlicher Größe hergestellt werden. Dazu den Teig durch ein Spätzlesieb in das kochende Salzwasser drücken. Sobald die Spätzle schwimmen, sind sie gar und können abgeseiht werden.

So wird's zur Schuljause

Spieß die Spätzle mit kleinen Tomaten und Mozzarellakugeln auf einem Spieß auf.

Aufbewahrung und Haltbarkeit

Die Spätzle sollten frisch gegessen werden, halten aber gut zugedeckt im Kühlschrank bis zu 3 Tage.

Mengen pro Portion

Zutaten

1–2 Bio-Kartoffeln pro Person
1 Esslöffel Öl pro Person
Kräutersalz, dieses aber erst nach dem Garen auf den Kartoffeln verteilen, sonst werden sie nicht knusprig!

Zum Aufspießen

Käsewürfel, Gemüse: Nimm einfach das, was du gerne magst, zum Beispiel Karottenstücke, Tomaten, Kohlrabistücke, Gurken, Salat, gekochte Maiskörner, gekochte rote Bohnen, Paprika etc.

Werkzeug

Backofen
Backblech
Backpapier
Schneidbrett
Messer
evtl. Kartoffelschäler
Esslöffel
Holzspieße
Ofenhandschuhe
Gemüsebürste

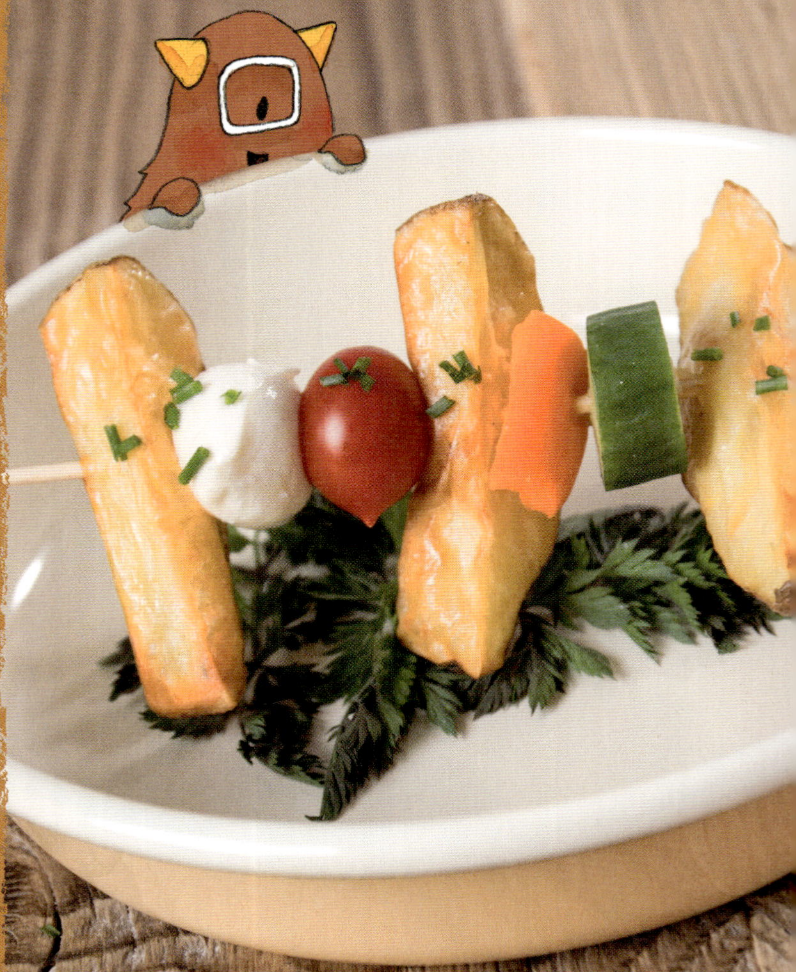

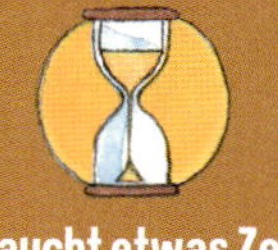
braucht etwas Zeit

einfach

So wird's zur Schuljause

Die kalten Wedges in eine Jausendose packen. Gemüsesticks in eine zweite Dose füllen. Ein Schraubverschlussglas mit Schneemannsauce lt. Rezept von Seite 96 füllen. Alles in eine Tüte stecken, damit in der Schultasche nichts ausläuft.

Kartoffelwedges am Spieß

Dazu passt: Salat, Schneemannsauce (Seite 96), diverse Hauptgerichte mit Sauce (z. B. Kalbsbraten)

Zubereitung

1. Nimm ein Backblech und schalte den Ofen auf 180 °C Heißluft oder 200 °C Unter-/Oberhitze ein.
2. Wasche die Kartoffeln ganz sauber ab. Vielleicht hast du eine Gemüsebürste zu Hause, dann kannst du die Kartoffeln besonders schön putzen.
3. Schneide die Kartoffeln in 4 bis 6 Spalten. Die Spalten müssen mindestens so dick sein wie der Daumen eines Erwachsenen, sonst werden die Wedges nicht knusprig.
4. Gib die Kartoffeln auf das Backblech. Verteile das Öl darüber. Vermische alles gut mit deinen Händen. Bitte einen Erwachsenen, dass er dir das Blech auf die unterste Backofenschiene schiebt. Deine Wedges sind fertig, wenn sie rundherum braun werden (nach ca. 30 bis 40 Minuten).
5. Bitte einen Erwachsenen, dass er dir mit dem Spieß in die Wedges sticht. Wenn sie in der Mitte weich sind, dann lass sie von einem Erwachsenen aus dem Ofen nehmen. Wenn sie noch hart sind, dann musst du sie noch ein wenig im Ofen lassen.
6. Würze die Wedges mit Kräutersalz und spieße sie mitsamt dem Gemüse und dem Käse auf

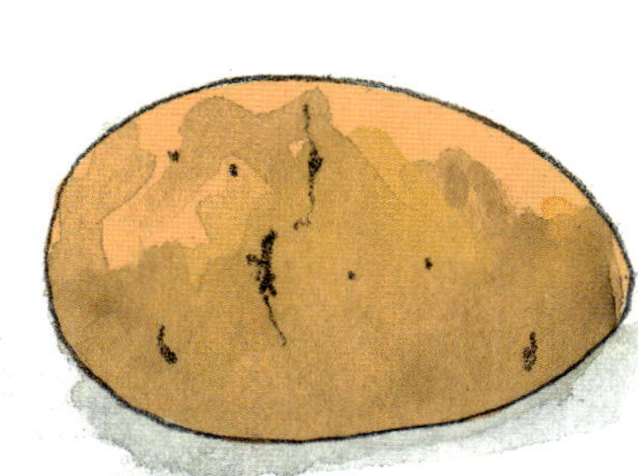

Anleitung für Erwachsene

Die Kartoffeln waschen, in grobe Spalten schneiden, mit dem Öl vermengen und im auf 180 °C Heißluft oder 200 °C Unter-/Oberhitze vorgeheizten Backofen 30 bis 40 Minuten backen. Die Kartoffeln sollen bräunen und innen weich sein.
Mit Kräutersalz würzen. Entweder pur essen, als Beilage reichen oder mit Gemüse und Käse aufspießen.

Tipp !

Nur von Bio-Kartoffeln darf man die Schale essen, von anderen Kartoffeln nicht, denn damit diese nicht zu früh keimen, werden sie oft mit einer sehr giftigen Substanz behandelt, die dann auf der Schale sitzt. Chlorpropham nennt sich dieser Stoff, man spricht „Klorprofam".

Aufbewahrung und Haltbarkeit

Die Kartoffelwedges schmecken frisch am besten, halten aber im Kühlschrank bis zu 3 Tage.

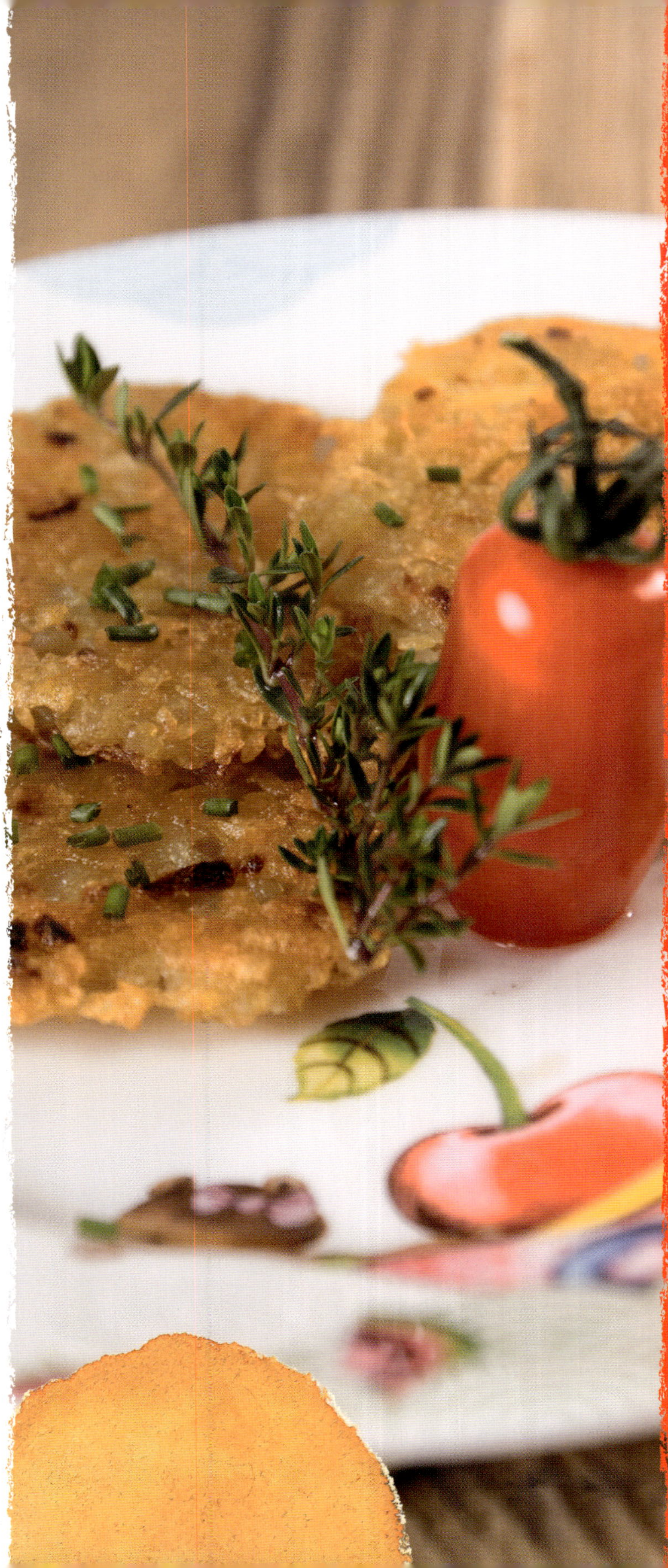

1 Portion, die Menge kann beliebig vervielfacht werden

Zutaten

2 mittelgroße Bio-Kartoffeln (ca. 200 g)
¼ bis ½ Zwiebel, wenn du keine Zwiebeln magst, kannst du die Zwiebeln auch weglassen
1 Messerspitze Muskat
1 gehäufter Esslöffel Kartoffelstärke (ca. 20 g)

Öl zum Braten

Süße Variante

Die Zwiebeln weglassen und statt Muskat eine Messerspitze Zimt oder Vanille verwenden

Werkzeug

Kastenhobel, die gröbste Seite der Raspel verwenden
Schüssel
evtl. Schneidbrett und Messer für die Zwiebel
Esslöffel
beschichtete Pfanne mit Deckel
Pfannenwender (= Küchenfreund)
Küchenrolle
evtl. Kartoffelschäler
Gemüsebürste

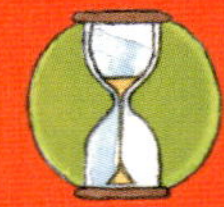
schnell zubereitet

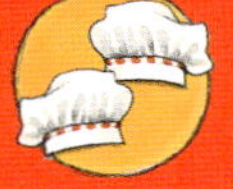
mittelschwer

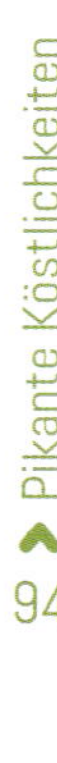

Kartoffelpuffer

Zu süßen Puffern passen zum Beispiel *Apfelmus* (Seite 128) oder *Kompott* (Seite 130), zu pikanten Puffern *Schneemannsauce* (Seite 96) oder Salat.

Zubereitung

1 Putze und wasche die Kartoffeln ganz sauber. Bitte einen Erwachsenen, dass er dir die Kartoffeln und die Zwiebeln in eine Schüssel reibt.

2 Würze die Kartoffeln. Salz kommt allerdings erst dazu, wenn die Kartoffelpuffer fertig gebraten sind, sonst werden sie nicht so knusprig.

3 Streue die Kartoffelstärke über die Kartoffeln und vermische alles mit einem Löffel.

4 Breite ein paar Stücke von einer Küchenrolle aus. Gieß bodenbedeckt Öl in eine Pfanne und erhitze es.

5 Nimm mit dem Löffel kleine Portionen aus der Kartoffelmasse und forme flache, möglichst gleichmäßige Puffer. Setz die Puffer in die Pfanne, lass dir dabei von einem Erwachsenen helfen, denn das Öl ist sehr heiß! Gib den Deckel auf die Pfanne und lass die Puffer ca. 8 Minuten bei halber Garstufe brutzeln. Wenn die Puffer rundherum schön braun werden, dann kannst du sie umdrehen.

6 Brate die Puffer auf der zweiten Seite ohne Deckel noch ca. 3 Minuten. Nimm sie heraus und lege sie auf die Küchenrolle.
Gib eine Schicht Küchenrolle auf die Puffer drauf und drücke ein wenig fester zu. So kommt das Fett aus den Puffern. Nimm die Puffer vom Küchenpapier und serviere sie.

Anleitung für Erwachsene

Eine Pfanne bodenbedeckt mit Öl füllen. Kartoffeln und Zwiebeln grob raspeln. Mit den Gewürzen (außer Salz) und der Kartoffelstärke vermischen.

Das Öl erhitzen. Aus der Masse Häufchen herausstechen, den Saft ausdrücken, Laibchen formen, flach drücken und in das heiße Öl setzen. Die Laibchen sollen möglichst gleichmäßig geformt sein, d. h. es sollen keine Kartoffelstücke auf der Seite herausragen, und die Laibchen sollen gleichmäßig dünn sein, damit sie rundherum durchgaren. Die Kartoffelpuffer nach dem Garen auf Küchenpapier setzen, mit einer zweiten Lage Küchenpapier abdecken und das Fett kräftig herausdrücken.

So wird's zur Schuljause

Pack die Puffer in eine Jausendose. Für die süße Variante kannst du Apfelmus in ein Schraubverschlussglas füllen, für pikante Puffer Schneemannsauce von Seite 96.

Aufbewahrung und Haltbarkeit

Die Kartoffelpuffer schmecken frisch am besten, halten aber im Kühlschrank bis zu 3 Tage.

1–2 Portionen, die Menge kann beliebig vervielfacht werden

Zutaten

3 Esslöffel Naturjoghurt (ca. 60 g)
2 Esslöffel Sauerrahm (ca. 60 g)
Kräutersalz
evtl. frische Kräuter, Knoblauch oder klein gehackte Zwiebel

Werkzeug

Schüssel
Schneebesen
Esslöffel
evtl. Schneidbrett, Messer und Kartoffelpresse

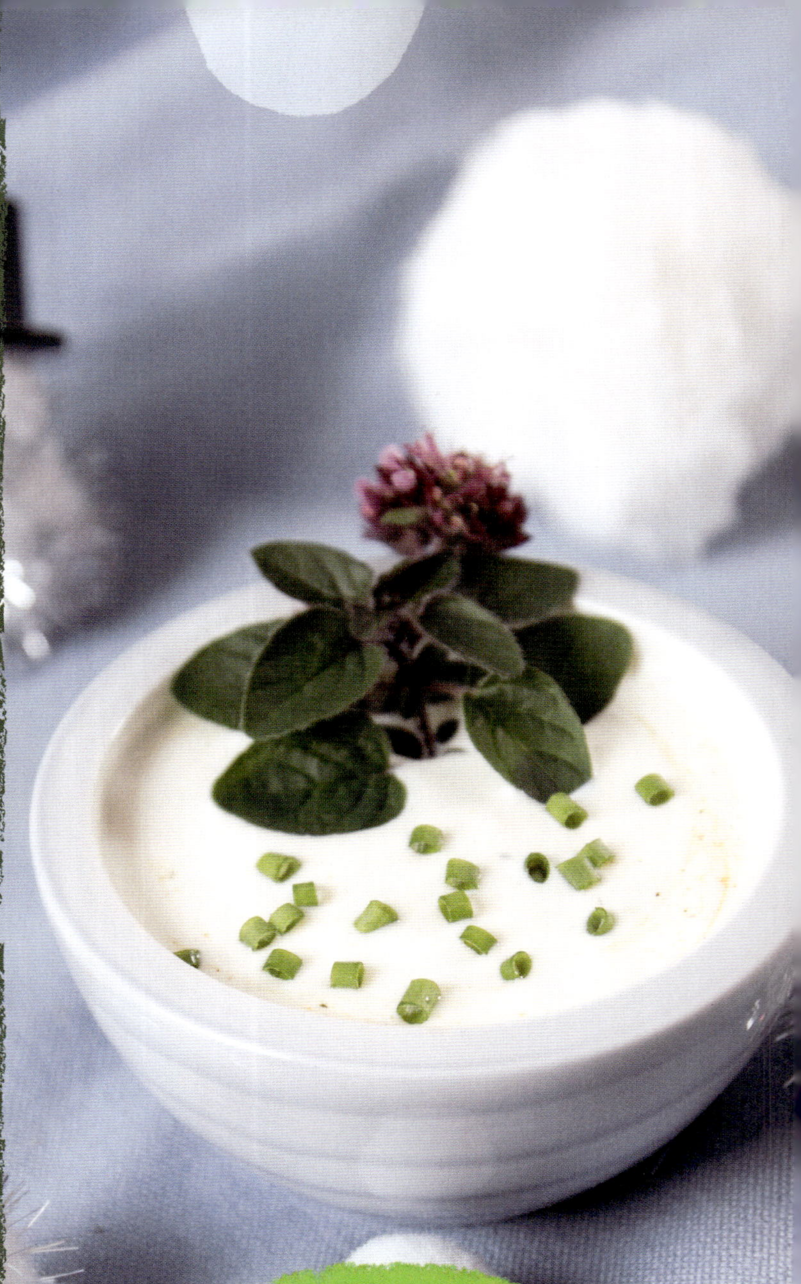

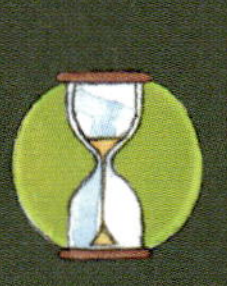

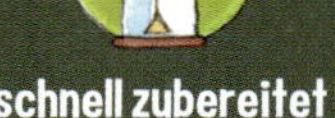

schnell zubereitet

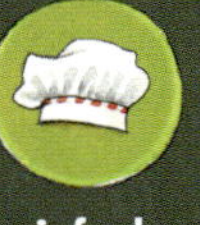

einfach

Hast du gewusst, dass ...

... man aus dieser Sauce ganz viele andere Saucen zaubern kann? Zum Beispiel eine Eiersauce, eine Thunfischsauce oder eine Gemüsesauce. Dazu einfach ein hart gekochtes und klein gehacktes Ei, in kleine Stücke gezupften gekochten Thunfisch oder klein geraspeltes Gemüse in die Sauce mischen.

Schneemannsauce

Diese Sauce passt zu allen Laibchen, zu Gegrilltem, Fondue, aber auch zu Gemüsesticks. Dazu einfach Karotten, Gurken, Paprika und Kohlrabi in Streifen schneiden und in die Sauce tunken.

Anleitung für Kids, Teenager und Erwachsene

Alle Zutaten in eine Schüssel geben und verrühren.

So wird's zur Schuljause

Du kannst deine Sauce in ein Schraubverschlussglas füllen und einfach zur Schuljause mitnehmen. In eine zweite Dose füllst du Gemüsesticks, z. B. Gurkenstifte, Karottenstifte oder Paprika. Mit den Sticks tauchst du in die Sauce ein. Noch ein Vollkornbrot dazu und fertig ist deine Jause. Damit in deiner Schultasche nichts ausläuft, packst du das Glas mitsamt einem Löffel in eine Tüte. Die Tüte lässt sich immer wieder verwenden.

Aufbewahrung und Haltbarkeit

Die Sauce hält im Kühlschrank gut verpackt, z. B. in einem Schraubverschlussglas, ca. 4 Tage.

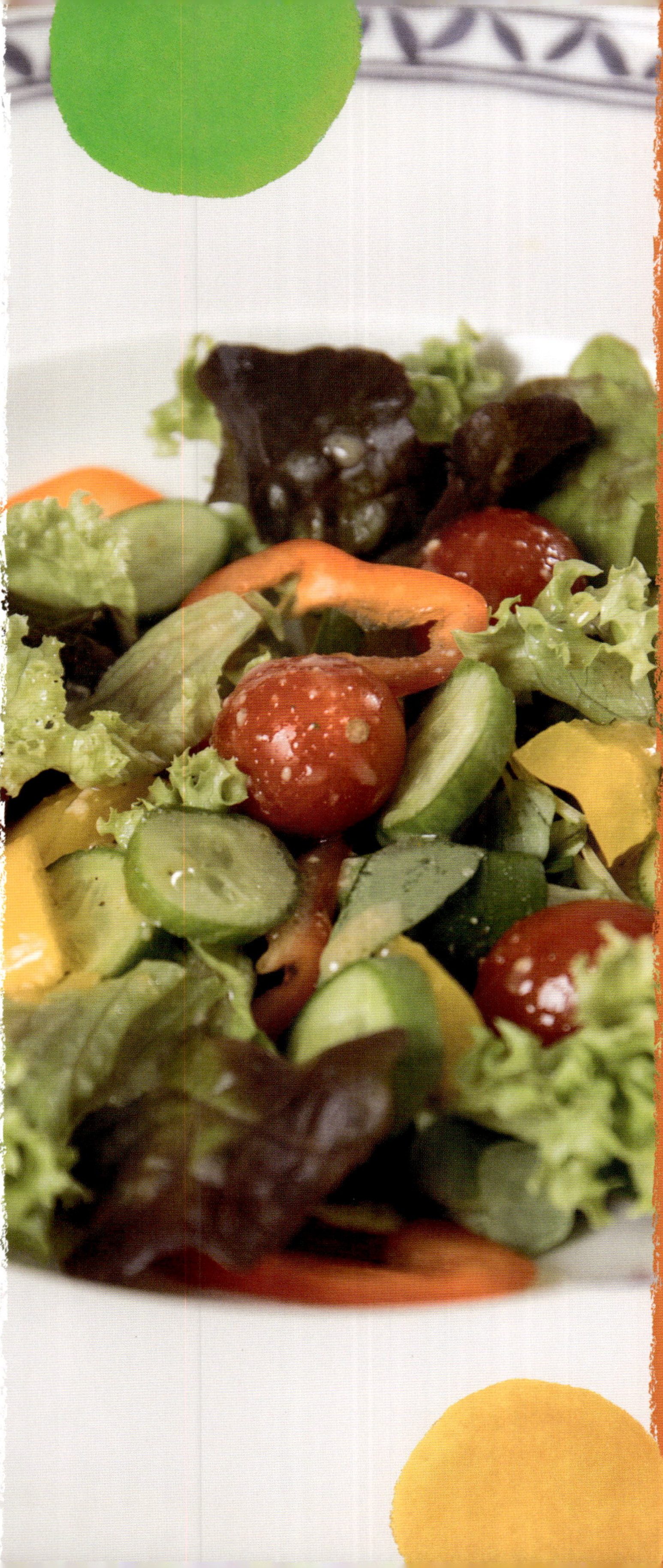

1 Portion, die Menge kann beliebig vervielfacht werden

Zutaten

ca. 2 Handvoll Salat, zum Beispiel nur Blattsalate oder auch Karotten, Gurken, Kraut, Tomaten, Paprika, Maiskörner oder Bohnen

Für die Marinade

2 Esslöffel Essig, zum Beispiel naturtrüber Apfelessig
1 Esslöffel Öl, zum Beispiel Olivenöl
2–3 Messerspitzen Kräutersalz
1 Teelöffel Estragonsenf

Werkzeug

Salatschleuder (falls vorhanden)
Schneidbrett
Messer
Salatschüssel
Schneebesen
Esslöffel
Teelöffel

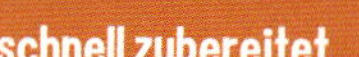
schnell zubereitet

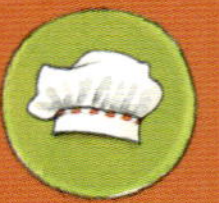
einfach

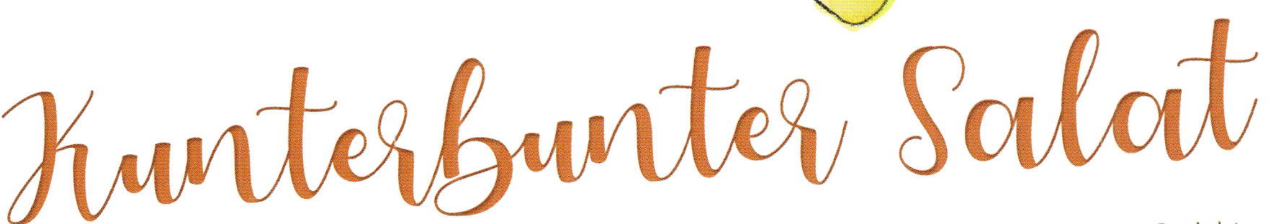

Kunterbunter Salat

Dazu passt: Vollkornbrot, Suppe oder klassisch als Beilage zu pikanten Gerichten

Zubereitung

1 Gib für die Marinade alle Zutaten in die Schüssel und verrühr alles mit einem Schneebesen.

2 Wasch das Gemüse und schneid es in kleine Stücke. Blattsalate muss man nicht klein schneiden, sondern kann die Blätter nach dem Waschen in der Salatschleuder schleudern und anschließend in kleine Stücke zupfen.

3 Misch das Gemüse in die Schüssel und verrühr alles, am besten mit sauber gewaschenen Händen oder mit zwei Löffeln. Koste den Salat. Wenn noch was fehlt, dann gib einfach noch Essig, Öl oder Kräutersalz dazu. Ist der Salat zu scharf, kannst du ihn mit Wasser verdünnen.

So wird's zur Schuljause

Pack deinen Salat ohne Marinade in ein Schraubverschlussglas, die Marinade in ein zweites. Wenn du in der Schule den Salat essen möchtest, dann gießt du die Marinade in das Glas zum Salat, machst den Deckel zu, schüttelst, und schon ist dein Salat fertig mariniert. Du kannst auch noch Käsestreifen in deinen Salat mischen. Mit einem Vollkornbrot schmeckt der Salat besonders lecker.

Aufbewahrung und Haltbarkeit

Die Salatmarinade hält im Kühlschrank gut verpackt mindestens 1 Monat.

Anleitung für Erwachsene

Für die Marinade alle Zutaten in die Salatschüssel geben und verrühren.

Den Salat dazumischen und alles miteinander vermengen. Sofort servieren.

Tipp für Eltern!

Gerade kleinere Kinder mögen Salat oft nur, wenn er ohne Marinade oder maximal sehr mild mariniert wird. Wenn Ihr Sprössling zu den Salatverweigerern zählt, dann probieren Sie es einfach einmal ohne Marinade. Oft gibt es auch das ein oder andere Gemüse, das Ihr Kind besonders gerne mag, z. B. Karotten oder Gurken. Dann besteht eben der Salat hauptsächlich aus diesen Gemüsesorten. Tomaten werden oft aufgrund des Oxalsäuregehalts abgelehnt. Es ist auch nicht zwingend nötig, dass man Kinder mit Tomaten plagt, der Geschmackssinn für Tomaten entwickelt sich oft erst später. Servieren Sie den Salat am besten, bevor Sie das restliche Essen auf den Tisch stellen. Dieses ist dann eben „erst fertig", wenn die Salatschüssel geleert ist.

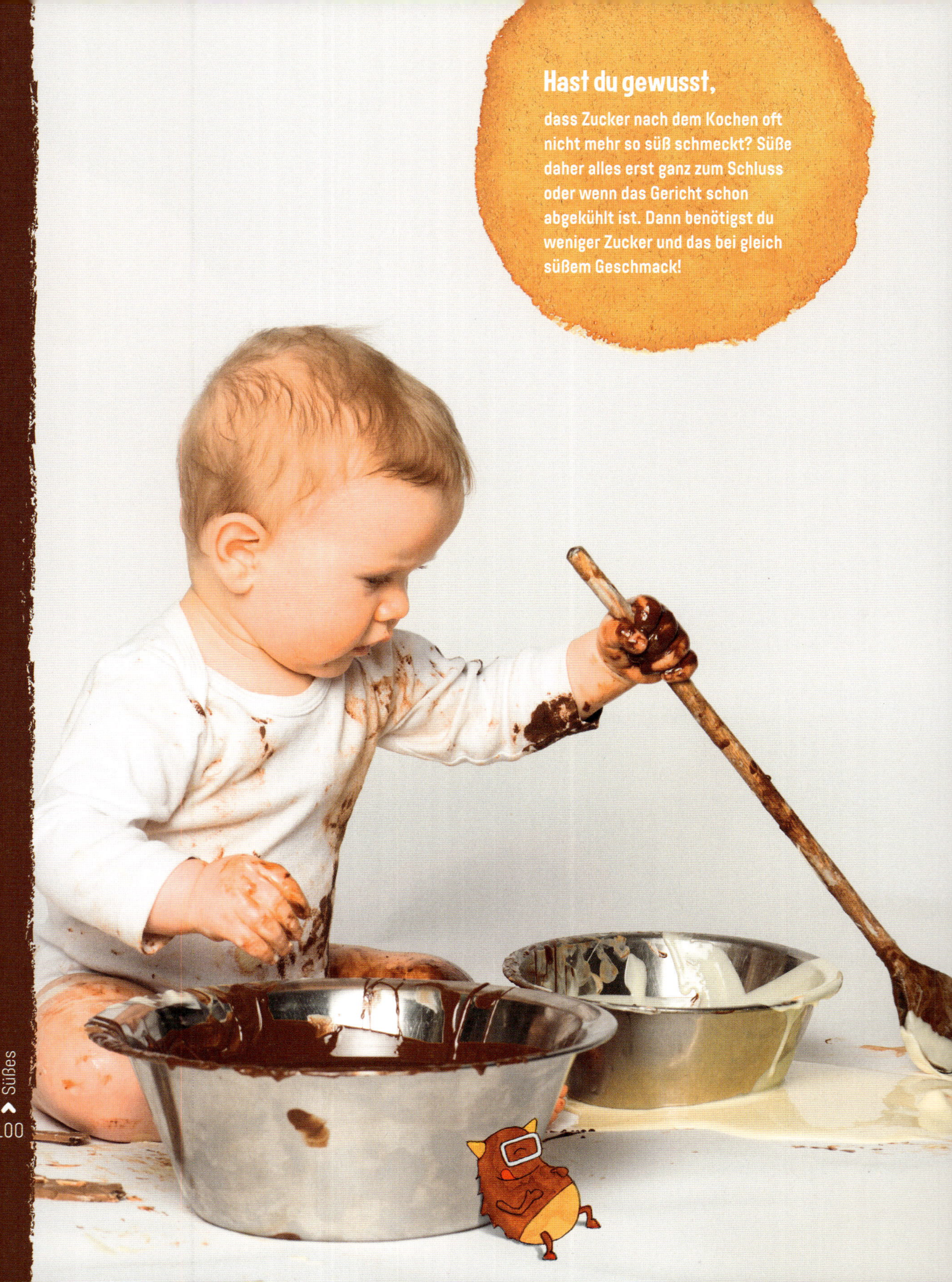

Hast du gewusst,

dass Zucker nach dem Kochen oft nicht mehr so süß schmeckt? Süße daher alles erst ganz zum Schluss oder wenn das Gericht schon abgekühlt ist. Dann benötigst du weniger Zucker und das bei gleich süßem Geschmack!

Süßes

Ein paar Tipps für Erwachsene: Jene Menschen, die nie etwas Süßes mögen, kann man wohl an einer Hand abzählen. Fast jeder liebt den süßen Genuss, und das ist auch in Ordnung, wenn man es nicht übertreibt und wenn man das Süße mit gesunden Zutaten vermischt. Ersatzzucker zu verwenden macht wenig Sinn. Süßstoffe kann man leicht überdosieren, da muss man sich schon gut auskennen. Stevia wäre eine Alternative, aber aufgrund der Herstellung eine ökologische Katastrophe. Zuckeraustauschstoffe wie Birkenzucker (Xylith) oder Zukka (Erythrit) stellen nicht wirklich eine gesunde Alternative dar, bei in Zuckerform gekauftem Fruchtzucker handelt es sich nur um einen Bestandteil von Haushaltszucker und bei Traubenzucker um den zweiten Teil, denn Haushaltszucker ist nichts anderes als eine Kombination aus Fruchtzucker und Traubenzucker.
Honig, Ahornsirup, Birnendicksaft, Agavendicksaft und alle anderen Süßungsmittel dieser Art wären zwar eine Spur besser, aber vertragen keine Hitze, deshalb wird hochwertiger Honig auch unter 40 °C geschleudert.

Viele dieser Süßungsmittel verflüssigen mit Stärke gebundene Speisen und eignen sich damit nicht zum Süßen von zum Beispiel Pudding. Rohrzucker entspricht bei gleicher Herstellung dem Rübenzucker. Dunkler Rohrzucker enthält einen Hauch mehr gesunde Inhaltsstoffe, muss aber meist von weit her importiert werden, denn in Europa wachsen hauptsächlich Zuckerrüben.
Fazit: Je sparsamer Sie Zucker einsetzen, desto besser. Die derzeitigen Alternativen bringen keinen nennenswerten gesundheitlichen Vorteil.

Oft müssen wir Erwachsenen uns an der Nase nehmen, weil wir süßen, obwohl die Kinder vielleicht gar keinen Zucker haben wollen. Das Geschmacksempfinden von Kindern ist zumeist viel besser ausgeprägt als das von Erwachsenen, das ab dem mittleren Alter sogar stetig abnimmt. Wichtig ist nur, dass Sie nicht erwähnen, dass das Gericht heute einmal nicht gesüßt ist. Wenn Sie selber die Miene verziehen, haben Sie schon verloren.

1 Portion, die Menge kann beliebig vervielfacht werden

Zutaten

Würstchenteig

½ Pkg. Topfen (ca. 120 g)
70 g Bio-Weizenvollkornmehl oder Bio-Dinkelvollkornmehl
1 Ei (ca. 60 g)
evtl. Bio-Zitronenschale und Vanille

Mehl für die Arbeitsfläche
2 Esslöffel Öl zum Braten

Werkzeug

Küchenwaage
Schüssel
Gabel
Teigkarte
Esslöffel
beschichtete Pfanne mit Deckel
Pfannenwender (= Küchenfreund)

schnell zubereitet

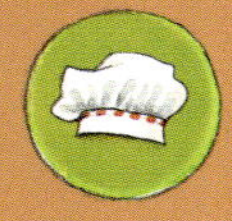
einfach

Topfen-Würstchen

> Dazu passt: Zimt, geriebene Nüsse oder Mohn und eventuell Staubzucker zum Bestreuen, Apfelmus (Seite 128), Eis (Seite 136), Erdbeersauce (Seite 127)

Zubereitung

1 Gib alle Zutaten in die Schüssel und verrühr sie mit einer Gabel. Zum Schluss kannst du den Teig mit deiner Hand einmal ganz kurz durchkneten, aber nur ganz kurz, sonst schmecken deine Würstchen zäh wie alter Kaugummi.

Stell die Pfanne auf den Herd und gieß das Öl hinein.

2 Streu ca. 1 Löffel Mehl auf die Arbeitsfläche in deiner Küche. Hol mit der Teigkarte den Teig aus der Schüssel und setz ihn ins Mehl.

3 Jetzt kannst du vom Teig mit der Teigkarte Stücke abschneiden und Würstchen formen. Roll die Würstchen ganz sacht, so wie du ein rohes Ei rollen würdest, sonst klebt der Teig in deiner Hand.

4 Schalte den Herd ein, so dass das Öl heiß wird. Setz die Würstchen in die Pfanne und gib den Deckel drauf.

5 Schalte den Herd auf halbe Garstufe zurück. Nun lässt du die Würstchen so lange braten, bis sie oben nicht mehr teigig aussehen (ca. 8 Minuten).

6 Nun drehst du die Würstchen mit dem Pfannenwender um und lässt sie auf der zweiten Seite ohne Deckel ca. 4 Minuten braten.

Anleitung für Erwachsene

Für den Würstchenteig alle Zutaten in eine Schüssel geben und mit einer Gabel verrühren. Auf einer bemehlten Arbeitsfläche Würstchen formen und in Öl braten.

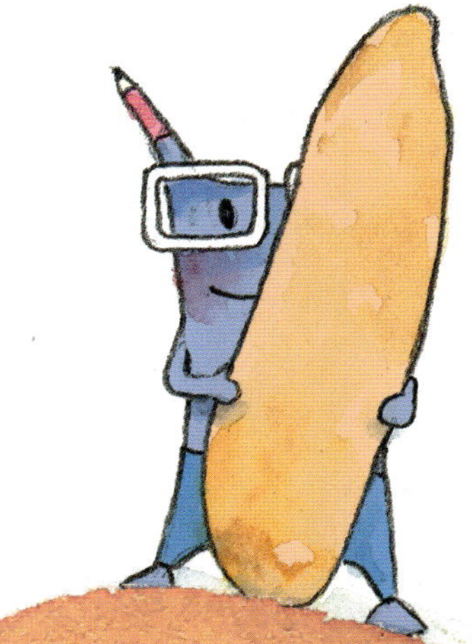

So wird's zur Schuljause

Pack die Würstchen in eine Jausendose, dazu Apfelmus in ein Schraubverschlussglas und einen kleinen Löffel. So kannst du mit deinen Würstchen in das Apfelmus eintauchen und zum Schluss das restliche Apfelmus auslöffeln. Stecke alles in eine Tüte, damit in der Schultasche nichts ausläuft. Die Tüte lässt sich immer wieder verwenden.

Aufbewahrung und Haltbarkeit

Die Topfenwürstchen schmecken frisch am besten, halten aber im Kühlschrank bis zu 3 Tage.

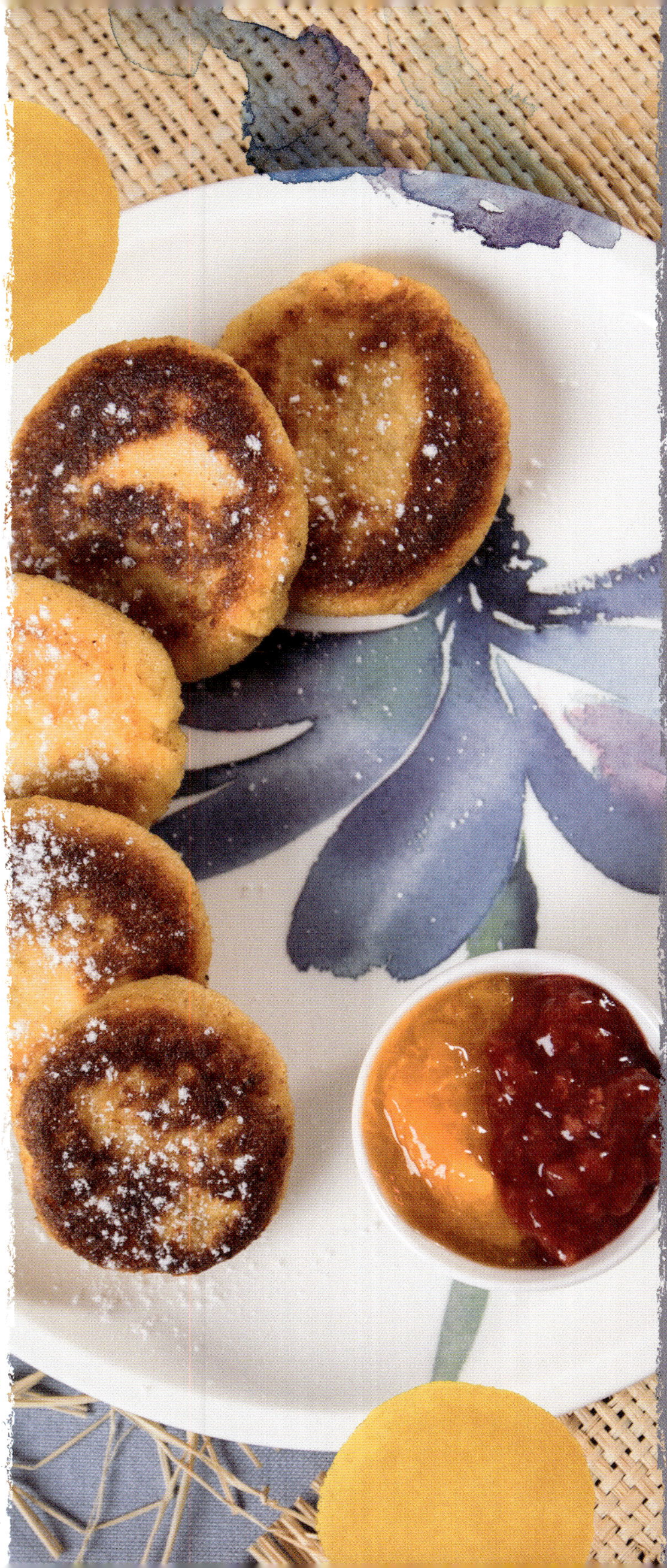

1 große Portion, die Menge kann beliebig vervielfacht werden

Zutaten

250 g Milch
80 g Grieß
evtl. Bio-Zitronenschale, Bio-Orangenschale oder Vanille
1 Ei

2 Esslöffel Öl zum Braten

Werkzeug

Küchenwaage
Topf mit Deckel
Schneebesen
Teigkarte
2 Löffel
beschichtete Pfanne mit Deckel
Pfannenwender (= Küchenfreund)

schnell zubereitet

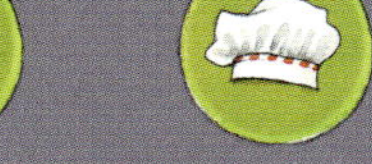

einfach

Grießbrei-Ufos

Dazu passt: *Apfelmus* (Seite 128), *Eis* (Seite 136), *Erdbeersauce* (Seite 127), *Kompott* (Seite 130)

Zubereitung

1 Gieß die Milch in den Topf. Koch die Milch auf. Wenn diese zu blubbern beginnt, dann nimm den Topf vom Herd und rühre den Grieß mit dem Schneebesen hinein.

2 Stell den Topf noch einmal auf den Herd zurück und rühr so lange um, bis der Brei zu blubbern beginnt. Ganz fest rühren, sonst brennt der Brei an. Achtung! Der Brei kann ganz schön aus dem Topf spritzen! Passiert das, dann zieh den Topf sofort vom Herd und geh ein Stückerl weg, damit dich die Breispritzer nicht erwischen.

3 Nimm den Topf vom Herd und misch die Gewürze und das Ei unter.

4 Stell die Pfanne auf den Herd und füll das Öl hinein. Schalte den Herd ein und warte, bis das Öl heiß wird. Nun kannst du mit zwei Löffeln kleine Häufchen aus dem Grießbrei ausstechen und in die Pfanne setzen.

5 Schalte den Herd auf halbe Garstufe zurück und deck die Pfanne zu. Back die Ufos so lange, bis sie an der Oberseite nicht mehr teigig sind (ca. 8 Minuten).

6 Dreh die Ufos mit dem Pfannenwender um und lass sie auf der zweiten Seite ca. 4 Minuten ohne Deckel braten.

So wird's zur Schuljause

Pack die Ufos in eine Jausendose und dazu Marmelade oder Apfelmus in ein Schraubverschlussglas. Steck auch gleich einen Löffel dazu. So kannst du deine Ufos füllen, zusammenklappen und abbeißen. Gib alles in eine Tüte, damit in der Schultasche nichts ausläuft. Die Tüte lässt sich immer wieder verwenden.

Aufbewahrung und Haltbarkeit

Die Ufos schmecken frisch am besten, halten aber im Kühlschrank bis zu 3 Tage.

Anleitung für Erwachsene

Milch aufkochen, Grieß einrühren und unter Rühren aufkochen, bis es blubbert.
Vom Herd nehmen. Gewürze und Ei untermengen. Aus der weichen Masse mit einem Löffel Häufchen ausstechen und in heißem Öl braten.

Wraps

Aus den Palatschinken lassen sich ganz einfach Wraps herstellen. Dazu keine kleinen, sondern große Palatschinken backen. Die Wraps kunterbunt belegen und einrollen. Such dir einfach das aus, was dir am besten schmeckt, zum Beispiel Sugosauce (Rezept Seite 60), Schinken, Schneemannsauce (Rezept Seite 96), Salatblätter, geriebener Käse, klein geschnittenes Gemüse, zum Beispiel Paprika, Radieschen oder Karotten, gekochte Maiskörner oder Bohnen, gekochtes Ei, Guacamole-Avocadosauce aus einer reifen und weichen Bio-Avocado, vermischt mit Kräutersalz, Zitronensaft und eventuell Knoblauch.

Entspricht der Menge von umgerechnet 4 bis 5 großen Palatschinken, die Menge kann beliebig vervielfacht werden

Zutaten

Palatschinkenteig

ca. 250 g Milch
100 g Bio-Weizen- oder Dinkelvollkornmehl
1 Ei

Öl zum Backen der Palatschinken
Marmelade zum Füllen der Palatschinken

Werkzeug

Küchenwaage
Schüssel
Schneebesen
Esslöffel
Teigkarte
beschichtete Pfanne, am besten eine Palatschinkenpfanne
Pfannenwender (= Küchenfreund)
kleine Tasse
Pinsel zum Verteilen von Öl
großer Teller
Deckel, der so groß ist wie der Teller
Spieße

schnell zubereitet

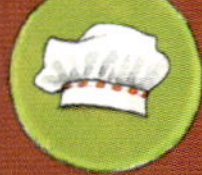
einfach

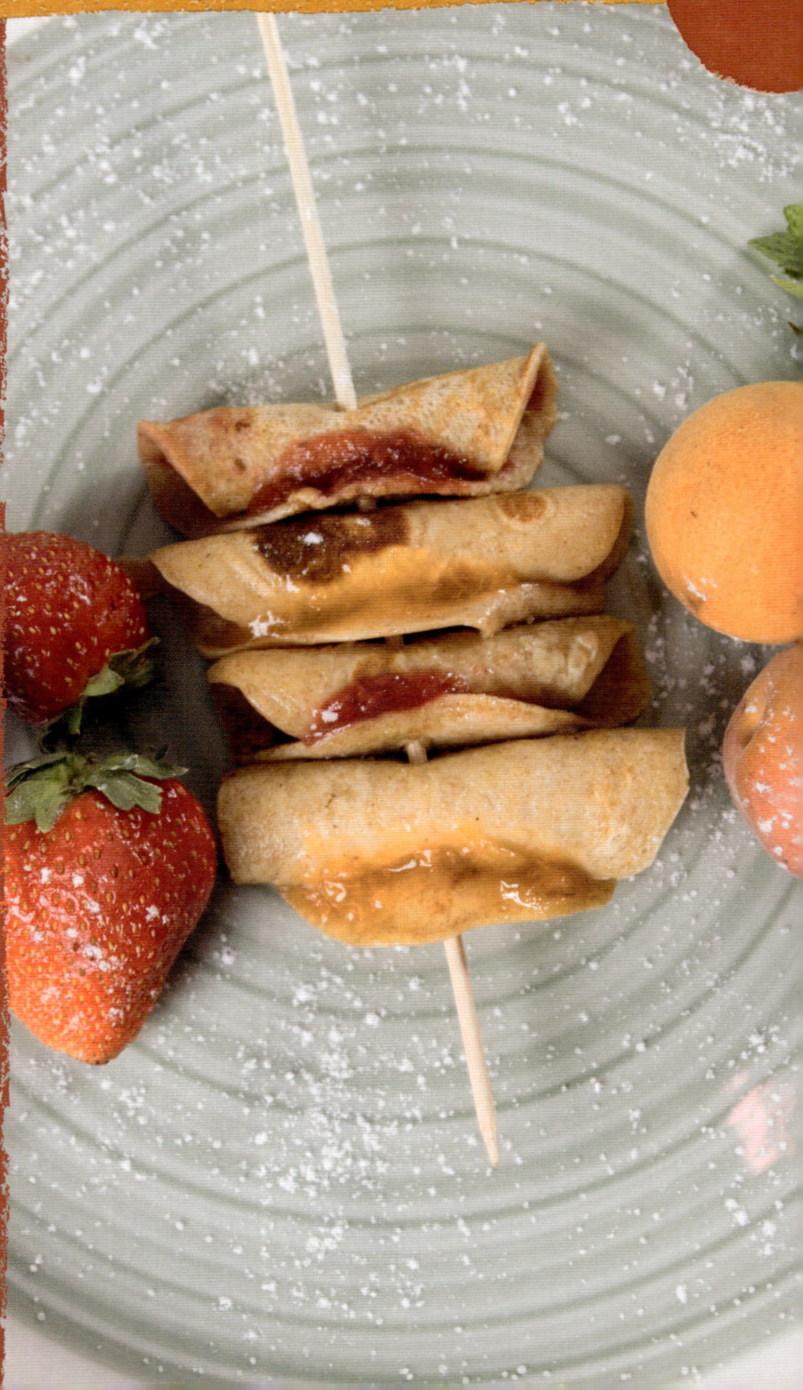

Mini-Palatschinken am Spieß

> Dazu passt: *ein Glas Milch*

Zubereitung

1 Gieß die Milch in eine Schüssel. Schütte das Mehl dazu. Verrühr alles mit dem Schneebesen. Zum Schluss kommt das Ei hinein. Rühr alles noch einmal mit dem Schneebesen durch.

2 Füll in eine kleine Tasse gut bodenbedeckt Öl. Stell eine Pfanne auf den Herd. Tauch den Pinsel in die Tasse mit Öl und streich die Pfanne damit aus.

3 Schalte den Herd auf die höchste Stufe ein und erhitze das Öl in der Pfanne. Nimm den Löffel zur Hand, tauche damit in den Teig ein und schöpf kleine Fladen in die Pfanne.

4 Sobald der Teig auf der Oberseite gestockt ist, kannst du die Fladen umdrehen und auf der zweiten Seite noch einmal ca. 15 Sekunden backen.

5 Hol die Fladen aus der Pfanne und gib sie auf einen Teller. Decke den Teller mit einem Deckel zu, dann kühlen die Fladen nicht so schnell aus.

6 Streich die Pfanne erneut mit Öl aus und wiederhole das Backen mit dem restlichen Teig. Mit der Teigkarte kannst du die letzten Teigreste aus der Schüssel holen. Sollte das Öl zu heiß werden, dann nimm die Pfanne sofort vom Herd.

7 Bestreich die fertig gebackenen Fladen mit Marmelade. Roll sie ein und stecke die eingerollten Fladen nacheinander auf einen Spieß.

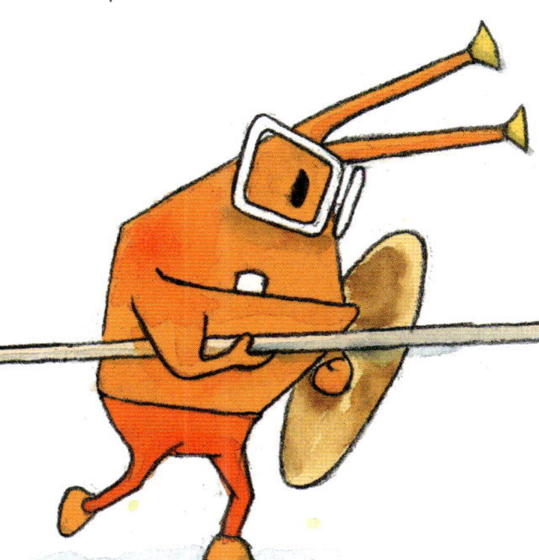

Anleitung für Erwachsene

Für den Teig Milch und Mehl verrühren. Das Ei untermengen. Eine Pfanne mit Öl auspinseln. Das Öl erhitzen und mit einem Löffel kleine Häufchen in das heiße Fett geben. Beidseitig backen. Die Palatschinken herausnehmen, auf einen Teller setzen und zum Warmhalten mit einem Deckel zudecken. Mit dem restlichen Teig ebenso verfahren. Die Palatschinken mit Marmelade füllen und auf einem Spieß aufspießen. Sie können zwischen die Palatschinken auch Obst stecken.

So wird's zur Schuljause

Pack die Spieße in deine Jausendose.

Aufbewahrung und Haltbarkeit

Die Palatschinken schmecken frisch am besten, halten aber im Kühlschrank bis zu 3 Tage. Übriggebliebene Palatschinken können als Frittaten für Suppe **(Rezept Seite 34)** **verwendet werden.**

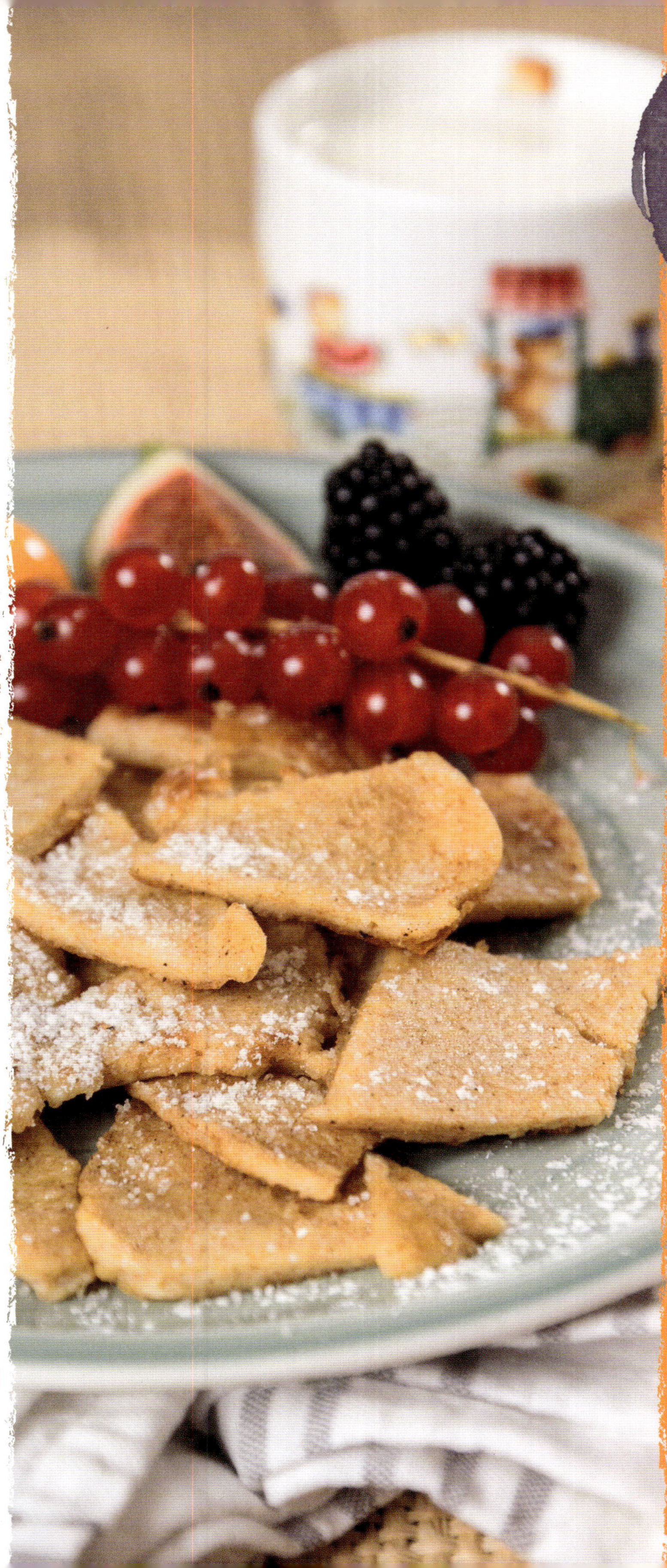

Hast du gewusst, dass …

… Hühner fast jeden Tag ein Ei legen? Insgesamt kommen so im Jahr an die 300 Eier zusammen. Aber die Lust am Eierlegen hält nicht lange an. Je älter die Hühner werden, desto weniger Eier gibt's.

1 Portion, die Menge kann beliebig vervielfacht werden

Zutaten

ca. 150 g Milch
70 g Bio-Weizen- oder Dinkelvollkornmehl
2 Eier

1 Esslöffel Butter zum Braten

Werkzeug

Küchenwaage
Schüssel
Schneebesen
Teigkarte
große beschichtete Pfanne mit Deckel
2 beschichtete Pfannenwender; die Beschichtung ist nötig, damit deine Pfanne nicht zerkratzt wird
Esslöffel

schnell zubereitet

einfach

So ein Schmarren

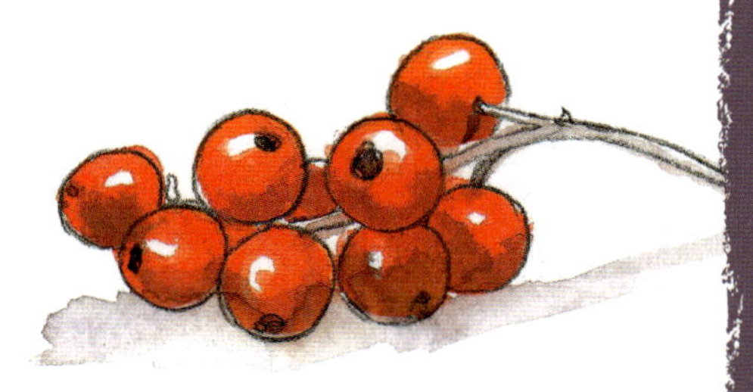

Dazu passt: Apfelmus (Seite 128), Preiselbeermarmelade

Zubereitung

1 Gieß die Milch in eine Schüssel. Schütte das Mehl dazu. Verrühr alles mit dem Schneebesen. Zum Schluss kommen die Eier hinein. Rühr alles noch einmal mit dem Schneebesen um.

2 Stell die Pfanne auf den Herd. Gib die Butter in die Pfanne. Schalte den Herd auf halbe Garstufe ein und erwärme die Butter in der Pfanne.

3 Gieß den gesamten Teig in die Pfanne. Mit der Teigkarte kannst du die letzten Teigreste aus der Schüssel holen.

4 Schalte den Herd auf halbe Garstufe zurück. Gib den Deckel auf die Pfanne. Lass den Schmarren ca. 8 Minuten stocken. Wenn auf der Oberseite alles gestockt ist und du keinen weichen Teig mehr siehst, dann kannst du den Schmarren mit zwei Pfannenwendern in Stücke reißen. Lass den Schmarren noch 3 Minuten weiterbacken, dann ist er fertig.

Anleitung für Erwachsene

Milch und Mehl verrühren. Eier untermengen. Butter in einer Pfanne erhitzen. Den Teig einfüllen und zugedeckt bei mittlerer Garstufe stocken und an der Unterseite bräunen lassen. Umdrehen, ca. 3 Minuten weiterbacken, in Stücke reißen.

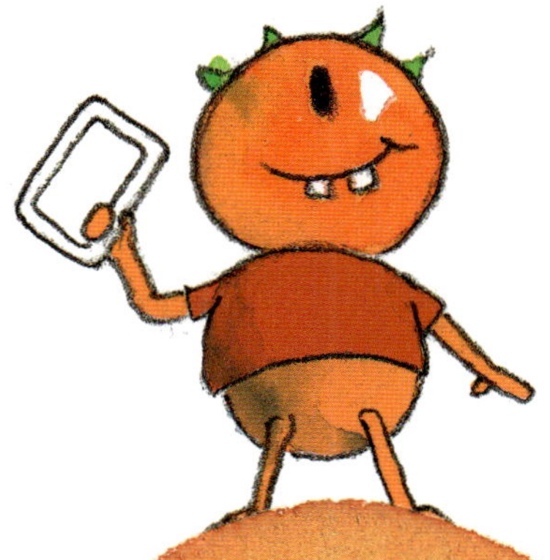

Aufbewahrung und Haltbarkeit

Schmarren schmeckt frisch am besten, hält aber im Kühlschrank bis zu 3 Tage.

So wird's zur Schuljause

Schneide ein Stück von deinem Auflauf ab und steck dieses in eine Jausenbox. In ein separates Glas kannst du Apfelmus, Vanillesauce oder Erdbeersauce füllen. Pack alles in eine Tüte, damit in der Schultasche nichts ausläuft. Die Tüte kannst du immer wieder verwenden. Löffel einpacken nicht vergessen.

ca. 3 Portionen, die Menge kann beliebig vervielfacht werden

Zutaten

750 g Milch
190 g Vollkorngrieß
30 g Butter
1 Teelöffel Vanille
Schale und Saft von 1 Bio-Zitrone
50 g Zucker
4 Eier
evtl. Obst, z. B. Marillen, Erdbeeren, Birnen- oder Apfelspalten

Werkzeug

Backofen, Backblech
Küchenwaage
Topf
Schneebesen
Raspel zum Abreiben der Zitronenschale und eine Presse zum Auspressen des Zitronensaftes
Auflaufform
Teigkarte zum Verstreichen der Masse
evtl. Schneidbrett und Messer zum Schneiden von Obst
Ofenhandschuhe

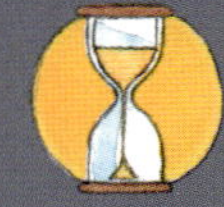
braucht etwas Zeit

mittelschwer

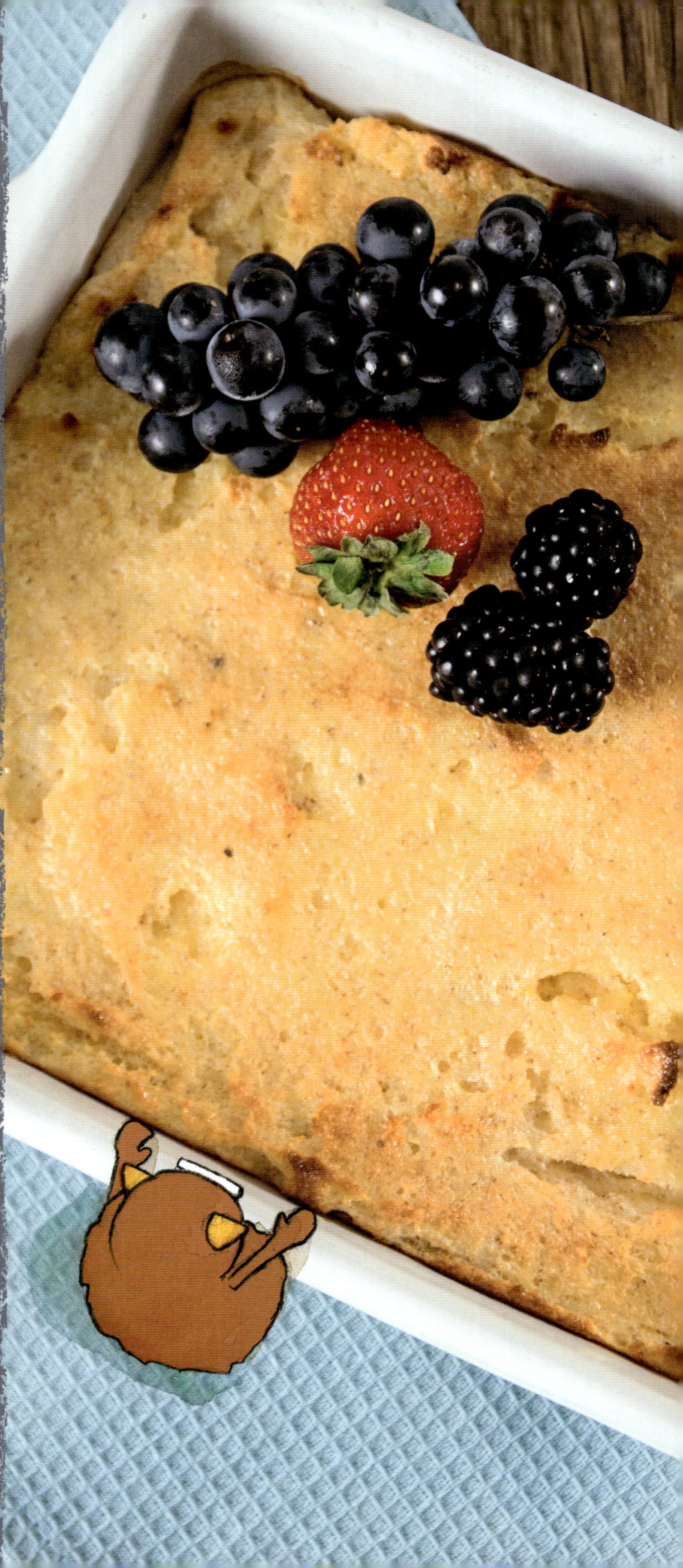

Grießauflauf

Dazu passt: Apfelmus, Vanillesauce (Seite 122), Erdbeersauce (Seite 127), Eis (Seite 136)

Zubereitung

1 Schieb ein Backblech in die unterste Backofenschiene. Schalte den Backofen auf 180 °C Heißluft oder 200 °C Unter/-Oberhitze ein.

2 Gieß die Milch in den Topf. Stell den Topf auf den Herd und lass die Milch aufkochen. Wenn die Milch kocht, rührst du den Grieß hinein. Ganz fest rühren, sonst brennt der Brei an.

Achtung! Der Brei kann ganz schön aus dem Topf spritzen! Passiert das, dann zieh den Topf sofort vom Herd und geh ein Stückerl weg, damit dich die Breispritzer nicht erwischen.

3 Nimm den Topf vom Herd und gib die restlichen Zutaten der Reihe nach dazu.
Verrühr zum Schluss alles mit dem Schneebesen. Wenn dir das zu schwer ist, dann lass dir von einem Erwachsenen helfen.

4 Verteil den Brei in der Auflaufform. Wenn du magst, kannst du noch Obst in deinen Brei stecken.

Bitte einen Erwachsenen, dass er dir die Form auf das Blech stellt. Dein Auflauf möchte nun im Backofen ca. 1 Stunde die Wärme genießen. Lass dir auch beim Herausnehmen von einem Erwachsenen helfen.

Anleitung für Erwachsene

Milch aufkochen, den Grieß einrühren und unter Rühren aufkochen, bis es blubbert. Vom Herd nehmen.

Den Backofen auf 180 °C Heißluft oder 200 °C Unter/-Oberhitze vorheizen. Ein Backblech auf die unterste Einschubebene schieben.

Restliche Zutaten zur Grießmasse geben und alles mit einem Schneebesen verrühren. Die Masse in eine Auflaufform streichen. Wenn Sie möchten, können Sie die Masse mit Obst belegen oder die Auflaufform mit Obst auskleiden.

Den Auflauf auf das Blech stellen und ca. 1 Stunde backen.

Ein Tipp von den Großen abgeschaut

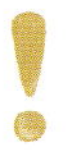

Mit einem Bratenthermometer kannst du ganz einfach überprüfen, ob dein Auflauf schon fertig gebacken ist.

Lass einen Erwachsenen das Bratenthermometer in die Mitte deines Auflaufs stechen. Wenn das Thermometer mindestens 90 °C anzeigt, dann ist der Auflauf fertig.

Aufbewahrung und Haltbarkeit

Grießauflauf hält im Kühlschrank gut verschlossen, z. B. in einem Schraubverschlussglas, bis zu 1 Woche.

Übriggebliebener Grießauflauf kann – in Scheiben geschnitten – in einer Pfanne mit etwas Butter oder Öl knusprig gebraten werden.

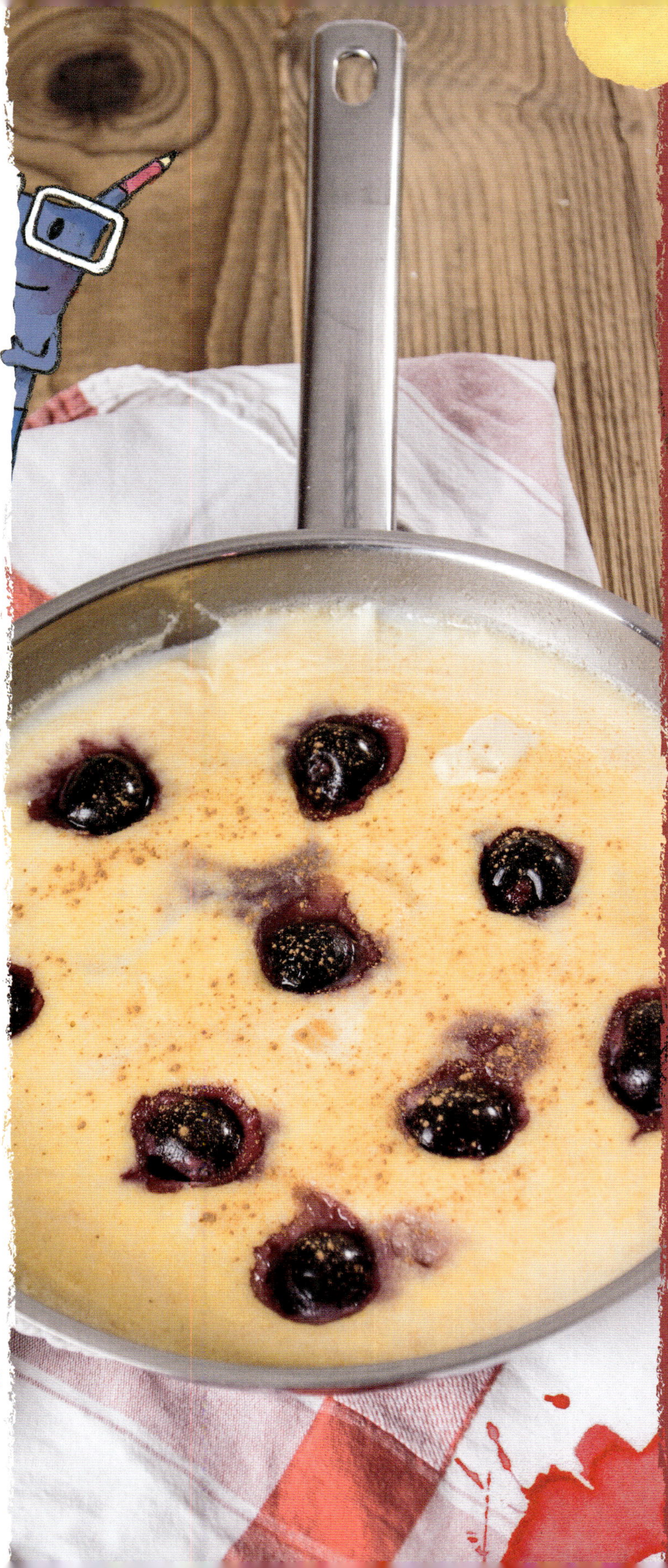

ca. 2 Portionen

Zutaten

15 g Bio-Weizen- oder Dinkelvollkornmehl
100 g sehr feines Maismehl
1 Prise Salz

15 g Butter oder Öl
200 g Wasser
400 g Milch

ca. 1 Handvoll Kirschen, frisch oder gefroren (ca. 150 g), du kannst auch Heidelbeeren, Erdbeeren, Weintrauben oder Himbeeren verwenden

Werkzeug

Küchenwaage
kleine Schüssel
Esslöffel
Pfanne
Schneebesen

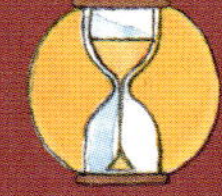
braucht etwas Zeit

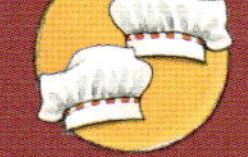
mittelschwer

Kirschmus

Dazu passt: Kompott (Seite 130)

Zubereitung

1 Gib beide Mehlsorten und das Salz in eine Schüssel und verrühr alles mit einem Löffel.

2 Stell die Pfanne auf den Herd. Gib die Butter in die Pfanne und lass sie auf ganz kleiner Stufe schmelzen. Dann füllst du das Wasser und die Milch in die Pfanne.

3 Alles erwärmen, aber noch nicht kochen lassen. Wenn du merkst, dass dein Wasser-Milch-Gemisch warm wird, dann rühr die Mehlmischung mit dem Schneebesen hinein, bis es zu blubbern beginnt. Rühr ganz kräftig, sonst brennt dein Mus an.

4 Schalte den Herd auf ungefähr ⅓ der Garstufe zurück. Lass dein Mus 30 Minuten vor sich hin köcheln. Du musst dazwischen nicht umrühren.

5 Nach 15 Minuten setzst du die Kirschen in dein Mus. Nach weiteren 15 Minuten köcheln ist dein Mus fertig.

Ganz besonders lecker schmeckt die Kruste, die sich auf dem Pfannenboden bildet. Schab sie am besten mit einem Löffel heraus.

Anleitung für Erwachsene

Beide Mehlsorten und das Salz in eine Schüssel geben und verrühren. Fett in der Pfanne erhitzen. Wasser und Milch hinzufügen. Sobald die Flüssigkeit warm ist (nicht kochen, darf nur warm sein!), die Mehlmischung mit dem Schneebesen einrühren. So lange rühren, bis der Brei dickflüssig wird.

Den Herd auf geringe Garstufe zurückschalten (ca. ⅓ der Herdleistung) und ½ Stunde köcheln lassen. Dabei nicht umrühren. Nach der halben Garzeit die Kirschen in den Brei stecken. Die Kruste, die sich am Boden bildet, ist eine wohlschmeckende Delikatesse und kann mit einem Löffel herausgeschabt werden.

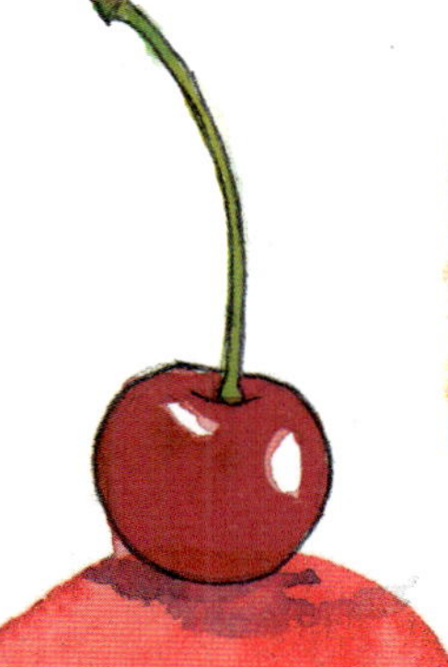

So wird's zur Schuljause

Das warme, noch weiche Mus kannst du in ein Schraubverschlussglas füllen und herauslöffeln, das kalte Mus eignet sich zum Aufschneiden.

Aufbewahrung und Haltbarkeit

Kirschmus hält im Kühlschrank gut zugedeckt ca. 3 Tage.

2 Portionen, die Menge kann beliebig vervielfacht werden

Zutaten

200 g Buttermilch
90 g Bio-Weizenvollkornmehl, ersatzweise Bio-Dinkelvollkornmehl
1 Prise Zimt oder Vanille
ca. ¼ Packung Weinsteinbackpulver (4 g)
1 Ei

1 Esslöffel Öl zum Braten

Werkzeug

Küchenwaage
Schüssel
Schneebesen
große beschichtete Pfanne mit Deckel
2 Löffel
Pfannenwender (= Küchenfreund)

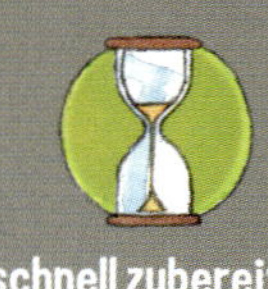
schnell zubereitet

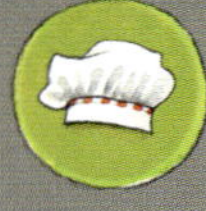
einfach

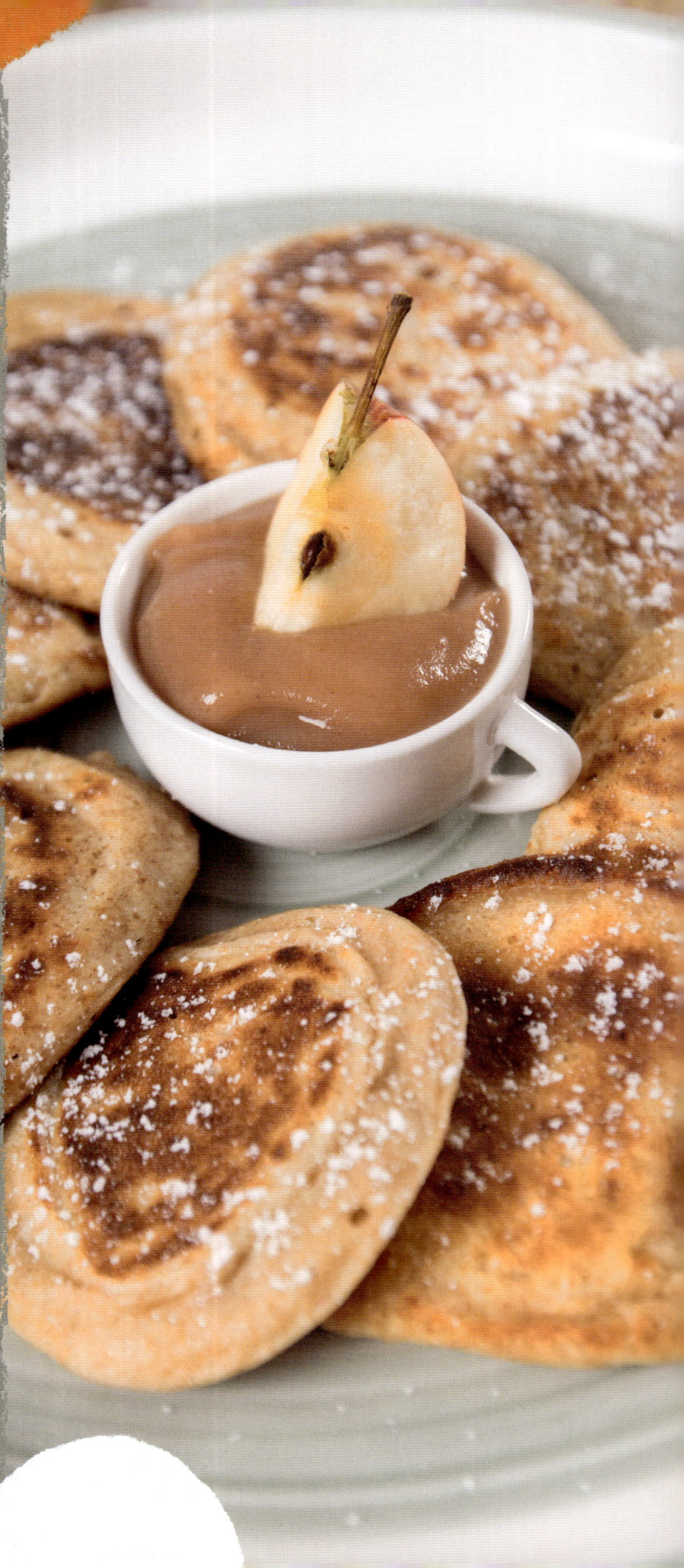

Pancakes

> Dazu passt: *Apfelmus* (Seite 128), Marmelade

Zubereitung

1 Gib das Öl in die Pfanne.
Füll die Buttermilch in eine Schüssel. Nun kommen das Mehl und Zimt oder Vanille drauf. Drück in das Mehl ein Grübchen ein und streue das Backpulver in das Grübchen.

2 Verrühr alles ganz kurz mit dem Schneebesen. Zum Schluss darf das Ei in die Schüssel. Verrühr wieder alles kurz.

3 Stell die Pfanne auf den Herd. Schalte den Herd auf die höchste Stufe ein. Schöpfe mit zwei Löffeln kleine Häufchen in die Pfanne.

4 Schalte den Herd auf halbe Garstufe zurück. Nun kommt der Deckel auf die Pfanne. Lass deine Pancakes ca. 5 Minuten backen.

5 Wenn sie oben gestockt und unten hellbraun sind, kannst du sie umdrehen und auf der zweiten Seite ca. 2 Minuten backen. Für die zweite Seite ist kein Deckel mehr nötig.

Anleitung für Erwachsene

Öl in die Pfanne geben. Für den Teig alle Zutaten in eine Schüssel füllen und mit einem Schneebesen rasch verrühren, dabei zuerst darauf achten, dass das Mehl mit dem Backpulver vermischt wird. Öl erhitzen. Mit einem Löffel Häufchen in die Pfanne setzen und backen. Je schneller Sie den Teig verarbeiten und die Pancakes backen, desto fluffiger werden diese!

So wird's zur Schuljause

Steck die Pancakes in eine Jausendose und gib in ein kleines Schraubverschlussglas Apfelmus dazu. Pack alles in eine Tüte, damit in der Schultasche nichts ausläuft. Die Tüte kannst du immer wieder verwenden. Löffel mitnehmen nicht vergessen!

Aufbewahrung und Haltbarkeit

Pancakes schmecken frisch am besten, halten aber im Kühlschrank 2 Tage.

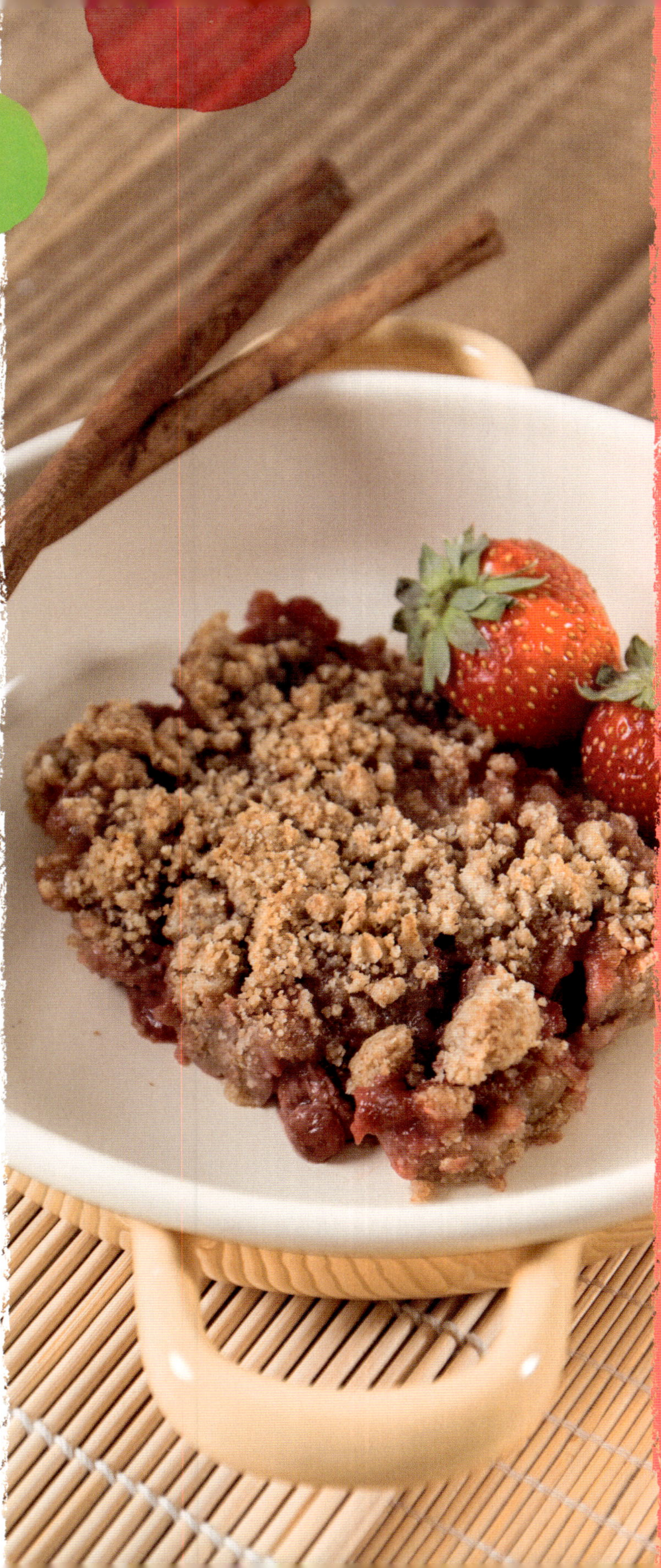

3–4 Portionen, die Menge kann beliebig vervielfacht werden

Zutaten

500 g Erdbeeren, frisch oder tiefgekühlt
6 Esslöffel Wasser

Crumble

80 g Butter
180 g Bio-Weizen- oder Dinkelvollkornmehl
40 g Zucker

Werkzeug

Backofen
Backblech
Küchenwaage
Auflaufform
Topf
Gabel
Esslöffel
Ofenhandschuhe

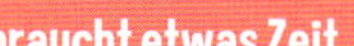

braucht etwas Zeit

einfach

Erdbeercrumble

Dazu passt: Erdbeersauce (Seite 127), Vanillesauce (Seite 122)

Zubereitung

1 Schieb ein Backblech in die unterste Backofenschiene. Schalte den Backofen auf 180 °C Heißluft oder 200 °C Unter/-Oberhitze ein.

2 Gib die Butter in den Topf. Schalte den Herd auf kleine Stufe ein. Warte, bis die Butter geschmolzen ist. Du kannst die Butter ruhig mit der Gabel ein wenig im Topf herumschieben.

3 Wenn die Butter geschmolzen ist, dann nimmst du den Topf vom Herd.
Rühr das Mehl und den Zucker mit der Gabel hinein.
Es entstehen Streusel, also kleine Klumpen.

4 Füll die Erdbeeren in die Auflaufform. Verteil das Wasser darüber. Zum Schluss kommen die Streusel drauf.

5 Stell dein Crumble auf das Backblech, das du in den Backofen geschoben hast. Dein Crumble mag nun im Backofen 30–40 Minuten die Wärme genießen.

Anleitung für Erwachsene

Den Backofen auf 180 °C Heißluft oder 200 °C Unter/-Oberhitze vorheizen. Ein Backblech auf die unterste Backofenschiene schieben.

Butter in einen Topf geben und schmelzen. Nicht zu stark erhitzen, nur schmelzen! Den Topf vom Herd nehmen und das Mehl und den Zucker mit einer Gabel unterrühren, so dass Klumpen, also Streusel, entstehen.

Die Erdbeeren und das Wasser in der Auflaufform verteilen, die Streusel drüberstreuen.

30–40 Minuten backen. Die Streusel sollen bräunen.

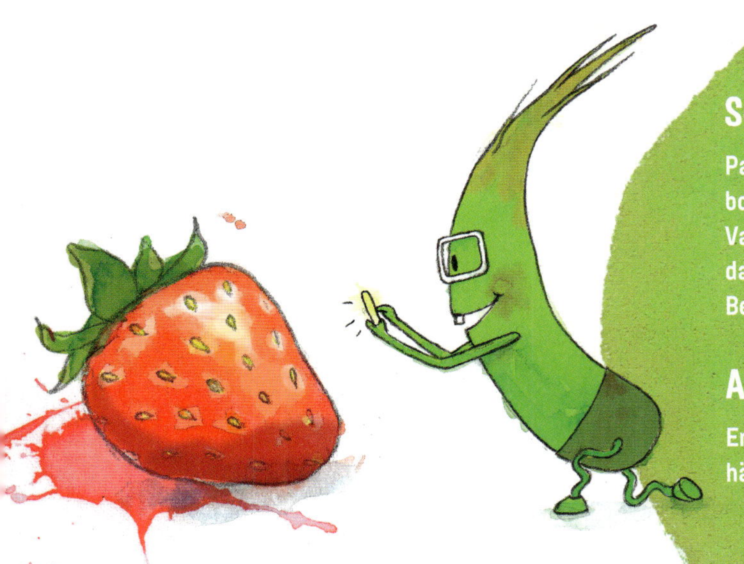

So wird's zur Schuljause

Pack dein Crumble in eine dichte Schuljausenbox. In ein Schraubverschlussglas kannst du Vanillesauce füllen. Gib alles in eine Tüte, damit in der Schultasche nichts ausläuft. Besteck nicht vergessen.

Aufbewahrung und Haltbarkeit

Erdbeercrumble schmeckt frisch am besten, hält aber im Kühlschrank bis zu 3 Tage.

6–8 Knödel, die Menge kann beliebig vervielfacht werden

Zutaten

Knödelmasse

Schale und Saft 1 Bio-Zitrone
250 g Topfen
40 g Vollkorngrieß
50 g Vollkornbrösel
1 Ei
Vanille

Einlage

2 Handvoll Obst, z. B. kleine kernlose Weintrauben, Heidelbeeren, Ribisel, Stachelbeeren, Physalis etc.

Werkzeug

Küchenwaage
Kastenhobel zum Abreiben der Zitronenschale (die feinste Seite der Raspel verwenden)
Zitronenpresse
Schüssel
Gabel
kleine Schüssel mit Wasser
Dampfgarer oder Topf

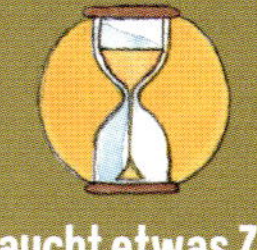
braucht etwas Zeit

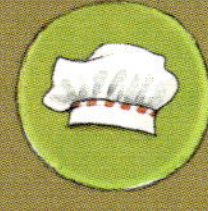
einfach

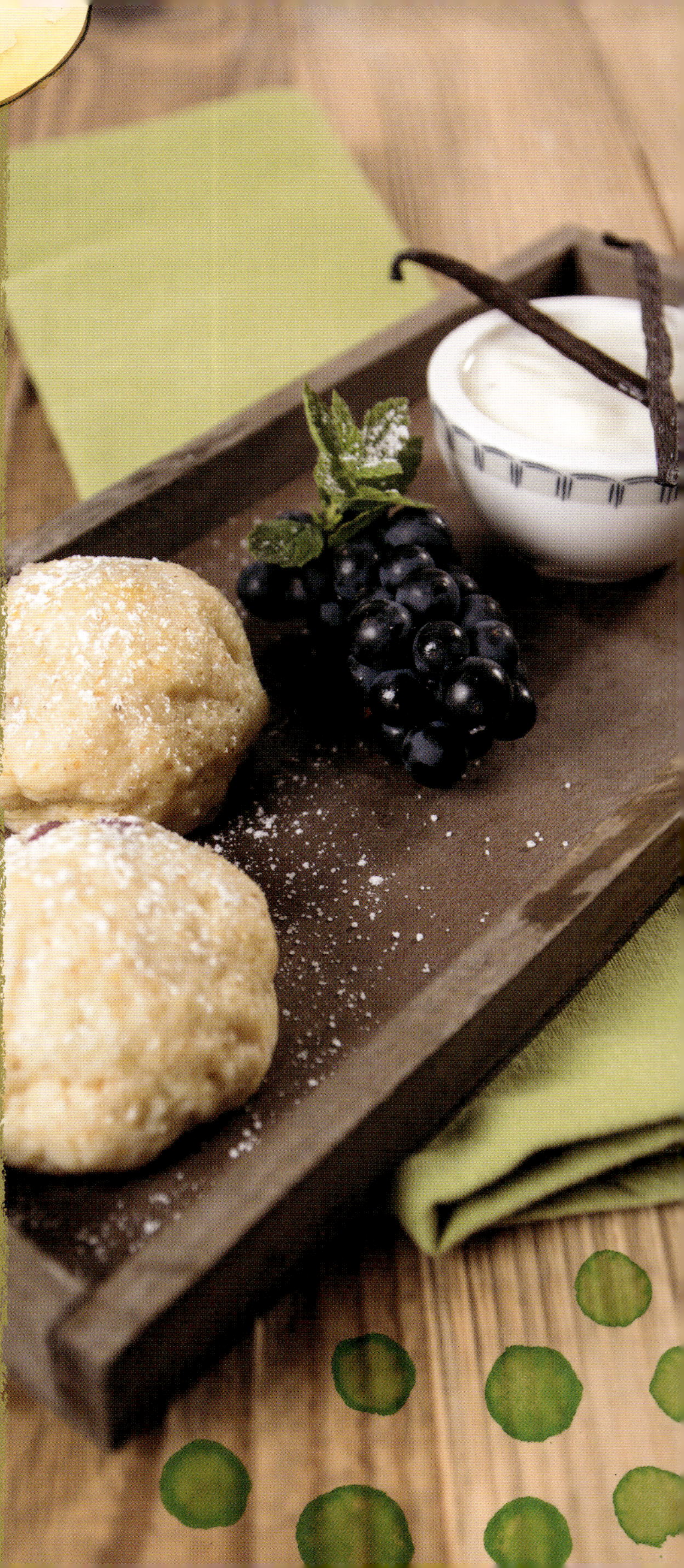

Traubenknödel

› Dazu passt: *Vanillesauce* (Seite 122), geröstete Brösel, Staubzucker

Zubereitung

1 Rasple die Schale einer Zitrone in die Schüssel. Presse den Saft aus und gib ihn ebenfalls in die Schüssel.

2 Nun kommen die restlichen Zutaten dazu. Verrühr alles mit einer Gabel oder verknete es mit den Händen.

3 Ganz zum Schluss mischst du das Obst mit der Gabel oder den Händen unter.

4 Bereite dir eine Schüssel mit kaltem Wasser vor. Mache deine Hände sauber und tauche sie in Wasser. Forme Knödel. Wenn du deine Hände nach jedem Knödel in Wasser tauchst, klebt der Teig nicht an ihnen.

5 Lass die Knödel von einem Erwachsenen entweder im Dampfgarer oder in mild gesalzenem Wasser leicht wallend köcheln. Im Dampfgarer dauert das ca. 30 Minuten, im Wasser ca. 20 Minuten.

Anleitung für Erwachsene

Für die Knödelmasse alle Zutaten verrühren. Zum Schluss das Obst mit einer Gabel untermengen. Knödel formen und im Dampfgarer 30 Minuten oder in mild gesalzenem Wasser ca. 20 Minuten garen.

Aufbewahrung und Haltbarkeit

Traubenknödel schmecken frisch am besten, halten aber im Kühlschrank bis zu 3 Tage.

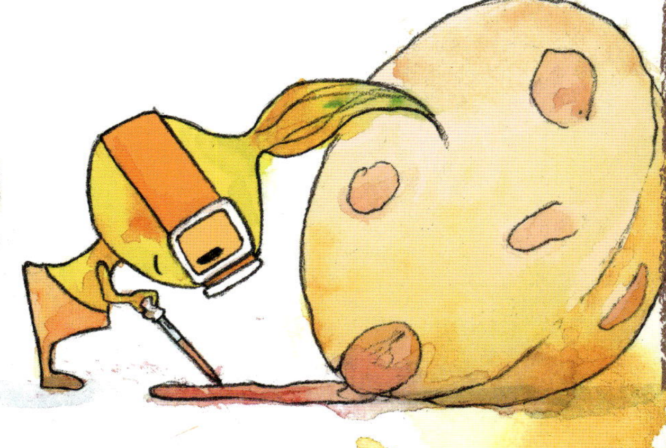

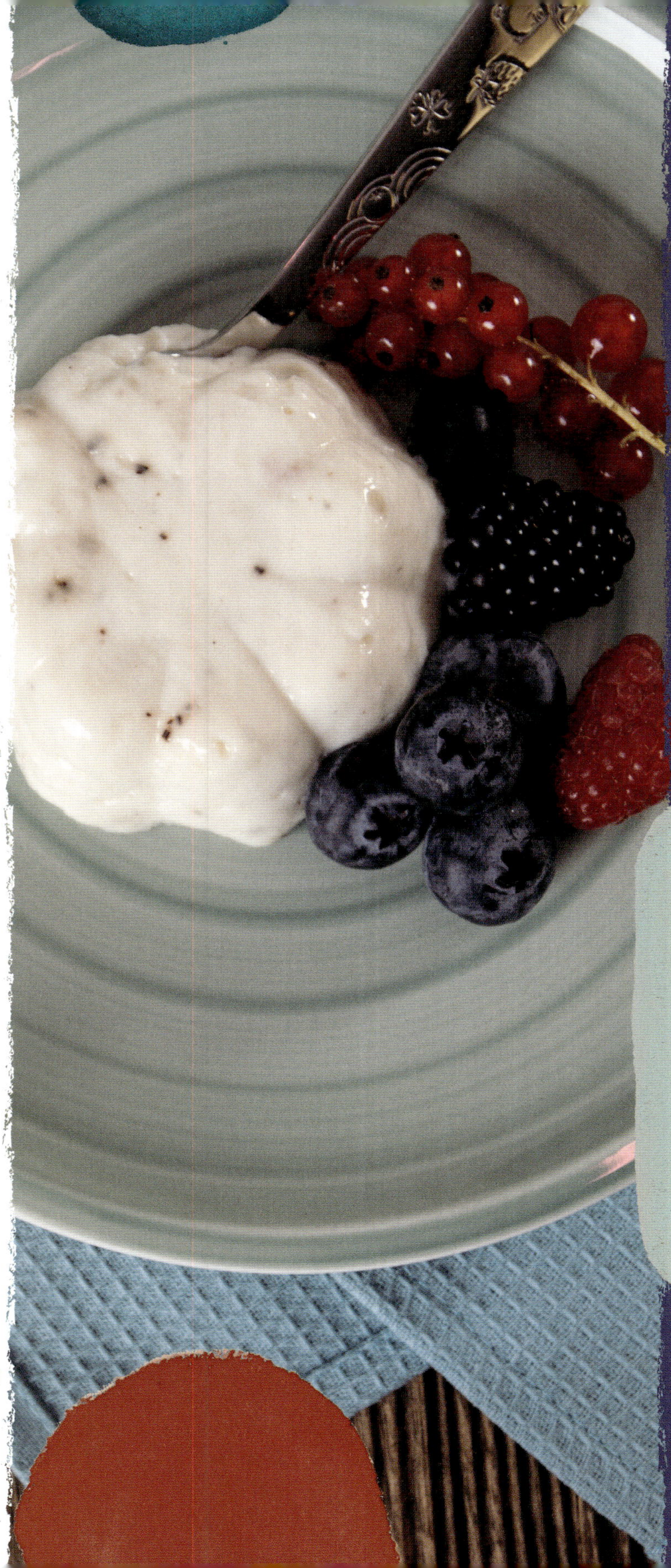

4 kleine Puddingförmchen, die Menge kann beliebig vervielfacht werden

Zutaten

500 g Milch
Mark einer halben Schote Vanille
40 g Maisstärke
ca. 1 EL Zucker (maximal 20 g)
für **Schokopudding** nimmst du statt Vanille 2–3 Teelöffel Kakaopulver

Werkzeug

Küchenwaage
Tasse
Topf
Schneebesen
4 kleine Puddingförmchen

Hast du gewusst, dass ...

... dein Speichel sogar außerhalb deines Körpers verdauen kann? Wenn du Speichel in ein stärkehaltiges Produkt bringst, z. B. in einen Pudding oder Grießbrei, dann verflüssigt sich dieser innerhalb von ein paar Stunden. Du erkennst das daran, dass sich auf deinem Gericht auf einmal eine milchige Sauce bildet. Wie kommt nun der Speichel in dein Essen? Ganz einfach! Wenn du deinen Löffel in den Mund steckst und dann in dein Essen, dann gelangt dein Speichel auch in dein Essen.

schnell zubereitet

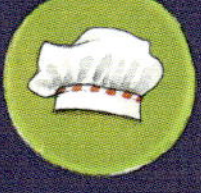
einfach

Vanillepudding

Dazu passt: Erdbeersauce (Seite 127)

Zubereitung

1 Gieß ⅔ der Milch in den Topf. Gib die Vanille hinein.
Die restliche Milch kommt in eine Tasse, in die du auch die Maisstärke füllst.
Verrühr die Maisstärke mit der Milch.

2 Stell den Topf mit der Milch auf den Herd und lass die Milch aufkochen.
Wenn die Milch kocht, nimmst du den Topf vom Herd und rührst die Milchmischung aus der Tasse hinein.

3 Nun stellst du den Topf wieder auf den Herd zurück und lässt deinen Pudding so lange kochen, bis er zu blubbern beginnt. Rühr dabei kräftig um, denn sonst brennt dein Pudding an.

Achtung! Der Pudding kann ganz schön aus dem Topf spritzen! Passiert das, dann zieh den Topf sofort vom Herd und geh ein Stückerl weg, damit dich die Pudding-Spritzer nicht erwischen.

4 Du kannst den Pudding nun so essen oder mit Zucker süßen. Honig eignet sich nicht, denn der macht deinen Pudding flüssig.

Zum Auskühlen füllst du den Pudding in Puddingförmchen. Damit der Pudding nicht in den Förmchen kleben bleibt, musst du diese davor mit kaltem Wasser ausspülen, aber nicht abtrocknen!

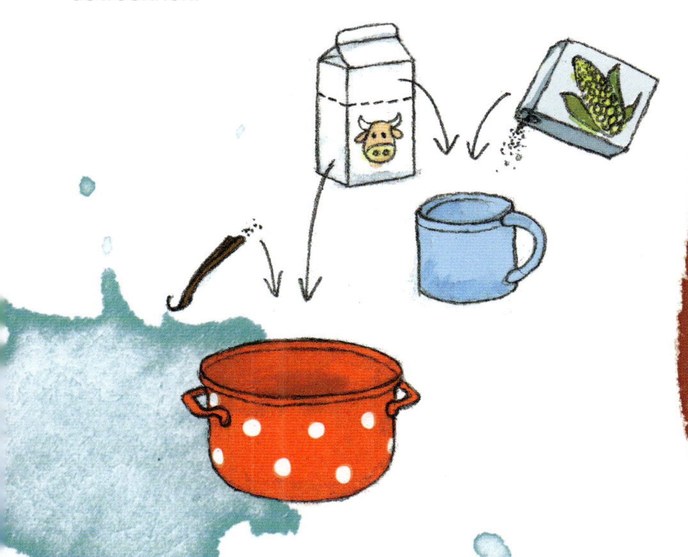

Anleitung für Erwachsene

⅔ der Milch mit der Vanille aufkochen. Die restliche Milch mit der Maisstärke verrühren und unter Rühren in die Milch einkochen, bis es blubbert. Vom Herd nehmen. Erst dann süßen, das spart Zucker, ohne dass der süße Geschmack darunter leidet. Puddingförmchen mit kaltem Wasser ausspülen und den Pudding einfüllen.

So wird's zur Schuljause

Füll deinen Pudding in ein Schraubverschlussglas. Damit in deiner Schultasche nichts ausläuft, packst du das Glas mitsamt einem Löffel in eine Tüte. Die Tüte lässt sich immer wieder verwenden.

Aufbewahrung und Haltbarkeit

Pudding hält im Kühlschrank gut verschlossen bis zu 5 Tage.

3–4 Portionen, die Menge kann beliebig vervielfacht werden

Zutaten

500 g Milch
Mark einer halben Schote Vanille
20 g Maisstärke
ca. 1 Esslöffel Zucker (maximal 20 g)

Werkzeug

Küchenwaage
Tasse
Topf
Schneebesen

Hast du gewusst, dass ...

... Vanille eigentlich schwarz und nicht gelb ist? Echte Vanille wächst auf Orchideenpflanzen. Man erntet die Früchte, also die „Schoten", und lässt sie vergären, man sagt auch „fermentieren" dazu. Wenn sie braun sind, können wir sie als Gewürz verwenden. Echte Vanille erkennst du daran, dass du im fertigen Gericht schwarze Punkte findest. Chemisch hergestellte Vanille ist gelb und hat keine schwarzen Punkte.

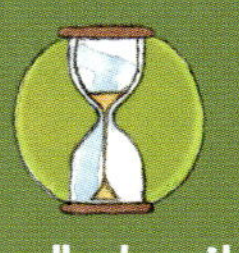
schnell zubereitet

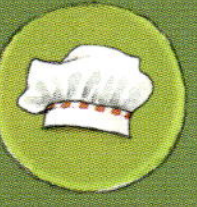
einfach

Vanillesauce

Vanillesauce dient als Beilage zu vielen süßen Gerichten, passt aber auch zu Kuchen oder Apfelstrudel

Zubereitung

1 Gieß ⅔ der Milch in den Topf. Gib die Vanille dazu. Die restliche Milch kommt in eine Tasse, in die du auch die Maisstärke füllst.

2 Verrühr die Maisstärke mit der Milch. Stell den Topf mit der Milch auf den Herd und lass die Milch aufkochen.

3 Wenn die Milch kocht, nimmst du den Topf vom Herd und rührst die Milch aus der Tasse hinein.

4 Nun stellst du den Topf wieder auf den Herd zurück und lässt deine Sauce so lange kochen, bis sie zu blubbern beginnt. Rühr dabei kräftig um, denn sonst brennt deine Sauce an.

Achtung! Die Vanillesauce kann ganz schön aus dem Topf spritzen! Passiert das, dann zieh den Topf sofort vom Herd und geh ein Stückerl weg, damit dich die Vanillesauce nicht erwischt.

5 Du kannst die Sauce nun so essen oder mit Zucker süßen. Honig eignet sich nicht, denn der macht die Sauce zu dünnflüssig.

Anleitung für Erwachsene

⅔ der Milch mit der Vanille aufkochen. Die restliche Milch mit der Maisstärke verrühren und unter Rühren in die Milch einkochen, bis es blubbert.
Vom Herd nehmen. Erst dann süßen, das spart Zucker, ohne dass der süße Geschmack darunter leidet. Möchten Sie keine Haut auf der Oberfläche, dann decken Sie die fertige Sauce zu.

So wird's zur Schuljause

Füll deine Vanillesauce, mit ein paar Beeren und einem Löffel Haferflocken vermischt, in ein Schraubverschlussglas. Damit in deiner Schultasche nichts ausläuft, packst du das Glas mitsamt einem Löffel in eine Tüte. Die Tüte lässt sich immer wieder verwenden.

Aufbewahrung und Haltbarkeit

Vanillesauce hält im Kühlschrank gut verschlossen z. B. in einem Honig-Schraubverschlussglas bis zu 5 Tage.

Paulas Pudding

Dazu passt: Erdbeersauce (Seite 127), Obst

So wird's zur Schuljause

Du kannst deinen Pudding zur Schuljause mitnehmen. Damit in deiner Schultasche nichts ausläuft, packst du das Glas mitsamt einem Löffel in eine Tüte. Die Tüte lässt sich immer wieder verwenden.

Aufbewahrung und Haltbarkeit

Pudding hält im Kühlschrank gut verschlossen bis zu 5 Tage.

Anleitung, Kids, Teenager und Erwachsene

Füll zwei Löffel Schokopudding, zwei Löffel Vanillepudding, zwei Löffel Obst, dann wieder zwei Löffel Schokopudding, zwei Löffel Vanillepudding, zwei Löffel Obst in dein Glas und zwar so viel, bis dein Glas voll ist.

8 kleine Puddingförmchen oder Gläschen, die Menge kann beliebig vervielfacht werden

Zutaten

1 Topf Vanille- und Schokopudding lt. Rezept von Seite 120

Obst, z. B. Heidelbeeren, Weintrauben, Erdbeeren oder was du sonst gerne hast

Werkzeug

2 Löffel zum Schöpfen

kleine Puddingförmchen oder Schraubverschlussgläser, z. B. leere Marmeladengläser

schnell zubereitet

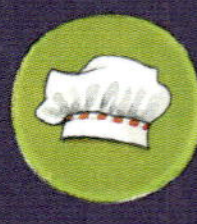
einfach

So wird's zur Schuljause

Füll ein Schraubverschlussglas zu einem Drittel mit Obst. Den Rest füllst du mit Pudding auf. Damit in deiner Schultasche nichts ausläuft, packst du das Glas mitsamt einem Löffel in eine Tüte. Die Tüte lässt sich immer wieder verwenden.

Aufbewahrung und Haltbarkeit

Obst im Vanillesumpf hält im Kühlschrank je nach Obstsorte bis zu 2 Tage.

Obst im Vanillesumpf

Anleitung für Kids, Teenager und Erwachsene

Schneide das Obst in kleine Stücke. Verteile den Pudding über dem Obst. Wenn du magst, kannst du noch ein paar Nüsse drüberstreuen.

Ca. 3 Portionen, die Menge kann beliebig vervielfacht werden

Zutaten

1–2 Handvoll Obst pro Teller
Vanillepudding lt. Rezept von Seite 146

Werkzeug

Teller
Schneidbrett
Messer zum Schneiden von Obst

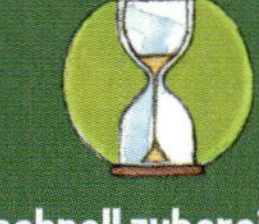
schnell zubereitet

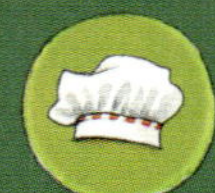
einfach

So wird's zur Schuljause

Fülle deinen Grießbrei abwechselnd mit Marmelade oder Apfelmus in ein Schraubverschlussglas und packe das Glas mitsamt einem Löffel in eine Tüte. So läuft in der Schultasche nichts aus. Die Tüte lässt sich immer wieder verwenden. Im Kühlschrank hält dein Grießbrei im Glas mindestens 3 Tage.

Aufbewahrung und Haltbarkeit

Der Grießbrei ist im Kühlschrank ca. 3 Tage haltbar.

Grießbrei

Du kannst deinen Grießbrei einfach so essen oder Zimt, Kakao, Obst, Marmelade, Apfelmus (Rezept Seite 128) bzw. Kompott (Rezept Seite 130) drüber verteilen.

Zubereitung

1 Stell den Topf auf den Herd und gieß die Milch hinein. Lass die Milch aufkochen. Sobald die Milch kocht, rührst du den Grieß mit dem Schneebesen in die Milch. Achtung! Der Brei kann ganz schön aus dem Topf spritzen! Passiert das, dann zieh den Topf sofort vom Herd und geh ein Stückerl weg, damit dich die Brei-Spritzer nicht erwischen.

2 Nimm den Topf vom Herd und deck ihn zu. Lass deinen Grießbrei 10 bis 15 Minuten chillen.

Anleitung für Erwachsene

Milch aufkochen, Grieß einrühren und unter Rühren aufkochen, bis es blubbert. Vom Herd nehmen und zugedeckt 10 bis 15 Minuten quellen lassen.

1 Portion, die Menge kann beliebig vervielfacht werden

Zutaten

300 g Milch
40 g Vollkorngrieß

Werkzeug

Küchenwaage, Topf mit Deckel
Schneebesen

schnell zubereitet

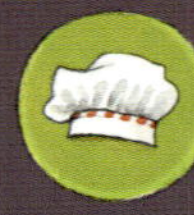
einfach

Aufbewahrung und Haltbarkeit

Erdbeersauce hält im Kühlschrank gut verschlossen bis zu 2 Tage.

Erdbeer-sauce

> Erdbeersauce dient als Beilage zu vielen süßen Gerichten, veredelt Cremen, Naturjoghurt und Puddings.

Anleitung für Kids, Teenager und Erwachsene

1 Füll die Erdbeeren in den Mixtopf. Gib das Wasser dazu. Lass die Erdbeeren von einem Erwachsenen pürieren.

2 Wenn dir die Sauce zu sauer ist, kannst du sie mit wenig Zucker oder Honig süßen.

So wird's zur Schuljause

Füll die Sauce gemeinsam mit Joghurt und Haferflocken in ein Schraubverschlussglas. Damit in deiner Schultasche nichts ausläuft, packst du das Glas mitsamt einem Löffel in eine Tüte. Die Tüte lässt sich immer wieder verwenden.

1 Portion, die Menge kann beliebig vervielfacht werden

Zutaten

100 g Erdbeeren
3 Esslöffel Wasser

Werkzeug

Küchenwaage, Mixtopf
Mixstab, Esslöffel

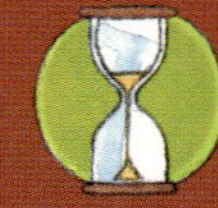
schnell zubereitet

einfach

3–4 Portionen, die Menge kann beliebig vervielfacht werden

Zutaten

200 g Wasser
½ Teelöffel Zimt, 1 Messerspitze Nelkenpulver
500 g Äpfel, am besten Boskoop
evtl. Honig, Zitronensaft oder Zucker

Werkzeug

Küchenwaage
Topf mit Deckel
Schneidbrett
Messer
Pürierstab

Zum Aufbewahren

Schraubverschlussgläser
Trichter zum Einfüllen in die Gläser

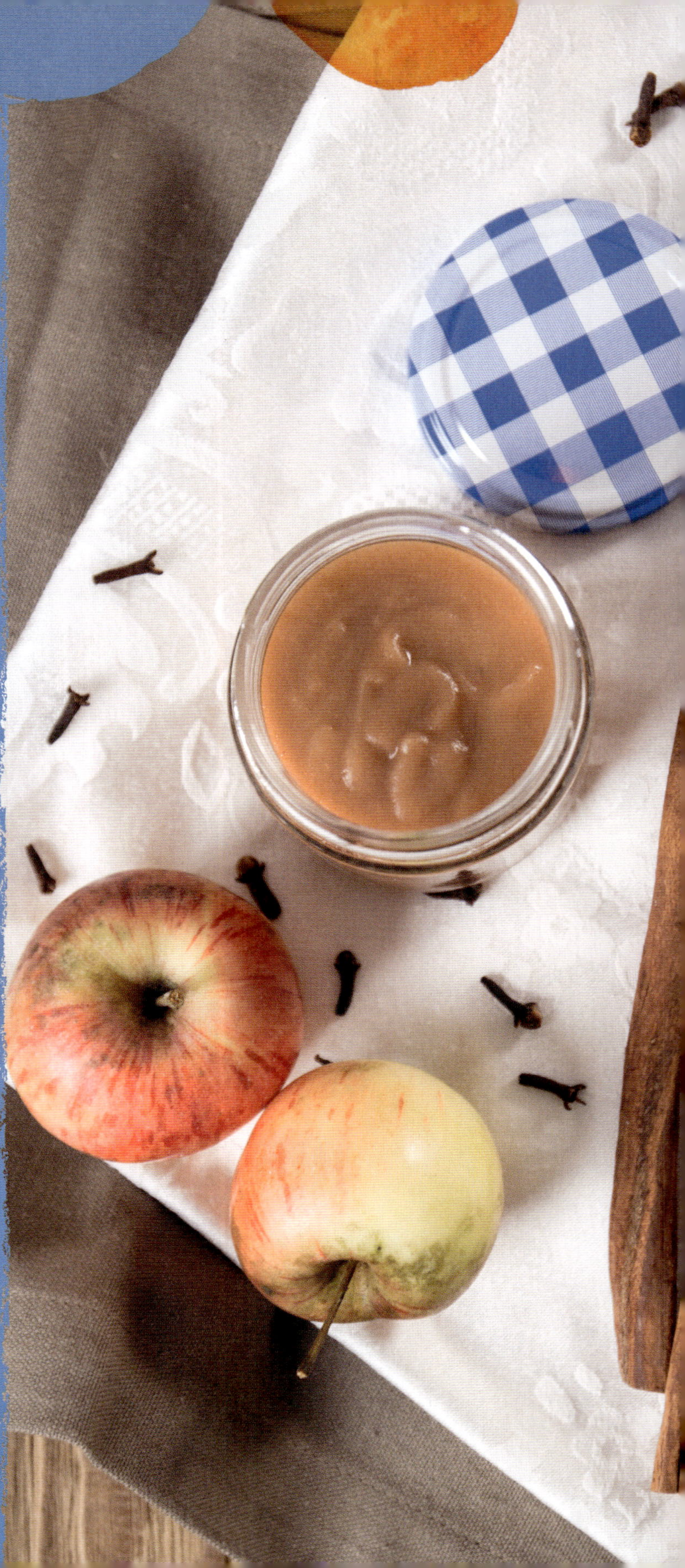

Weißt du, woran ...

... du erkennst, ob dein Apfel reif ist? Schau dir die Kerne an, sind diese braun, dann ist dein Apfel reif.

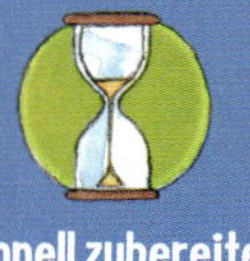
schnell zubereitet

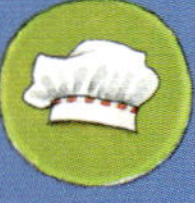
einfach

Apfelmus

Apfelmus dient als Beilage zu vielen süßen Gerichten, würzt Cremen und Naturjoghurt.

Zubereitung

1 Schneide die Äpfel in der Mitte auseinander und dann noch einmal, so dass du vier Apfelteile hast.
Schneide den Stängel und das Kerngehäuse heraus.

2 Gib das Wasser und die Gewürze in den Topf und lass das Wasser aufkochen.
Sobald das Wasser kocht, kommen die Äpfel in den Topf.

3 Decke den Topf zu und lass alles aufkochen. Wenn die Äpfel kochen, schalte auf halbe Garstufe zurück.
Lass deine Äpfel 15 Minuten köcheln.

4 Ganz zum Schluss bittest du einen Erwachsenen, dass er dir alles mit dem Pürierstab püriert. Probiere den Pürierstab niemals alleine aus, du kannst dir damit deine Finger abschneiden! Mach das nicht selber, mit dem Pürierstab kann man sich sehr schwer verletzen.

Anleitung für Erwachsene

Wasser, Gewürze und entkernte, aber ungeschälte Äpfel weichkochen. Pürieren. Nach Bedarf süßen, oft reicht aber die Natursüße schon aus.

So wird's zur Schuljause

Du kannst dein Mus in ein Schraubverschlussglas füllen und einfach zur Schuljause mitnehmen. Damit in deiner Schultasche nichts ausläuft, packst du das Glas mitsamt einem Löffel in eine Tüte. Die Tüte lässt sich immer wieder verwenden.

Aufbewahrung und Haltbarkeit

Apfelmus hält, wenn es kochend heiß in ein Schraubverschlussglas gefüllt wird, viele Monate.

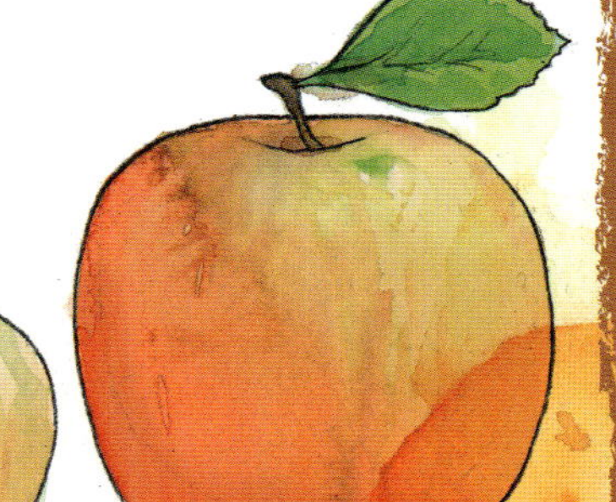

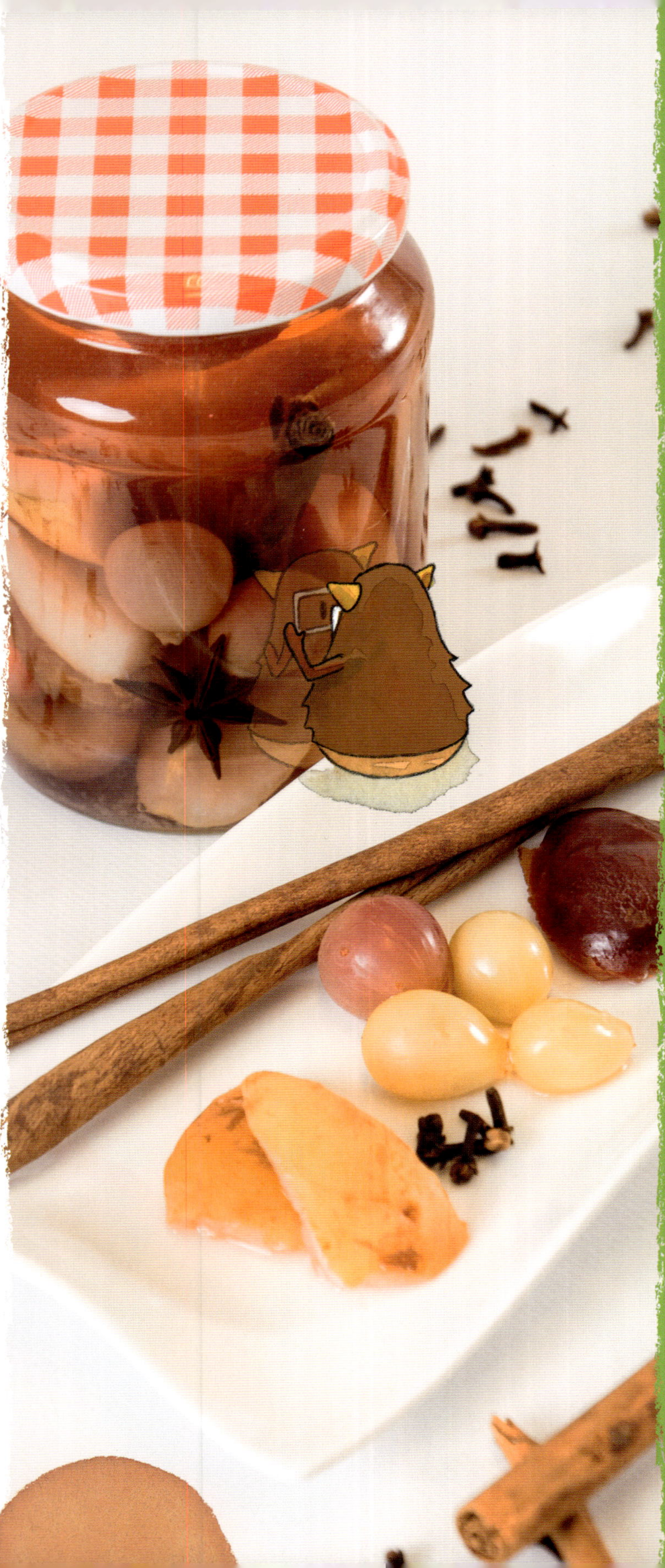

1 Portion, die Menge kann beliebig vervielfacht werden

Zutaten

ca. 1½ große Tassen Wasser (ca. 400 g)
½ Zimtstange, 2 Nelken, evtl. 1 Sternanis, evtl. eine Scheibe Bio-Zitrone oder Bio-Orange
2–3 Handvoll Obst (200–300 g)
evtl. Honig oder Zucker

Werkzeug

große Tasse
Topf mit Deckel
Schneidbrett
Messer

Zum Aufbewahren

Schraubverschlussgläser
Trichter zum Einfüllen in die Gläser

schnell zubereitet

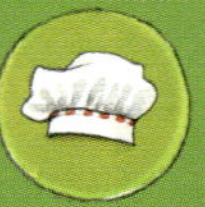

einfach

Kompott

Zubereitung

1 Wasche das Obst und schneide es in beliebig große Stücke. Gieß das Wasser in den Topf. Gib die Gewürze dazu. Lass das Wasser aufkochen.

2 Sobald das Wasser kocht, darf das Obst in das Wasserbad. Decke den Topf mit dem Deckel zu. Sobald das Kompott kocht, schaltest du auf halbe Garstufe zurück.
Dein Kompott mag nun 5 bis 15 Minuten vor sich hin köcheln, je länger es köchelt, desto weicher wird das Obst.

Anleitung für Erwachsene

Wasser und Gewürze aufkochen. Obst hinzufügen. Zugedeckt zur gewünschten Konsistenz kochen, das dauert je nach Obst 5 bis 15 Minuten. Evtl. nach dem Garen süßen, falls das Kompott zu wenig süß ist.

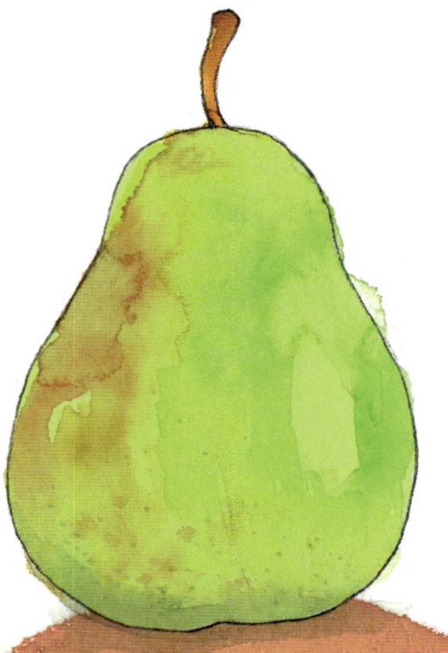

So wird's zur Schuljause

Füll das Kompott in ein Schraubverschlussglas, so kannst du es als Begleiter zu Topfenwürstchen oder einem Schmarren essen oder einfach nur so auslöffeln.

Aufbewahrung und Haltbarkeit

Kompott hält, wenn es kochend heiß in ein Schraubverschlussglas gefüllt wird, viele Monate.

2 Portionen, die Menge kann beliebig vervielfacht werden

Zutaten

120 g Milch
30 g kleinblättrige Haferflocken
1 braune Bio-Banane (wenn die Banane nicht braun ist, schmeckt die Creme nicht süß)
40 g Topfen
90 g Joghurt
1 Prise Zimt

Werkzeug

Küchenwaage
Topf
Löffel
Schneebesen
Pürierstab

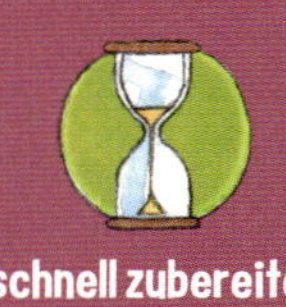
schnell zubereitet

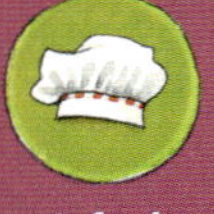
einfach

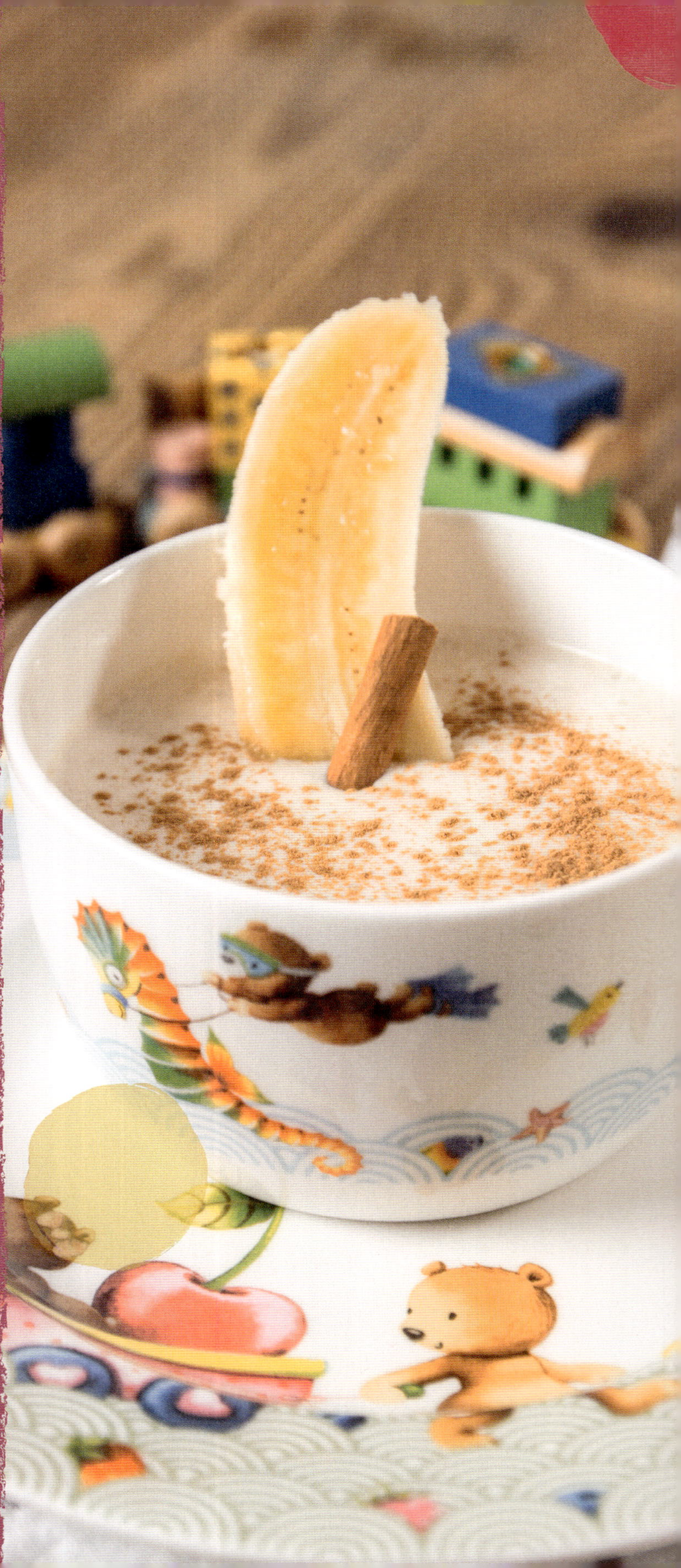

Bananencreme

Zubereitung

1 Gieß die Milch in den Topf und lass sie aufkochen. Wenn die Milch kocht, nimmst du den Topf vom Herd und mischst die Haferflocken unter.

2 Stell den Topf noch einmal auf den Herd und rühr mit einem Schneebesen kräftig um, bis es zu blubbern beginnt. Nimm den Topf vom Herd und lass ihn 10 Minuten stehen.

3 Teile die geschälte Banane in kleine Stücke und gib diese in den Topf. Nun kannst du schon mal alles mit einem Löffel umrühren. Misch nun den Topfen, das Joghurt und den Zimt dazu.

4 Bitte einen Erwachsenen, dass er die Mischung für dich zu einer feinen Creme püriert. Probiere den Pürierstab niemals alleine aus, du kannst dir damit deine Finger abschneiden!

Anleitung für Erwachsene

Milch und Haferflocken aufkochen, vom Herd nehmen und 10 Minuten ziehen lassen.
Die übrigen Zutaten untermengen, pürieren.

So wird's zur Schuljause

Du kannst deine Creme in ein Schraubverschlussglas füllen und einfach zur Schuljause mitnehmen. Damit in deiner Schultasche nichts ausläuft, packst du das Glas mitsamt einem Löffel in eine Tüte. Die Tüte lässt sich immer wieder verwenden.

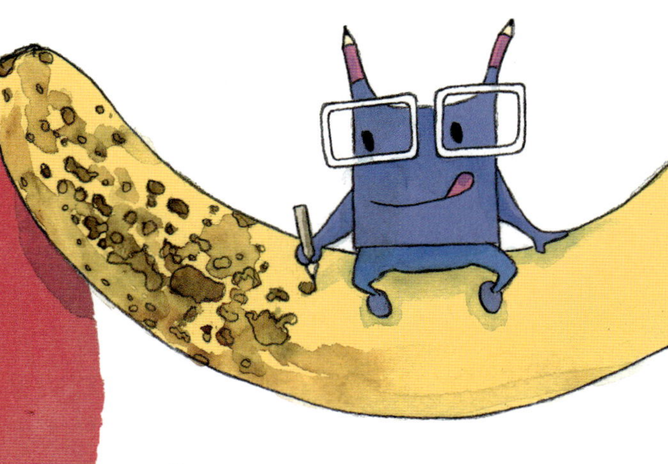

Aufbewahrung und Haltbarkeit

Die Creme schmeckt frisch am besten, ist aber im Kühlschrank 2 Tage haltbar. Allerdings kann es sein, dass sich die Creme aufgrund der Banane braun verfärbt. Mit der Beimengung von einem Schuss Zitronensaft kann man diesen Prozess ein wenig verzögern.

Topfencreme

Dazu passt: Obst zum Eintauchen

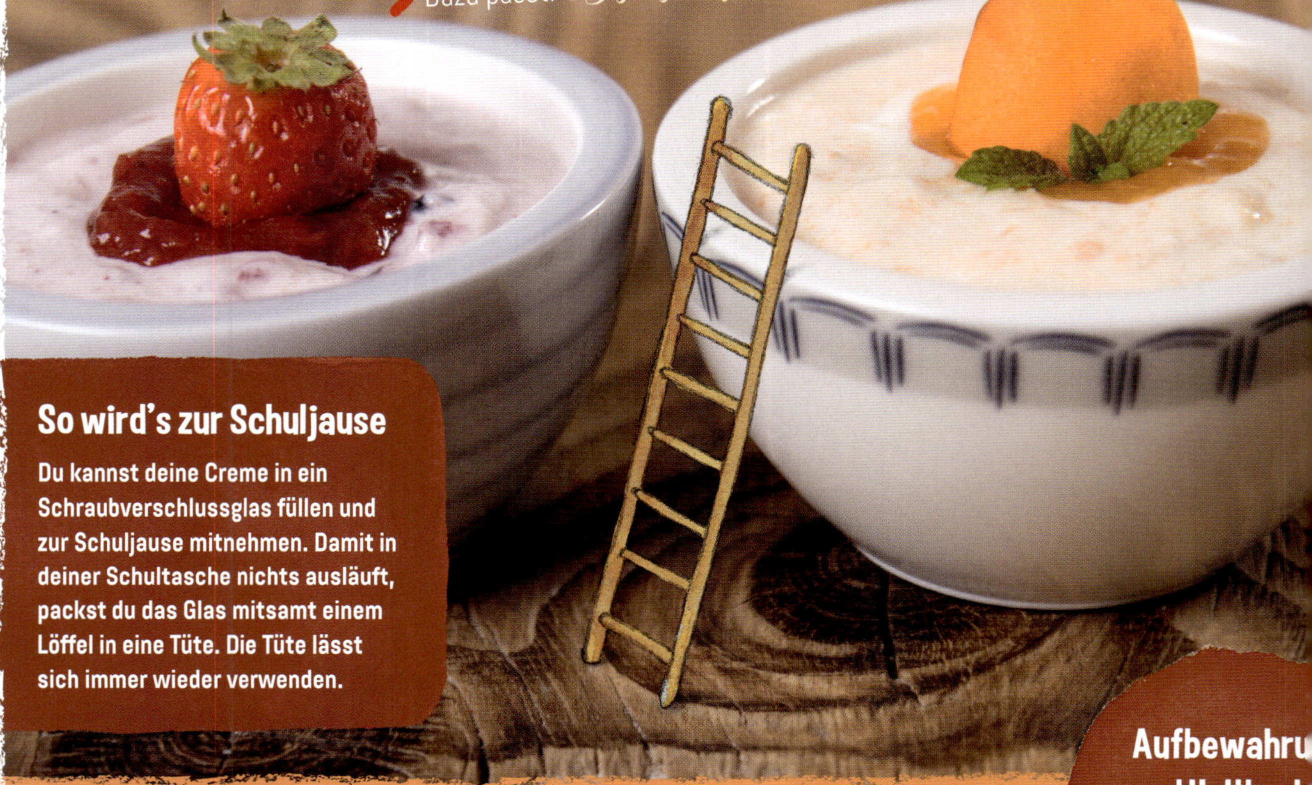

So wird's zur Schuljause

Du kannst deine Creme in ein Schraubverschlussglas füllen und zur Schuljause mitnehmen. Damit in deiner Schultasche nichts ausläuft, packst du das Glas mitsamt einem Löffel in eine Tüte. Die Tüte lässt sich immer wieder verwenden.

Aufbewahru und Haltbark

Die Creme ist im K schrank ca. 3 Tag haltbar.

2 Portionen, die Menge kann beliebig vervielfacht werden

Zutaten

Saft einer Bio-Zitrone oder Bio-Orange
3 Esslöffel Topfen (ca. 90 g)
3 Esslöffel Naturjoghurt (ca. 60 g)
3 Esslöffel Sauerrahm (ca. 90 g)
3 Esslöffel Marmelade (ca. 90 g)

Werkzeug

Schüssel
Schneebesen
Zitronenpresse
Esslöffel

Anleitung für Erwachsene

Alle Zutaten kräftig verrühren.

Zubereitung

1 Presse den Saft aus und gieß den Saft in die Schüssel. Nun kommen die restlichen Zutaten dazu. Verrühr alles ganz kräftig mit dem Schneebesen.

2 Wenn du magst, kannst du zum Schluss noch Obst untermischen und mit Vanille würzen.

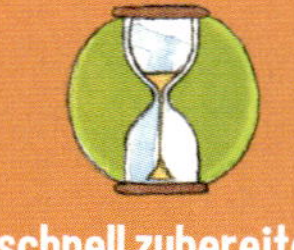

schnell zubereitet

einfach

Milkshake

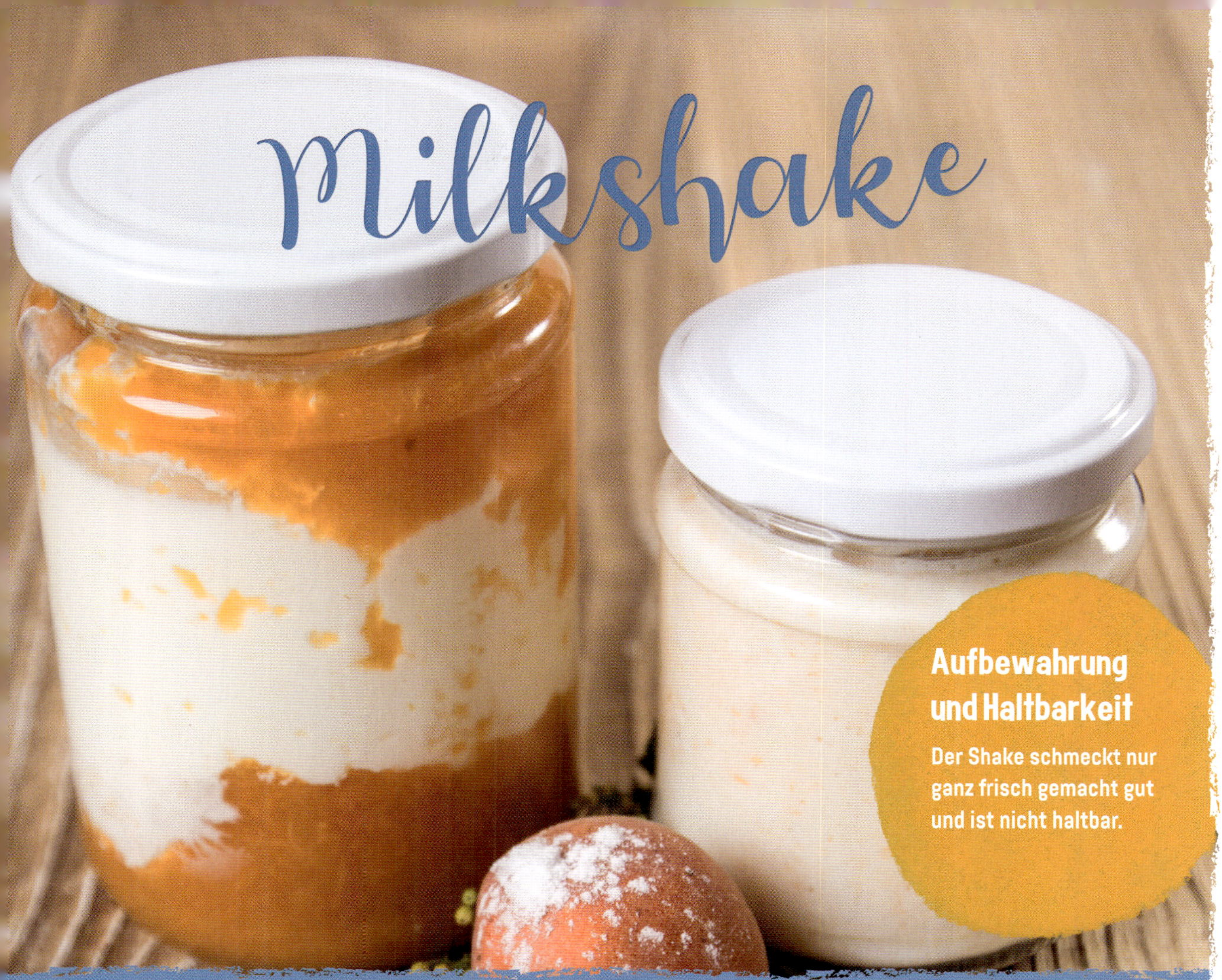

Aufbewahrung und Haltbarkeit

Der Shake schmeckt nur ganz frisch gemacht gut und ist nicht haltbar.

1 Portion, die Menge kann beliebig vervielfacht werden

Zutaten

Milch
1 Marmeladenglas, in dem noch Reste von Marmelade sind

Werkzeug

Marmeladenglas, in dem nur noch Reste von Marmelade sind, cooles Glas zum Einfüllen deines Shakes

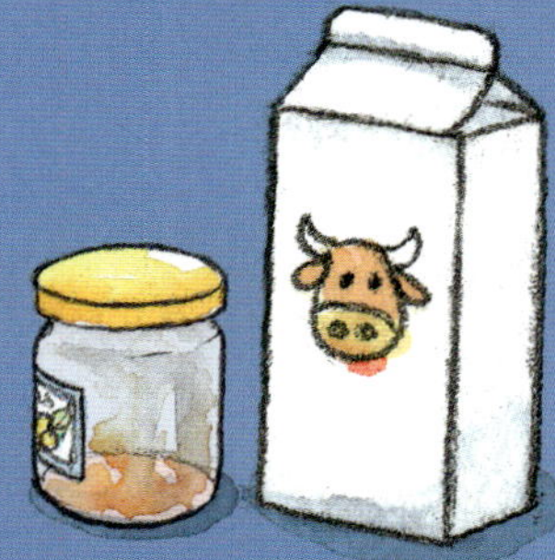

Anleitung für Kids, Teenager und Erwachsene

1 Füll das Marmeladenglas mit ca. ¼ Milch an. Schraub das Glas so fest zu, wie du kannst. Schüttle so fest du kannst. Fertig ist dein Shake!

2 Wenn du den Shake dünnflüssiger willst, dann misch noch Milch unter, schmeckt er zu wenig nach Frucht, dann kommt noch Marmelade dazu.

schnell zubereitet

einfach

Hast du gewusst, dass ...

... du für dieses Eis nicht nur Erdbeeren, sondern auch viele andere Früchte verwenden kannst? Zum Beispiel Heidelbeeren, Himbeeren oder Marillen (Aprikosen).

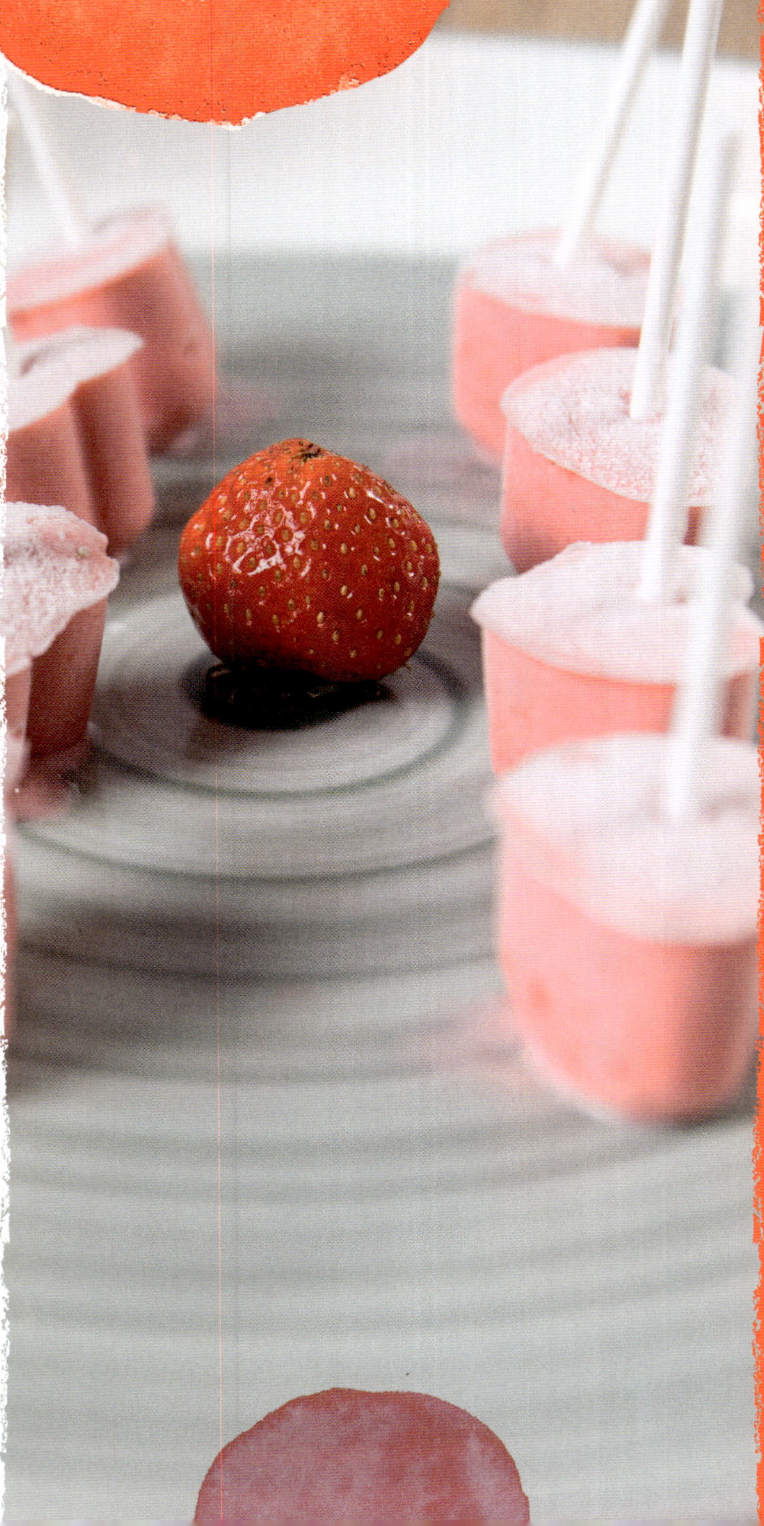

mindestens 10 Eislutscher

Zutaten

200 g Erdbeeren
100 g Joghurt
100 g Topfen
Zucker oder Honig nach Geschmack

Werkzeug

Küchenwaage
Messbecher, dieser soll schmal und hoch sein
Pürierstab
Teigkarte
Eiswürfelbehälter
Stäbchen, z. B. Zahnstocher oder Schirmchen
Tiefkühler

braucht viel Zeit

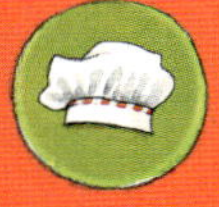

einfach

Erdbeer-Eislutscher

Zubereitung

1 Gib die Erdbeeren, den Joghurt und den Topfen in einen Messbecher. Bitte einen Erwachsenen darum, dass er alles mit einem Pürierstab püriert. Probiere den Pürierstab niemals alleine aus, du kannst dir damit deine Finger abschneiden!
Misch so viel Zucker oder Honig unter, dass dir die Creme schmeckt.

2 Nun füllst du die Creme in den Eiswürfelbehälter.
Mit einer Teigkarte kannst du alles schön glattstreichen.

3 Steck in jedes Kästchen ein Stäbchen.
Stell den Eiswürfelbehälter in den Tiefkühler.

4 Nun verwandelt sich deine Creme in leckeres Eis, dazu musst du die Creme aber über Nacht im Tiefkühler chillen lassen.

5 Am nächsten Tag drehst du deinen Eiswürfelbehälter um und lässt auf die Hinterseite Wasser fließen. Warte ein paar Minuten, dann kannst du die Eiswürfel herausklopfen.

6 Du musst natürlich nicht alle Eislutscher auf einmal vernaschen, sondern kannst diese in eine Gefrierbox geben und tiefkühlen. So hast du immer leckeres Eis zur Hand.

Anleitung für Erwachsene

Alles pürieren, nach Geschmack süßen. Die Creme in Eiswürfelbehältern verteilen, glattstreichen, jeweils ein Stäbchen hineinstecken und im Tiefkühler gefrieren lassen.

Aufbewahrung und Haltbarkeit

Das Eis ist gut verpackt im Tiefkühler mindestens 3 Monate haltbar.

1 Armband

Zutaten

Für die süßen Armbänder

Obst, das sich aufspießen lässt, z. B. Weintrauben, Physalis, Stachelbeeren, Erdbeeren, Kirschen, Zwetschgen, Kirschpflaumen, Mirabellen, Heidelbeeren, Mandarinenspalten

Für die pikanten Armbänder

Brotstücke, Käsewürfel, kleine Mozzarellakugeln, Gemüse, das sich aufspießen lässt, z. B. Karotten, Tomaten, Kohlrabi, Paprika, Gurken, kleine Salatstückchen, Feldsalat, frische Kräuter (Basilikum, Petersilie)

Werkzeug

Faden
dicke, lange Nadel
Spieß zum Durchstechen des Gemüses

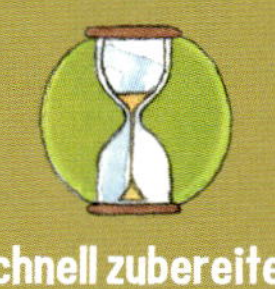
schnell zubereitet

einfach

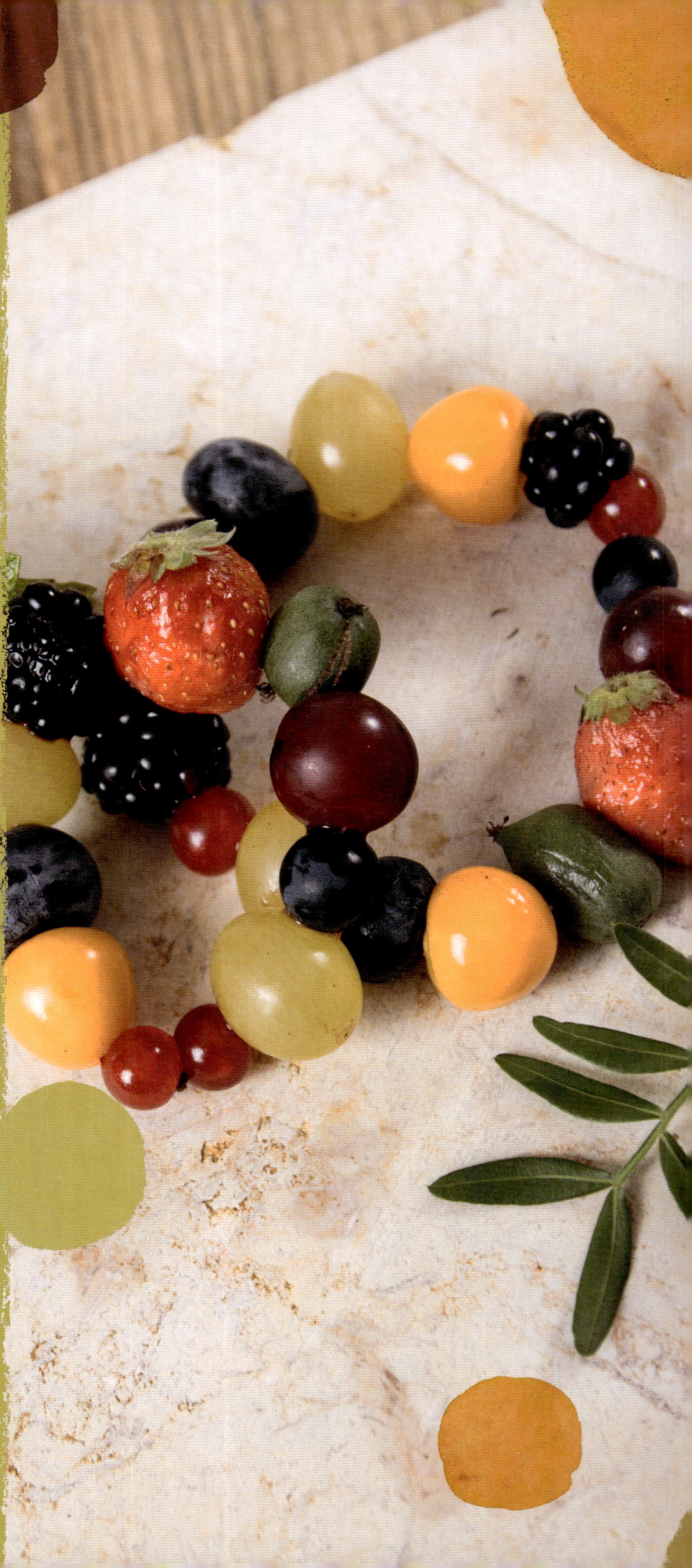

Armbänder zum Anbeißen

Anleitung für Kids, Teenager und Erwachsene

1 Fädle das Obst oder Gemüse auf dem Spagat auf und binde die beiden Enden zu einem Armband zusammen.

2 Hartes Gemüse musst du davor mit einem Spieß durchbohren, sonst kommst du mit der Nadel nicht durch. Lass dir dabei am besten von einem Erwachsenen helfen, damit du dich nicht verletzt.

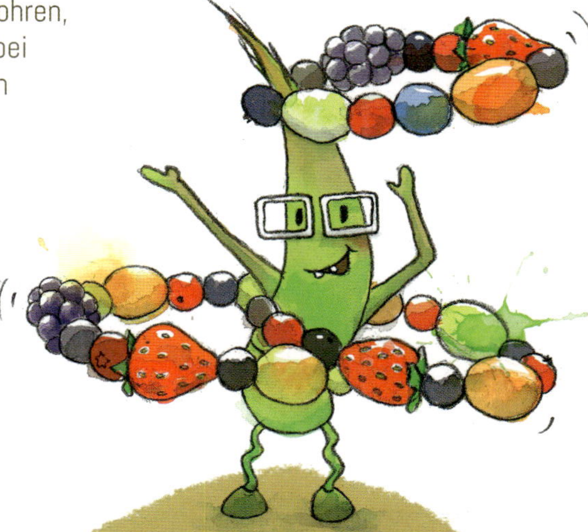

So wird's zur Schuljause

Pack deine Armbänder in die Jausenbox. Du kannst auch Schlangen machen.

Aufbewahrung und Haltbarkeit

Die Armbänder am besten innerhalb von einem Tag aufessen, sonst werden die Stellen, an denen der Faden durchgezogen wird, braun und beginnen zu faulen.

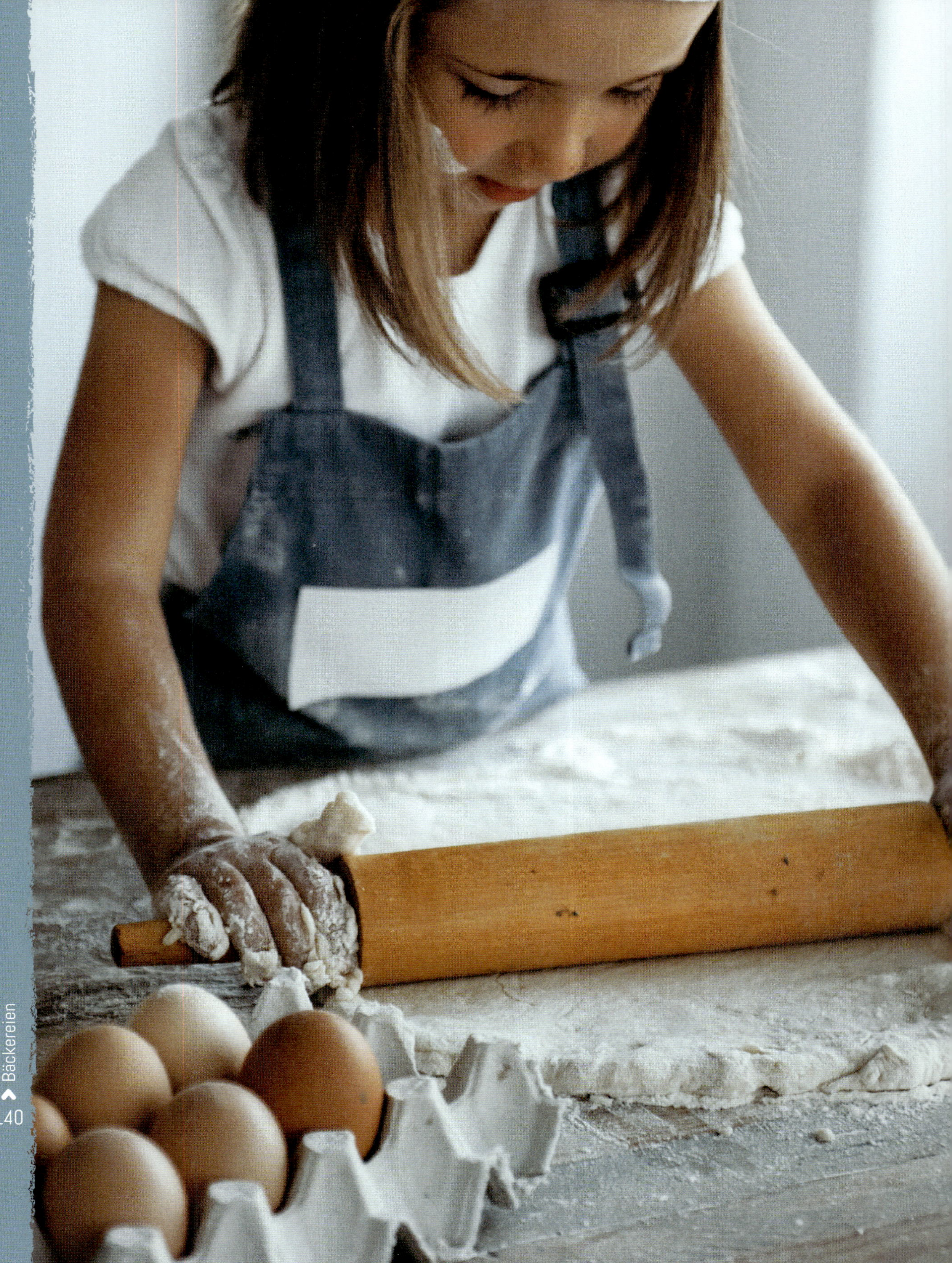

Bäckereien

Gemeinsam einen Kuchen zu backen, verbindet und erfreut das Herz. Wenn die Köstlichkeit in der gesamten Wohnung duftet und man es kaum erwarten kann, ein Stück zu kosten, ist das immer etwas Besonderes. Die folgenden Kuchen lassen sich sehr einfach herstellen. Streuselkuchen bieten den Vorteil, dass man beim Teig, in dem Fall den Streuseln, eigentlich nichts falsch machen kann und es kein Problem darstellt, wenn die Streusel einmal länger im Kühlschrank rasten.

1 Kuchen, passend für eine herkömmliche runde Springform im Durchmesser von ca. 24 cm

Zutaten

Streusel

150 g Butter
260 g Bio-Weizen- oder Dinkelvollkornmehl
70 g Zucker

Für die Form

Brösel

Creme

½ Teelöffel Vanillepulver oder Mark einer halben Vanilleschote
Schale und Saft von 1 Bio-Zitrone
3 Eier
1 Packung Topfen (250 g)
1 Packung Sauerrahm (250 g)
30 g Öl
100 g Zucker
30 g Maisstärke

Obst

300 g beliebiges Obst, z. B. Marillen, Pfirsiche, Heidelbeeren, Kirschen, Zwetschgen etc.

Werkzeug

Backofen, Backblech, Küchenwaage, runde Kuchenbackform, Pinsel zum Befetten der Form, Schüssel, Raspel zum Abreiben der Zitronenschale, Presse zum Auspressen des Zitronensaftes, Schneebesen, Teigkarte, Esslöffel, Teelöffel, Topf, Gabel, Schneidbrett, Messer zum Aufschneiden des Obsts, Bratenthermometer (wenn vorhanden), Ofenhandschuhe

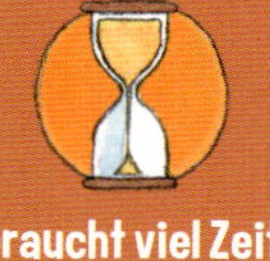
braucht viel Zeit

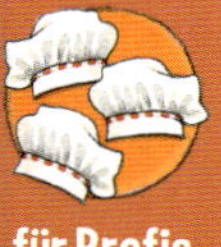
für Profis

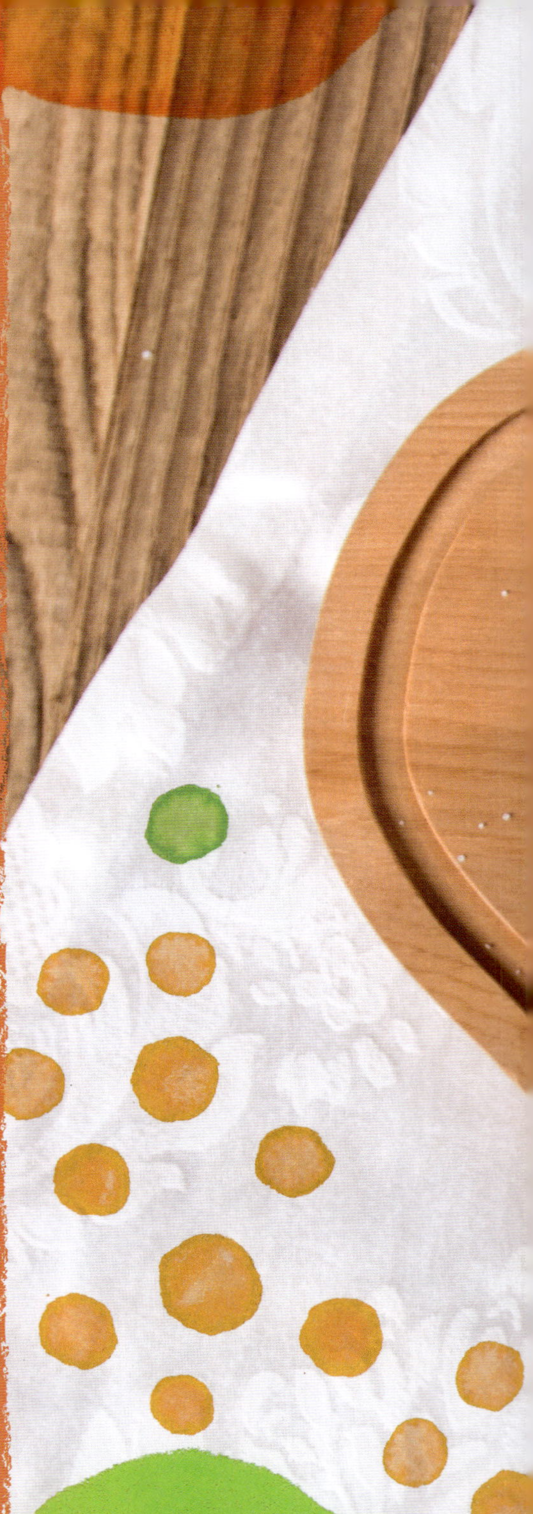

So wird's zur Schuljause

Schneide ein Stück von deinem Kuchen ab und pack ihn in eine Jausenbox.

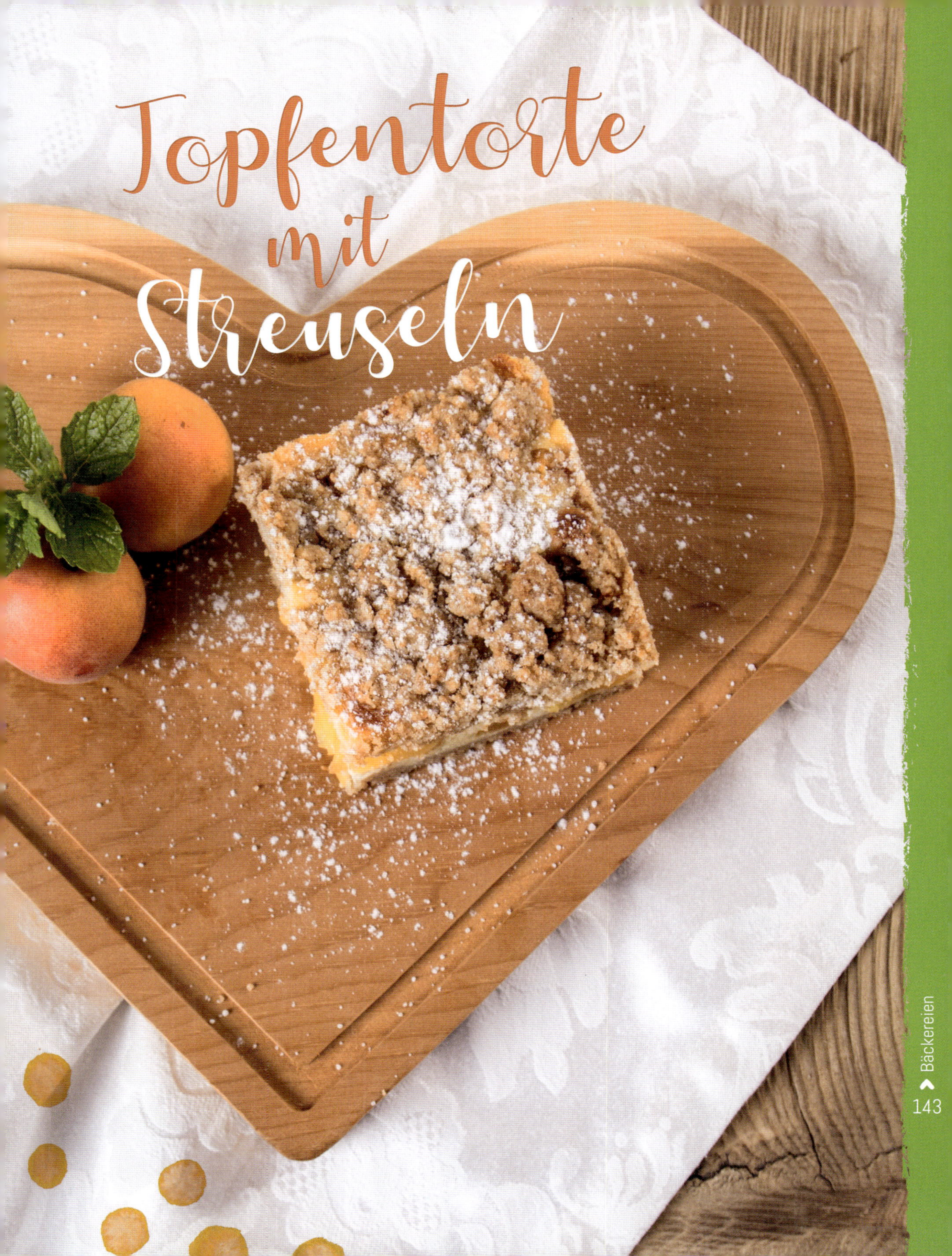

Topfentorte mit Streuseln

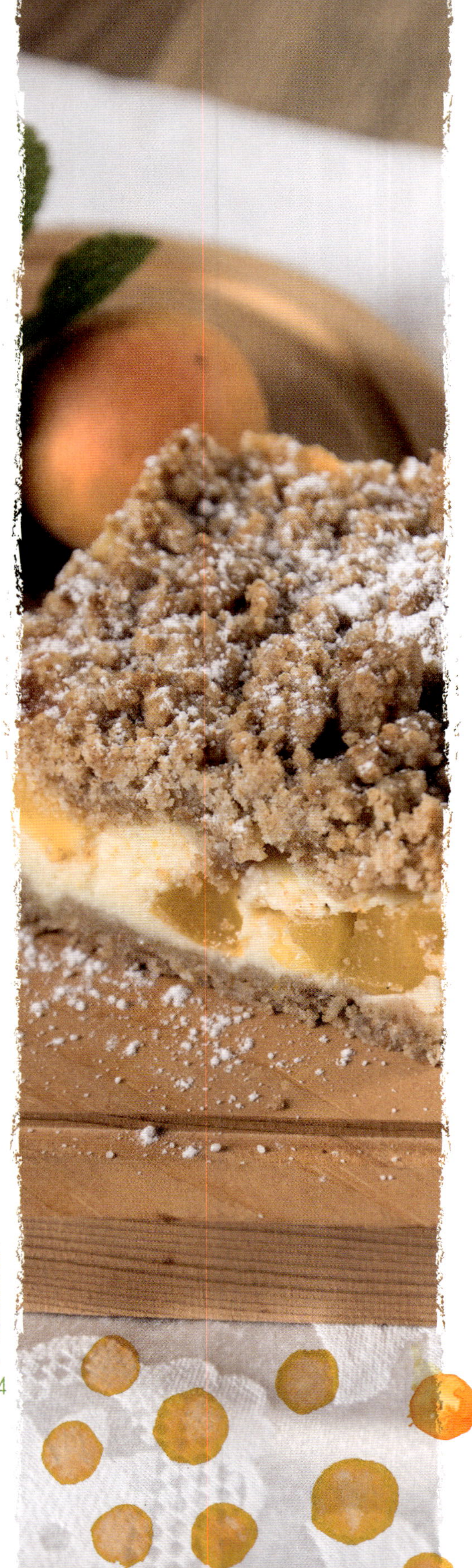

Topfentorte mit Streuseln

Zubereitung

1 Gib die Butter in den Topf. Schalte den Herd auf kleine Stufe ein. Warte, bis die Butter geschmolzen ist.
Du kannst die Butter ruhig mit der Gabel ein wenig im Topf herumschieben.

2 Wenn die Butter geschmolzen ist, dann nimmst du den Topf vom Herd. Tauche einen Pinsel in die Butter ein und streich deine Backform ganz dünn mit Butter aus.

3 Streu einen Löffel voll Brösel in die Backform und schüttle die Backform so, dass sich die Brösel am Boden und am Rand der Backform verteilen.

4 In den Topf mit der geschmolzenen Butter gibst du das Mehl und den Zucker hinein. Rühr alles mit der Gabel um. Es entstehen Streusel, also kleine Klumpen. Stell diese zum Auskühlen in den Kühlschrank.

5 Gib alle Zutaten für die Creme in eine Schüssel und verrühr alles mit dem Schneebesen.

6 Schneide das Obst in beliebig große Stücke.
Kleines Obst kannst du ganz lassen.

7 Schieb ein Backblech in die unterste Einschubleiste des Backofens.
Schalte den Backofen auf 180 °C Heißluft oder 200 °C Unter-/Oberhitze ein.

8 Nimm die Backform und drücke die Hälfte der Streusel in deine Backform. Die andere Hälfte hebst du noch auf.

9 Gieß die Creme über die Streusel. Mit einer Teigkarte kannst du die Creme sauber aus der Schüssel holen und gleichmäßig auf dem Kuchen verteilen.

10 Als nächstes kommt das Obst auf die Creme und zum Schluss streust du die restlichen Streuseln darüber.

11 Bitte einen Erwachsenen, dass er dir den Kuchen in den Ofen stellt. Der Kuchen darf im Ofen ca. 1 Stunde und 5 Minuten chillen.

12 Lass den fertigen Kuchen auch von einem Erwachsenen herausnehmen.

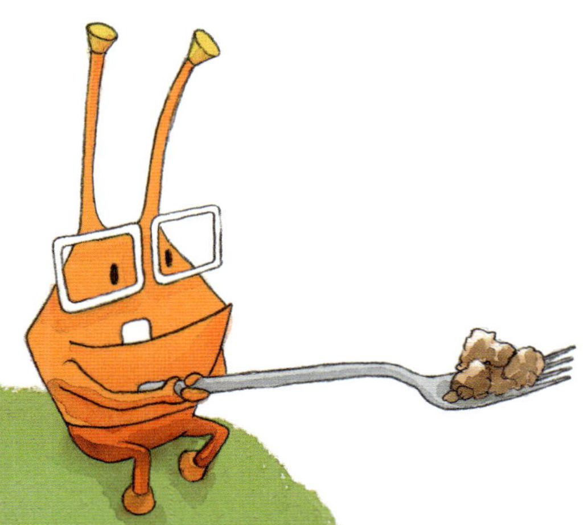

Aufbewahrung und Haltbarkeit

Der Kuchen hält bei Zimmertemperatur maximal 2 Tage, im Kühlschrank bis zu 1 Woche. Den Kuchen im Kühlschrank gut zudecken, sonst schmeckt er nach allem, was sonst so im Kühlschrank steht, z. B. nach Wurst oder Käse.

Anleitung für Erwachsene

Für die Streusel die Butter schmelzen, nicht aufkochen! Die restlichen Zutaten mit einer Gabel untermischen und verrühren, so dass Streusel entstehen. Die Streusel im Kühlschrank auskühlen lassen.

Eine Backform befetten (mit Butter von den Streuseln) und mit Bröseln ausstreuen. Den Backofen auf 180 °C Heißluft oder 200 °C Unter-/Oberhitze vorheizen. Ein Backblech auf die unterste Einschubebene schieben. Für die Creme alle Zutaten verrühren. Das Obst in Stücke schneiden oder kleines Obst ganz lassen.

Die Hälfte der Streusel in die Backform drücken. Mit Creme abdecken. Das Obst auf die Creme setzen und die restlichen Streuseln darüber verteilen. Den Kuchen auf das Blech stellen.
Ca. 65 Minuten backen. Der Kuchen ist fertig gebacken, wenn das Bratenthermometer in der Mitte des Kuchens eine Temperatur von mindestens 90 °C anzeigt.

1 Kuchen, passend für eine herkömmliche runde Springform im Durchmesser von ca. 24 cm

Zutaten

Brösel für die Form

Pudding

500 g Milch
½ Teelöffel Vanillepulver oder Mark einer halben Vanilleschote
40 g Maisstärke
40 g Zucker

Obst

300 g Obst, z. B. Äpfel, Brombeeren oder Zwetschgen

Streusel

150 g Butter
240 g Bio-Weizenvollkornmehl, ersatzweise Bio-Dinkelvollkornmehl
70 g Zucker

Werkzeug

Backofen
Backblech
Küchenwaage
runde Kuchenbackform
Teigkarte
Pinsel zum Befetten der Form
Topf für Streusel
Topf für Pudding
Schneebesen
Tasse
Esslöffel
Gabel
Schneidbrett
Messer zum Aufschneiden des Obsts
Bratenthermometer (wenn vorhanden)
Ofenhandschuhe

braucht viel Zeit

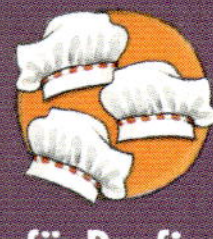

für Profis

So wird's zur Schuljause

Schneide ein Stück von deinem Kuchen ab und pack es in eine Jausenbox.

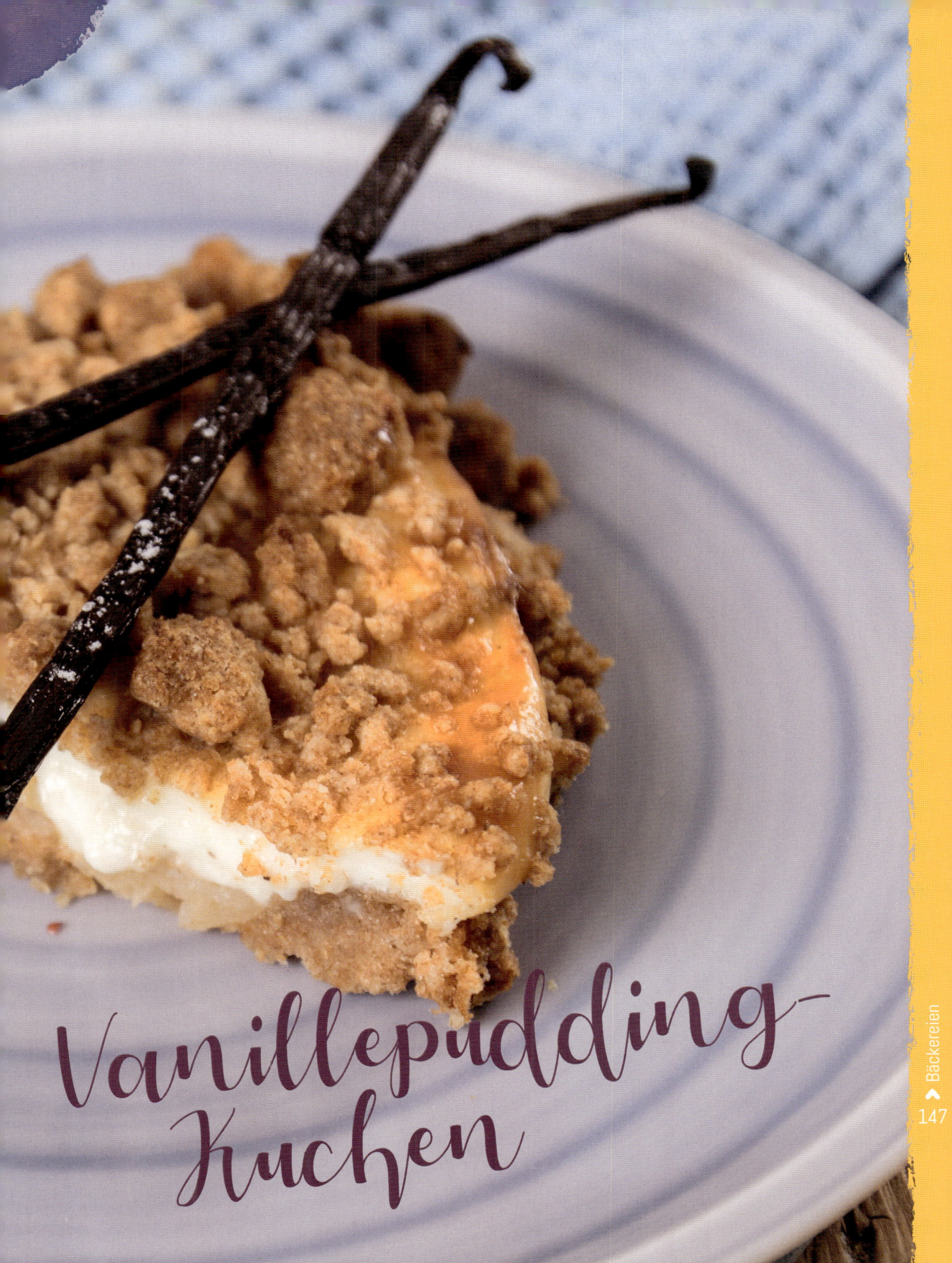

Vanillepudding-Kuchen

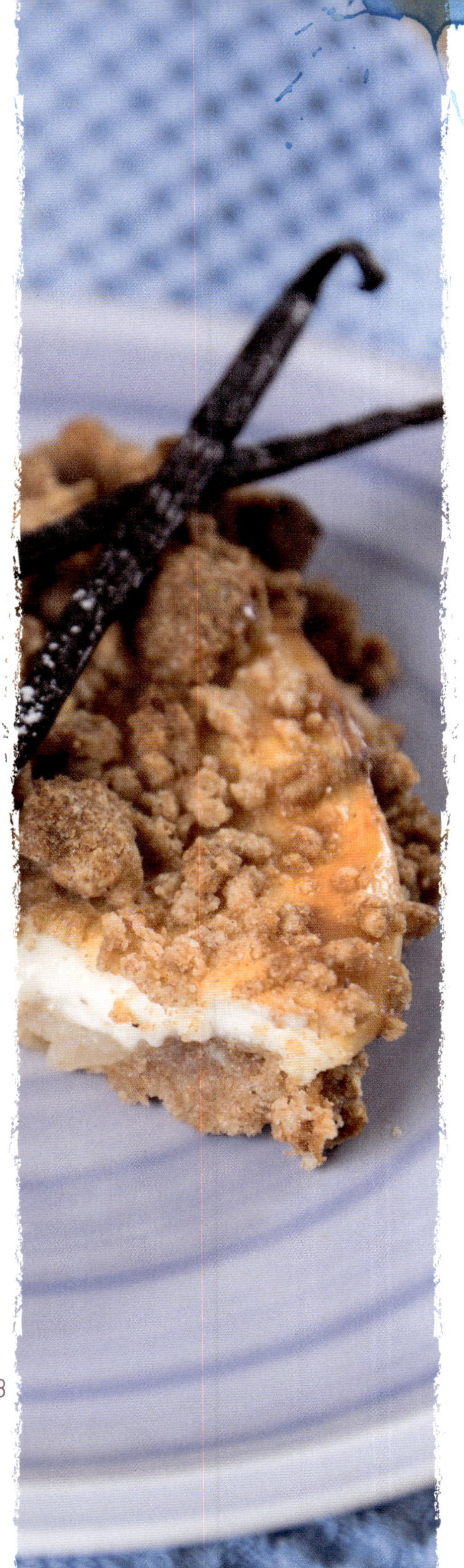

Vanillepudding-Kuchen

Zubereitung

1 Zuerst sind die Streusel an der Reihe. Gib die Butter in den Topf. Schalte den Herd auf kleine Stufe ein. Warte, bis die Butter geschmolzen ist. Du kannst die Butter ruhig mit der Gabel ein wenig im Topf herumschieben.

2 Wenn die Butter geschmolzen ist, dann nimmst du den Topf vom Herd. Tauche einen Pinsel in die Butter ein und streich deine Backform ganz dünn mit Butter aus.

3 Streu einen Löffel voll Brösel in die Backform und schüttle die Backform so, dass sich die Brösel am Boden und am Rand der Backform verteilen.

4 In den Topf mit der geschmolzenen Butter gibst du das Mehl und den Zucker hinein. Rühr alles mit der Gabel um. Es entstehen Streusel, also kleine Klumpen. Stell die Streusel zum Auskühlen in den Kühlschrank.

5 Nun wird der Pudding gemacht. Gieß ⅔ der Milch in den Topf. Streu die Vanille hinein.

6 Die restliche Milch kommt in eine Tasse, in die du auch die Maisstärke füllst. Verrühr die Maisstärke mit der Milch.

7 Stell den Topf mit der Milch auf den Herd und lass die Milch aufkochen. Wenn die Milch kocht, nimmst du den Topf vom Herd und rührst die Milch aus der Tasse hinein.

Aufbewahrung und Haltbarkeit

Der Kuchen hält bei Zimmertemperatur maximal 2 Tage, im Kühlschrank bis zu 1 Woche. Den Kuchen im Kühlschrank gut zudecken, sonst schmeckt er nach allem, was sonst so im Kühlschrank steht, z. B. nach Wurst oder Käse.

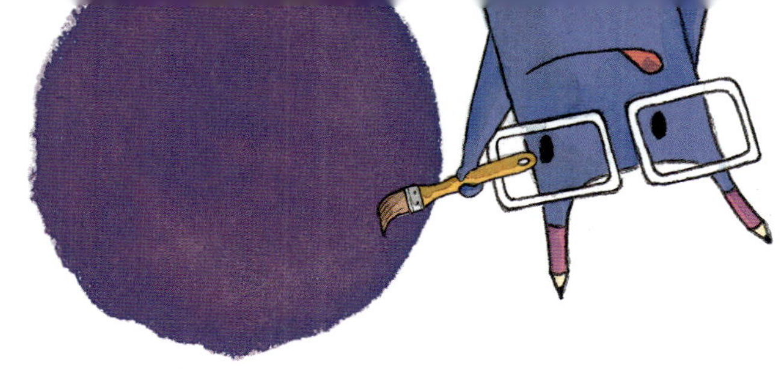

8 Nun stellst du den Topf wieder auf den Herd zurück und lässt deinen Pudding so lange kochen, bis er zu blubbern beginnt. Rühr dabei kräftig um, denn sonst brennt dein Pudding an.

Achtung! Der Pudding kann ganz schön aus dem Topf spritzen! Passiert das, dann zieh den Topf sofort vom Herd und geh ein Stückerl weg, damit dich die Pudding-Spritzer nicht erwischen.

Nimm den Topf vom Herd und stell ihn für mindestens 15 Minuten auf die Seite. Im Winter kannst du den Topf zum Auskühlen auch nach Draußen stellen, z. B. auf den Balkon oder in Schnee stecken.

9 Schneid nun das Obst in beliebig große Stücke. Schieb ein Backblech in die unterste Einschubleiste des Backofens. Schalte den Backofen auf 180 °C Heißluft oder 200 °C Unter-/Oberhitze ein.

10 Nimm die Backform und drücke die Hälfte der Streusel in deine Backform. Die andere Hälfte hebst du noch auf.

11 Gieß den Pudding über die Streusel. Mit einer Teigkarte kannst du den Pudding sauber aus dem Topf holen und gleichmäßig auf dem Kuchen verteilen.

12 Als nächstes kommt das Obst auf den Pudding und zum Schluss streust du die restlichen Streusel darüber.

Bitte einen Erwachsenen, dass er dir den Kuchen in den Ofen stellt. Der Kuchen darf im Ofen ca. 1 Stunde und 5 Minuten chillen.

13 Lass den fertigen Kuchen auch von einem Erwachsenen herausnehmen.

Anleitung für Erwachsene

Für die Streusel die Butter schmelzen, nicht aufkochen! Die restlichen Zutaten mit einer Gabel untermischen und verrühren, so dass Streusel entstehen. Die Streusel im Kühlschrank auskühlen lassen.

Eine Backform befetten (mit Butter von den Streuseln) und mit Brösel ausstreuen.
Den Backofen auf 180 °C Heißluft oder 200 °C Unter-/Oberhitze vorheizen.
Ein Backblech auf die unterste Einschubebene schieben. Für den Pudding ⅔ der Milch mit der Vanille aufkochen.
Die restliche Milch mit der Maisstärke verrühren und unter Rühren in die Vanillemilch einkochen, bis es kräftig blubbert. Vom Herd nehmen und süßen.
Das Obst in Stücke schneiden, kleines Obst ganz lassen.

Die Hälfte der Streusel in die Backform drücken. Mit Pudding abdecken. Das Obst auf die Creme setzen und die restlichen Streusel darüber verteilen. Den Kuchen auf das Blech stellen.
Ca. 65 Minuten backen. Der Kuchen ist fertig gebacken, wenn das Bratenthermometer in der Mitte des Kuchens eine Temperatur von mindestens 90 °C anzeigt.

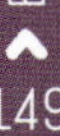

1 Kuchen, passend für eine herkömmliche runde Springform im Durchmesser von ca. 24 cm

Zutaten

Streusel

200 g Butter
320 g Bio-Weizen- oder Dinkelvollkornmehl
100 g Zucker

Obst

500 g Äpfel, z. B. Boskoop, ersatzweise Birnen
1 Teelöffel Zimt
evtl. Saft von ½ Bio-Zitrone

Brösel für die Form

Werkzeug

Backofen
Backblech
Küchenwaage
runde Kuchenbackform
Pinsel zum Befetten der Form
Schüssel
Schneidbrett
Messer zum Aufschneiden des Obsts
Esslöffel
Teelöffel
eventuell Zitronenpresse und Kastenhobel zum Abreiben der Zitronenschale
Topf
Gabel
Bratenthermometer (wenn vorhanden)
Ofenhandschuhe

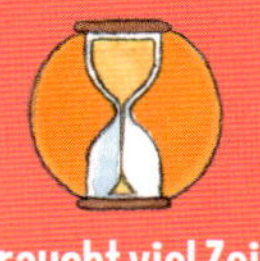
braucht viel Zeit

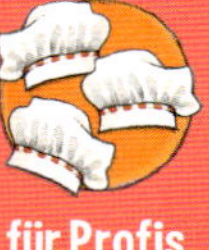
für Profis

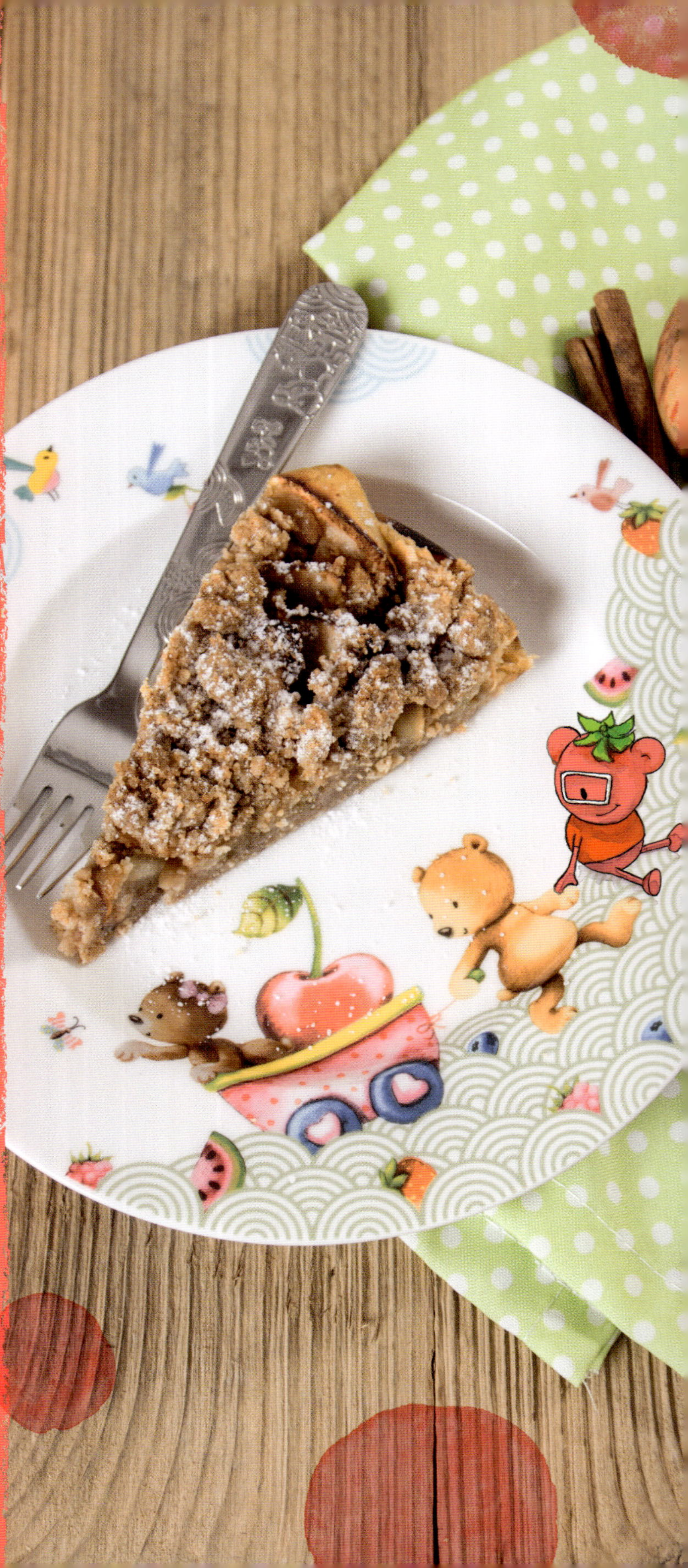

Apfel-Streusel-Kuchen

Zubereitung

1 Zuerst sind die Streusel an der Reihe. Gib die Butter in den Topf. Schalte den Herd auf kleine Stufe ein. Warte, bis die Butter geschmolzen ist. Du kannst die Butter ruhig mit der Gabel ein wenig im Topf herumschieben.

2 Wenn die Butter geschmolzen ist, dann nimmst du den Topf vom Herd. Tauche einen Pinsel in die Butter ein und streich deine Backform ganz dünn mit Butter aus.

3 Streu einen Löffel voll Brösel in die Backform und schüttle die Backform so, dass sich die Brösel am Boden und am Rand der Backform verteilen.

4 In den Topf mit der geschmolzenen Butter gibst du das Mehl und den Zucker hinein. Rühr alles mit der Gabel um.
Es entstehen Streusel, also kleine Klumpen. Stell diese zum Auskühlen in den Kühlschrank.

5 Nun ist das Obst dran. Halbiere die Äpfel. Dann halbierst du sie noch einmal. So kannst du das Kerngehäuse gut herausschneiden. Schneide die Äpfel in Stücke. Vermische sie mit dem Zimt und, wenn du magst, mit Zitronenschale und Zitronensaft.

6 Schieb ein Backblech in die unterste Einschubleiste des Backofens.
Schalte den Backofen auf 180 °C Heißluft oder 200 °C Unter-/Oberhitze ein.

7 Nimm die Backform und drücke die Hälfte der Streusel in deine Backform. Die andere Hälfte hebst du noch auf. Verteil das Obst auf den Streuseln. Zum Schluss kommen die restlichen Streusel über das Obst.

Bitte einen Erwachsenen, dass er dir den Kuchen in den Ofen stellt. Der Kuchen darf im Ofen ca. 1 Stunde chillen.

8 Lass den fertigen Kuchen auch von einem Erwachsenen herausnehmen.

Anleitung für Erwachsene

Für die Streusel die Butter schmelzen, nicht aufkochen! Die restlichen Zutaten mit einer Gabel untermischen und verrühren, so dass Streusel entstehen. Die Streusel im Kühlschrank auskühlen lassen.

Eine Backform befetten (mit Butter von den Streuseln) und mit Bröseln ausstreuen. Den Backofen auf 180 °C Heißluft oder 200 °C Unter-/Oberhitze vorheizen. Ein Backblech auf die unterste Einschubebene schieben. Das Obst in Stücke schneiden. Die Hälfte der Streusel in die Backform drücken. Mit dem Obst bedecken. Die restlichen Streusel darüber verteilen.

Den Kuchen auf das Blech stellen.
Ca. 60 Minuten backen. Der Kuchen ist fertig gebacken, wenn die Streusel bräunen und das Bratenthermometer mindestens 85 °C anzeigt.

So wird's zur Schuljause

Schneid ein Stück von deinem Kuchen ab und pack es in eine Jausenbox.

Aufbewahrung und Haltbarkeit

Der Kuchen hält bei Zimmertemperatur maximal 2 Tage, im Kühlschrank bis zu 1 Woche. Den Kuchen im Kühlschrank gut zudecken, sonst schmeckt er nach allem, was sonst so im Kühlschrank steht, z. B. nach Wurst oder Käse.

6 Muffins

Zutaten

Zum Ausfetten der Backform

weiche Butter oder Öl und Brösel

Topfenmasse

30 g sehr weiche Butter
½ Teelöffel Vanillepulver oder
Mark einer halben Vanilleschote
Schale und Saft von 1 Bio-Zitrone
120 g Sauerrahm
120 g Topfen
2 Eier
20 g kleinblättrige Haferflocken
20 g Maisstärke
80 g Zucker

1 Handvoll Obst, z. B. kernlose Weintrauben oder Himbeeren

Werkzeug

Backofen
Backblech
Küchenwaage
Muffinform für 6 Muffins
Pinsel zum Befetten der Form
Teelöffel
Raspel zum Abreiben der Zitronenschale
Presse zum Auspressen des Zitronensaftes
Schüssel
Schneebesen
Bratenthermometer (wenn vorhanden)
Ofenhandschuhe

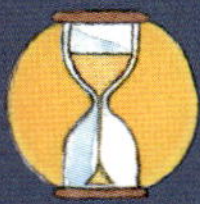
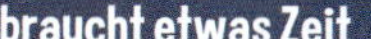

braucht etwas Zeit

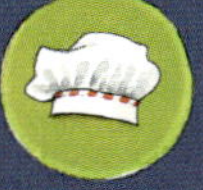

einfach

Topfenmuffins

Zubereitung

1 Pinsle die Muffinform mit Öl oder Butter ein und streue sie mit Brösel aus.
Schalte den Backofen auf 180 °C Heißluft oder 200 °C Unter-/Oberhitze ein.

2 Füll alle Zutaten in eine Schüssel. Verrühr die Zutaten mit einem Schneebesen.

3 Setz die Muffinform auf ein Backblech. Füll die Creme in die Muffinförmchen. Ganz zum Schluss kannst du in jedes Muffinförmchen ein Stück Obst hineinstecken.

4 Bitte einen Erwachsenen, dass er dir das Backblech auf die unterste Einschubleiste des Ofens schiebt.
Deine Muffins mögen nun im Backofen ca. 35 Minuten die Wärme genießen.

5 Lass einen Erwachsenen den Bratenthermometer in die Mitte eines Muffins stechen. Wenn das Thermometer mindestens 90 °C anzeigt, dann sind deine Muffins fertig.

Anleitung für Erwachsene

Die Formen befetten und mit Brösel ausstreuen. Den Backofen auf 180 °C Heißluft oder 200 °C Unter-/Oberhitze vorheizen. Für die Topfenmasse alle Zutaten in eine Schüssel geben und mit einem Schneebesen verrühren. Die Muffinform auf ein Blech setzen. Die Masse gleichmäßig in den Förmchen verteilen.
Die Förmchen dürfen ruhig ganz vollgefüllt werden. Zum Schluss ein Stück Obst in jedes Förmchen stecken.

Das Blech auf die unterste Einschubleiste des Ofens schieben. Die Muffins in ca. 35 Minuten backen. Die Muffins sind fertig gebacken, wenn sie schön bräunen und die Kerntemperatur (gemessen mit einem Bratenthermometer) bei mindestens 90 °C liegt.

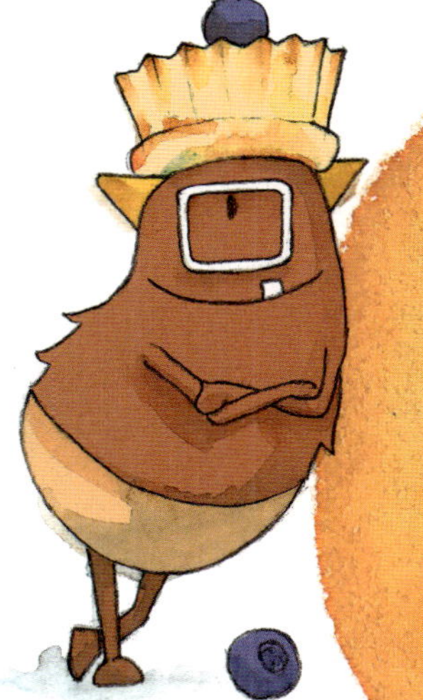

So wird's zur Schuljause

Pack einen Muffin in eine Jausenbox.

Aufbewahrung und Haltbarkeit

Die Muffins halten bei Zimmertemperatur maximal 2 Tage, im Kühlschrank bis zu 1 Woche. Die Muffins im Kühlschrank gut zudecken, sonst schmecken sie nach allem, was sonst so im Kühlschrank steht, z. B. nach Wurst oder Käse.

12 Muffins

Zutaten

Zum Ausfetten der Backform

weiche Butter oder Öl und Brösel

Teig

3 Eier
1 Becher Naturjoghurt (250 g)
½ Becher Öl (120 g)
1 Becher Nüsse (170 g)
1 Becher Zucker (180 g)
1 Esslöffel Zimt, evtl. 1 Teelöffel Kakaopulver
1½ Becher Bio-Weizen- oder Dinkelvollkornmehl (190 g)
1 Packung Weinsteinbackpulver (ca. 20 g)

Werkzeug

Backofen
Backblech oder Backofengitter
Küchenwaage
Schüssel
Schneebesen
Pinsel zum Auspinseln der Förmchen
Esslöffel
Teelöffel
Muffinsförmchen für 12 Muffins
Teigkarte
Spieß oder Zahnstocher
Ofenhandschuhe

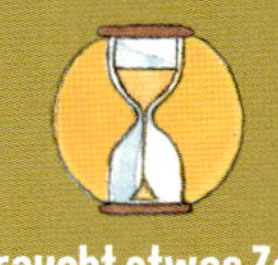

braucht etwas Zeit

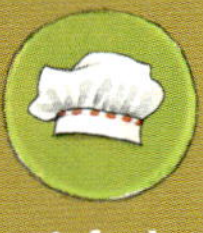

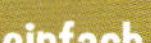

einfach

Nuss-Muffins

Zubereitung

1 Streich die Muffinförmchen mit Öl oder weicher Butter aus und bestreue sie mit Brösel. Stell die Muffinsform auf ein Backblech.

2 Schalte den Backofen auf 180 °C Heißluft oder 200 °C Unter-/Oberhitze ein.

3 Schlag die Eier auf und gib sie in die Schüssel. Gieß den Joghurt darüber und putz den Becher mit der Teigkarte aus. Verwende den Joghurtbecher und füll ihn zur Hälfte mit Öl voll.
Gieß das Öl auf den Joghurt.

4 Putz den Becher wieder mit der Teigkarte aus. Dann gib die Nüsse in den Becher und streue diese über das Öl.
Als nächstes kommt das Mehl dran. Füll auch dieses in den Becher und schütte das Mehl über die Nüsse.

5 Ganz zum Schluss verteilst du einen Löffel Zimt und, wenn du magst, auch einen Löffel Kakao und das Backpulver über dem Mehl. Rühr alles mit dem Schneebesen ganz schnell durch.

6 Füll den Teig, so schnell du kannst, in die Muffinförmchen.
Je schneller du bist, desto fluffiger schmecken deine Muffins.

7 Bitte einen Erwachsenen, dass er dir das Blech auf die unterste Einschubleiste des Backofens schiebt.
Lass deine Muffins im heißen Ofen ca. 25 Minuten backen.
Bitte einen Erwachsenen, dass er dir mit einem Spieß in die Mitte des höchsten Muffins sticht. Bleibt kein Teig mehr am Spieß kleben, so sind die Muffins fertig gebacken.

8 Bitte einen Erwachsenen, dass er dir die Muffins aus dem Ofen holt und zum Auskühlen auf ein Backofengitter stürzt.

Anleitung für Erwachsene

Die Formen befetten und mit Brösel ausstreuen. Den Backofen auf 180 °C Heißluft oder 200 °C Unter-/Oberhitze vorheizen. Für den Teig alle Zutaten der Reihe nach in eine Schüssel geben.
Zum Schluss zuerst das Backpulver mit dem Mehl vermengen, dann alle Zutaten mit einem Schneebesen rasch verrühren.
Die Muffinform auf ein Blech setzen.
Die Masse gleichmäßig in den Förmchen verteilen. Die Förmchen dürfen ruhig ganz vollgefüllt werden.

Das Blech auf die unterste Einschubleiste des Ofens schieben. Die Muffins in ca. 25 Minuten backen. Die Muffins sind fertig gebacken, wenn sie schön bräunen und beim Hineinstechen mit einem Spieß kein Teig mehr am Spieß kleben bleibt.
Die Muffins auf ein Backofengitter stürzen, umdrehen und auskühlen lassen.

So wird's zur Schuljause

Einfach einen Muffin einpacken, ein Stück Obst dazu, fertig ist deine Jause.

Aufbewahrung und Haltbarkeit

Die Muffins halten bei Zimmertemperatur maximal 2 Tage, im Tiefkühler gut verpackt mehrere Monate.

Rezeptverzeichnis

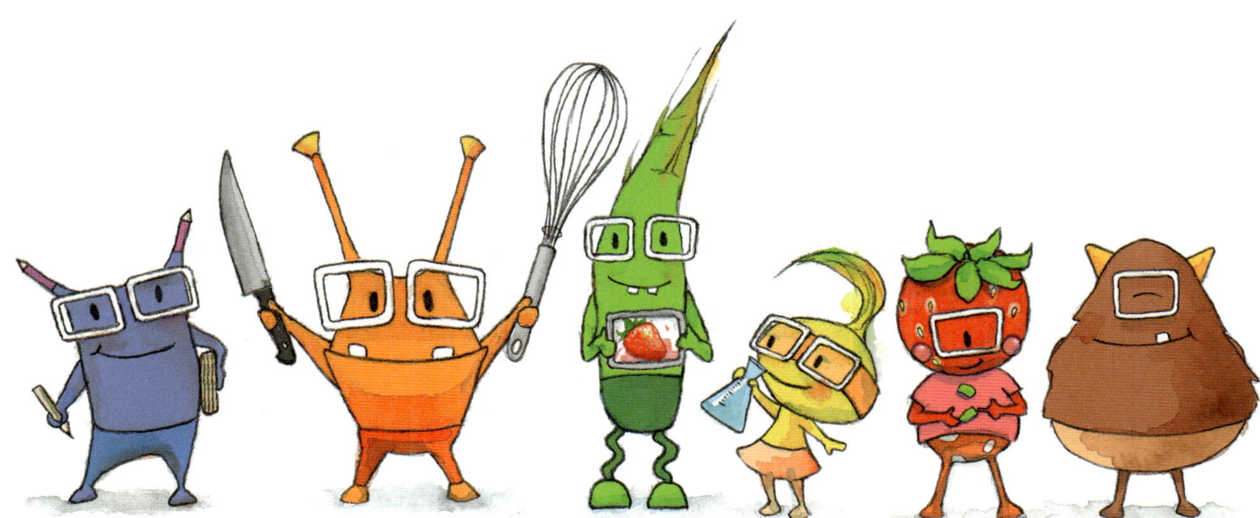

Glossar

Österreich	Deutschland
Blumenkohl, Karfiol	Blumenkohl, Karfiol, Käsekohl, Blütenkohl, Traubenkohl, Minarett-Kohl, Italienischer Kohl
Brösel	Paniermehl
Eidotter, Dotter	Eigelb
Eierschwammerl	Pfifferling
Eiklar, Eiweiß	Eiweiß
Faschiertes	Hackfleisch
Karotte	Möhre, Mohrrübe, Gelbrübe, Gelbe Rübe, Rüebli, Riebli
Kartoffel, Erdäpfel	Kartoffel
Knödel	Kloß
Knödelbrot	Hartes, in kleine Würfel geschnittenes Brot
Lauch, Porree	Lauch, Porree
Marille	Aprikose
Nockerl	Klößchen
Palatschinken	Pfannkuchen
Ribisel	Johannisbeere, Meertrübeli (CH)
Rotkraut, Blaukraut	Rotkohl, Rotkabis (CH), Blaukabis (CH)
Sauerrahm	Saure Sahne mit 15 % Fett, ersatzweise Schmand
Schinken	Geräucherter, gekochter Schinken
Staubzucker	Puderzucker
Tomate, Paradeiser	Tomate
Tomatenmark, Paradeismark	Tomatenmark, eingedicktes Tomatenpüree
Magertopfen	Magerquark
Zeller, Sellerie	Sellerie

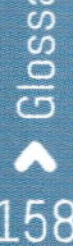

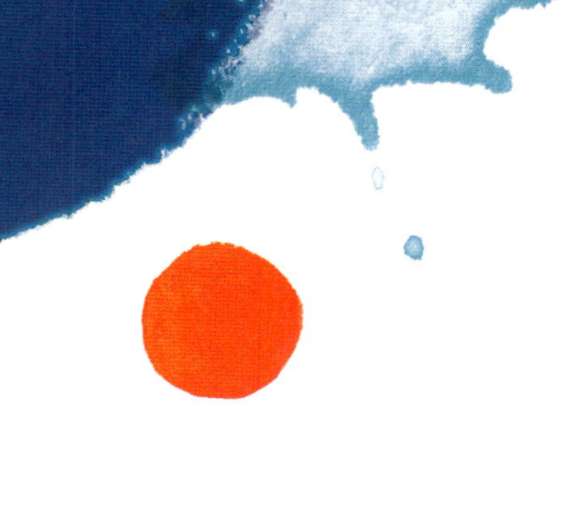

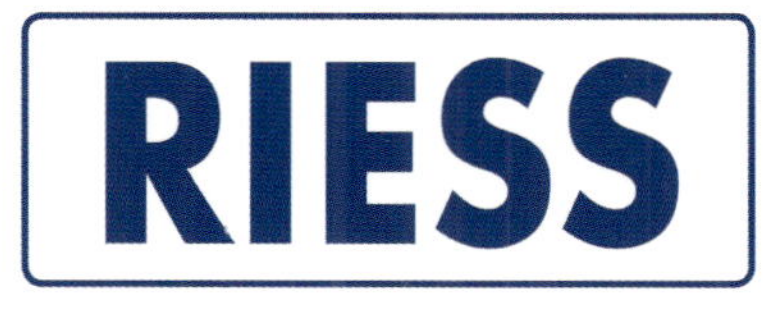

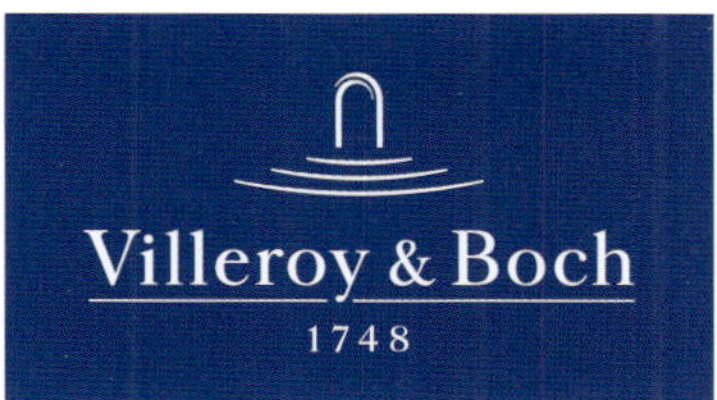

Wir freuen uns, dass wir für unsere Gerichte in Geschirr der Marke Riess Emaille und auf Tellern der Marke Villeroy & Boch servieren durften. Nähere Informationen zu beiden Produkten finden Sie auf Seite 11.

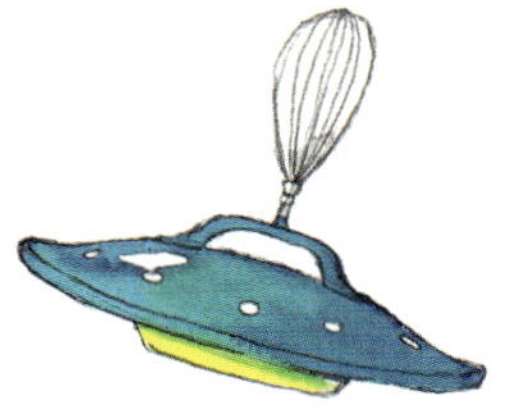

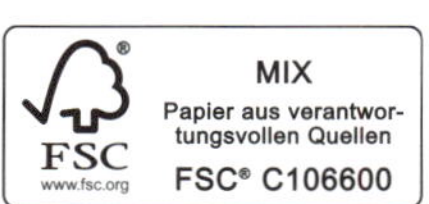

Nachhaltige Produktion ist uns ein Anliegen; wir möchten die Belastung unserer Mitwelt so gering wie möglich halten. Über unsere Druckereien garantieren wir ein hohes Maß an Umweltverträglichkeit: Wir lassen ausschließlich auf FSC®-Papieren aus verantwortungsvollen Quellen drucken, verwenden Farben auf Pflanzenölbasis und Klebestoffe ohne Lösungsmittel. Wir produzieren in Österreich und im nahen europäischen Ausland, auf Produktionen in Fernost verzichten wir ganz.

Umschlaggestaltung: Bine Penz
unter Verwendung eines Bildes von Kary Wilhelm
Umschlaggestaltung, Illustrationen und Layoutkonzept: Bine Penz
Layout und digitale Gestaltung: GrafikStudio HM
Fotos Innenteil: Kary Wilhelm, mit Ausnahme von S. 16/17, 32/33, 52/53, 70/71, 100/101, 140/141
Lithografie: Artilitho, Lavis (I)
Druck und Bindung: DZS Grafik, Ljubljana
ISBN 978-3-7022-3849-0
E-Mail: buchverlag@tyrolia.at
Internet: www.tyrolia-verlag.at